疾病流行、突发事件和灾害中的伦理学：研究、监测和病人治疗 培训手册

Ethics in epidemics, emergencies and disasters: Research, surveillance and patient care Training manual

主　译　周祖木　谢淑云

译者和审校者名单　（以姓氏笔画为序）

卢　易　温州医科大学

李　玲　浙江省温州市疾病预防控制中心

李芳芳　湖北省宜昌市疾病预防控制中心

邹　艳　浙江省疾病预防控制中心

张　皓　湖北省宜昌市疾病预防控制中心

陈　浩　温州医科大学附属第二医院

周祖木　浙江省温州市疾病预防控制中心

谢淑云　浙江省疾病预防控制中心

潘会明　湖北省宜昌市疾病预防控制中心

潘琼娇　浙江省温州市疾病预防控制中心

人民卫生出版社

Ethics in epidemics, emergencies and disasters: Research, surveillance and patient care: Training manual
《疾病流行、突发事件和灾害中的伦理学：研究、监测和病人治疗：培训手册》
由世界卫生组织 2015 年出版

© 世界卫生组织，2015 年
世界卫生组织总干事授予人民卫生出版社翻译和出版本书中文版的权利，中文版由人民卫生出版社全权负责。

图书在版编目（CIP）数据

疾病流行、突发事件和灾害中的伦理学：研究、监测和病人治疗：培训手册 / 瑞士世界卫生组织（WHO）主编；周祖木，谢淑云主译. —北京：人民卫生出版社，2018
ISBN 978-7-117-27018-2

Ⅰ. ①疾… Ⅱ. ①瑞… ②周… ③谢… Ⅲ. ①流行病学－突发事件－卫生管理－伦理学－技术培训－教材 Ⅳ. ①R184-05

中国版本图书馆 CIP 数据核字（2018）第 148446 号

| 人卫智网 | www.ipmph.com | 医学教育、学术、考试、健康，购书智慧智能综合服务平台 |
| 人卫官网 | www.pmph.com | 人卫官方资讯发布平台 |

疾病流行、突发事件和灾害中的伦理学：
研究、监测和病人治疗培训手册

主　　译：周祖木　谢淑云
出版发行：人民卫生出版社（中继线 010-59780011）
地　　址：北京市朝阳区潘家园南里 19 号
邮　　编：100021
E - mail：pmph @ pmph.com
购书热线：010-59787592　010-59787584　010-65264830
印　　刷：北京京华虎彩印刷有限公司
经　　销：新华书店
开　　本：850×1168　1/32　印张：10
字　　数：251 千字
版　　次：2018 年 9 月第 1 版　2018 年 9 月第 1 版第 1 次印刷
标准书号：ISBN 978-7-117-27018-2
定　　价：49.00 元

打击盗版举报电话：010-59787491　E-mail：WQ @ pmph.com
（凡属印装质量问题请与本社市场营销中心联系退换）

译 者 序

近年来，自然灾害、事故灾害、突发公共卫生事件和社会安全事故频发，已成为世界各国关注的焦点。许多传染病，如严重急性呼吸综合征（SARS）、人感染高致病性禽流感、甲型H1N1流感、中东呼吸综合征、埃博拉病毒病、寨卡病毒病等相继发生暴发和流行；台风、地震、洪水、海啸等各种灾害也时有发生。这些疾病流行、突发事件和灾害通常会给卫生应急人员、公共卫生专家、临床医生和决策者等相关人员带来许多伦理问题。在这些紧急情况下进行研究、监测和病人治疗，往往会引起伦理学方面的争论。而且，关于疾病流行、突发事件和灾害情况下研究、监测和治疗的伦理学，目前尚缺乏此类书籍。为此，WHO组织相关专家编写了这本培训手册，为相关专业人员和管理人员在这些紧急情况下如何正确处理和应对伦理学问题，为研究、监测和病人治疗等伦理方面提供合适的观念和资料。

该培训手册突出紧急情况下的研究、监测和治疗方面的伦理学问题，主要包括两个部分。第一部分为研究和监测的伦理问题，如在公共利益与个体自主权之间、伦理监督与出版伦理之间产生的冲突。第二部分为病人治疗，如突发事件时的检伤分类、治疗规范和卫生保健人员的工作职责。教学资源为单元形式，包括7个核心能力和26个学习目标。这些单元有各种教学指导和活动，包括案例研究、讲座、小组讨论、角色扮演等。每个单元还有参考文献和拓展阅读资料。在该手册末尾，汇编了本手册所用的所有案例研究，可供进一步研究阅读。

　　本书内容丰富、概念清晰，注重科学性、实用性、可操作性，权威性强，学术水平高，既全面又简要。本书适应面广，不仅适合于发达国家，也适合于发展中国家，但在使用本书的过程中，应更好地借鉴国际先进经验，考虑并结合我国实际情况，做到洋为中用。

　　本书作为专业人员的伦理学培训教材和实用的专业工具书，不仅可供现场流行病学人员、急救人员、公共卫生人员、卫生应急人员、传染病学、防病救灾人员、科研人员、伦理学专业人员和决策者，也可作为公众了解伦理学的有用资料。

　　在翻译本书过程中，承蒙世界卫生组织的大力支持，许可翻译和出版，承蒙本书的各位译者在百忙之中为翻译本书的精心付出，在此一并表示衷心的感谢。

　　本译作中出现的错误和不足之处，敬请读者不吝指正。

周祖木

2017 年 8 月 30 日

原著作者

Baxter，Michael
McMaster University，Hamilton，Ontario，Canada
加拿大，安大略省哈密尔顿，麦克马斯特大学

Boulanger，Renaud F
Faculty of Medicine，McGill University，Montréal，Québec，
　Canada
加拿大，魁北克省蒙特利尔，麦吉尔大学医学系

Calain，Philippe
Médecins Sans Frontières，Geneva，Switzerland
瑞士，日内瓦，无国界医生

Clarinval，Caroline
Institute of Biomedical Ethics and History of Medicine，University
　of Zurich，Switzerland
瑞士，苏黎世大学生物医学伦理和医学史研究所

Coleman，Carl H
Seton Hall University School of Law，Newark，New Jersey，
　United States of America
美国，新泽西州纽瓦克市，西顿霍尔大学法学院

Gillespie，Leigh-Anne
McMaster University，Hamilton，Ontario，Canada
加拿大，安大略省哈密尔顿，麦克马斯特大学

Goodman, Kenneth

Institute for Bioethics and Health Policy, University of Miami Miller School of Medicine, Miami, Florida, United States of America

美国,佛罗里达州迈阿密市,迈阿密大学米勒医学院,生命伦理学和卫生政策研究所

Hunt, Matthew R

School of Physical and Occupational Therapy, McGill University, Montréal, Québec, Canada

加拿大魁北克省,蒙特利尔,麦吉尔大学,物理疗法和职业疗法学院

Hussein, Ghaiath

School of Health and Population Science, University of Birmingham, Birmingham, United Kingdom

英国,伯明翰市,伯明翰大学卫生和人口科学学院

Litewka, Sergio

Institute for Bioethics and Health Policy, University of Miami Miller School of Medicine, Miami, Florida, United States of America

美国,佛罗里达州迈阿密市,迈阿密大学米勒医学院,生命伦理学和卫生政策研究所

O'Mathúna, Dónal

School of Nursing and Human Sciences, Dublin City University, Dublin, Ireland

爱尔兰,都柏林,都柏林城市大学护理和人类科学学院

Nouvet, Elysée

Humanitarian Health Care Ethics, McMaster University, Hamilton,

Ontario，Canada

加拿大，安大略省哈密尔顿，麦克马斯特大学人道主义医疗伦理系

Potvin，Marie-Josée

Reproductive Ethics Research Group，School of Public Health，Université de Montréal，Montréal，Québec，Canada

加拿大，魁北克省蒙特利尔，蒙特利尔大学公共卫生学院，生殖伦理研究组

Selgelid，Michael J

Centre for Human Bioethics，Monash University，Clayton，Victoria，Australia

澳大利亚，维多利亚州克莱顿，莫纳什大学人类生命伦理学中心

Schwartz，Lisa

Department of Clinical Epidemiology and Biostatistics，McMaster University，Hamilton，Ontario，Canada

加拿大，安大略省哈密尔顿，麦克马斯特大学，临床流行病学和生物统计学系

Smith，Maxwell

Dalla Lana School of Public Health and Joint Centre for Bioethics，University of Toronto，Toronto，Ontario，Canada

加拿大，安大略省多伦多，多伦多大学 Dalla Lana 公共卫生学院和生命伦理学联合中心

Sumathipala，Athula

Research Institute for Primary Care and Health Sciences，Faculty of Health，Keele University，Staffordshire，United Kingdom

英国，斯塔福德郡，基尔大学卫生系，初级保健和卫生科学研究所

Viens，A.M

Centre for Health，Ethics and Law，Southampton Law School，
　University of Southampton，Southampton，United Kingdom
英国，南安普敦市，南安普敦大学南安普敦法学院，健康、伦理
　和法律中心

Williams-Jones，Bryn

Department of Social and Preventive Medicine，School of Public
　Health，Université de Montréal，Montréal，Québec，Canada
加拿大，魁北克省蒙特利尔，蒙特利尔大学公共卫生学院，社会
　医学和预防医学系

致　谢

　　这本培训手册是 WHO 知识、伦理和研究部（KER）的全球健康伦理司（GHE）、应急风险管理和人道主义响应部（ERM）、疾病大流行和流行病部（PED）共同合作的结果。该手册由 GHE 的 Andreas Reis 主编，并得到 GHE 协调员 Abha Saxena 和 ERM 的 Jonathan Abrahams 的协助。

　　要特别感谢 Philippe Calain 对项目初期工作和设计的指导，感谢 Renaud Boulanger 对项目后期的协调以及对研究和撰写提供的支持。撰写该培训手册的最初设想来自 2009 年 6 月 10～11 日在瑞士日内瓦举行的 WHO 国际疾病流行应对的研究伦理技术咨询会。

　　我们感谢技术咨询会成员对该项目所做的开创性工作。自此次会议以来，许多人为编写该手册花费了大量时间、精力并提供专业知识。Richard Ashcroft、Carl Coleman、Jeremy Farrar、Ghaiath Hussein、Sergio Litewka、Lisa Schwartz、Ross Upshur 和 Mark White 参加了最初的咨询会，并编写了学习目标；Georgios Gavrilidis 帮助提供系统性参考书目；Gabriella Lupu 在项目初期进行校对；Wenzel Geissler 为每个单元提供有用的材料和指导。

　　我们感谢每个章节的作者，他们秉持严谨的治学态度，全心全意致力于该项目。他们是 Michael Baxter、Renaud Boulanger、Philippe Calain、Caroline Clarinval、Carl Coleman、Leigh-Anne Gillespie、Kenneth Goodman、Matthew Hunt、Ghaiath Hussein、Sergio Litewka、Dónal O'Mathúna、Elysée Nouvet、

Marie-Josée Potvin、Michael Selgelid、Lisa Schwartz、Maxwell Smith、Athula Sumathipala、A.M.Viens 和 Bryn Williams-Jones。

我们也要感谢对改编和（或）复制资料提供许可的发布者：美国州和领地流行病学家委员会（the Council of State and Territorial Epidemiologists），加拿大公共卫生署（the Public Health Agency Canada）、美国国家和马萨诸塞州公共卫生部门 - 哈佛治疗规范修订工作组（The Nation and the Massachusetts Department of Public Health–Harvard Altered Standards of Care Working Group）。

许多审查者提供了许多真知灼见的评论，从而形成了最终书稿。这些审查者是 Ayesha Ahmad（英国伦敦，伦敦大学学院）、George Annas（美国波士顿，波士顿大学）、Yachiel Michael Barilan（以色列特拉维夫，特拉维夫大学）、Drue Barrett（美国亚特兰大，美国疾病预防控制中心）、Paul Bouvier（瑞士日内瓦，国际红十字和红新月会委员会）、Mustafa Murat Civaner（土耳其布尔萨，乌鲁达大学）、Voo Teck Chuan（新加坡，新加坡国立大学）、Karen da Costa（爱尔兰戈尔韦，爱尔兰国立戈尔韦大学）、Heather Draper（英国伯明翰，伯明翰大学）、Bernice Elger（瑞士巴塞尔，巴塞尔大学和瑞士日内瓦，日内瓦大学）、Sarah Edwards（英国伦敦，伦敦大学学院）、Andreas Frewer（德国埃朗根，埃朗根 - 纽伦堡大学）、Dionisio Herrera（美国迪凯特，流行病学和公共卫生干预网培训项目）、Calvin Ho（新加坡，新加坡国立大学）、Samia Hurst（瑞士日内瓦，日内瓦大学）、Marcus Keder（爱尔兰戈尔韦，爱尔兰国立戈尔韦大学），Pierre Mallia（马耳他姆西达，马耳他大学）、Jay Marlowe（新西兰奥克兰，奥克兰大学）、Leonard Ortmann（美国亚特兰大，美国疾病预防控制中心）、Franklin Prieto（美国迪凯特，流行病学和公共卫生干预网培训项目）、David Shaw（瑞士巴塞尔，巴塞尔大学）、Julian Sheather（英国伦敦，英国医学会）、Kadri Simm（爱沙尼亚塔尔图，塔尔图大学）、Raphaela Wagner（德国柏林，联邦卫生部）和Anthony Zwi（澳大利亚悉尼，新南威尔士大学）。

要特别感谢为编写这本培训手册在各个阶段提供重要资料的下列 WHO 工作人员：Christopher Black、Marie-Charlotte Bouësseau、Sylvie Briand、Rudi Coninx、Pierre Formenty、Jesus Maria Garcia Calleja、Stéphane Hugonnet、Anaïs Legand、Mark van Ommeren 和 Nikki Shindo。几位 WHO 实习生也参加部分编写工作并贡献了组织才能，使得本手册成为可能。我们也非常感谢下列人员对本手册的贡献：Theresa Fuchs、Sandrine Gehriger、Felicitas Holzer、Selena Knight、Amanda Rosenstock、Maryam Shahid、Hyun Song 和 Ciara Staunton。

最后，国际医学生联合会的灾害风险管理工作组在中国台湾和土耳其召开了研讨会，与会代表现场测试了本手册各单元的草稿版本。Daniel Fu-Chang Tsai、Moa Herrgård 和 Thilo Rattay 主办或协办了会议。在重点关注 2015 年 2 月几内亚、利比里亚和塞拉利昂埃博拉病毒病研究的灾害伦理研讨会上，对所选的部分材料和单元进行了现场测试。

Renaud Boulanger 的贡献得力于麦吉尔大学和魁北克省健康研究基金会（Fonds de Recherche en Santé du Québec）的大力支持。科学技术合作行动 IS1201：灾害生命伦理（COST Action IS1201：Disaster Bioethics）和加拿大卫生研究所为许多编写者提供了资助。

（周祖木 译　卢　易 校）

目　录

导　言

　　疾病流行、突发事件和灾害会给应对人员、公共卫生专家和决策者等相关人员带来许多伦理问题。这本培训手册提供了在这些困难情况下有关研究、监测和病人治疗等伦理方面的资料，以及在事件之前、事件期间和事件之后减少风险的相关问题。

　　编写这本手册的想法可追溯到WHO国际疾病流行应对的研究伦理技术咨询会（WHO，2010）。在形成的报告中，专家们主要表达了三个方面的立场。首先，他们主张在疾病流行应对的研究中"国际和国家伦理指南以及人权文件所体现的原则和价值观必须得到鼓励"。第二，他们表示没有必要对卫生实践与研究之间的传统区别（例如活动的主要意图）进行伦理监督，因为这样的区别在突发事件期间易变得模糊不清。第三，专家们考虑了多种伦理监督和程序的改编版本，重点研究伦理委员会的审议意见。其他问题与突发事件期间的监测和病人治疗的关系更为密切。技术咨询会重申了在突发事件时研究、监测和病人治疗期间各种伦理问题中冲突处理的重要性，这些伦理问题包括获取治疗标准、保密、治疗职责、公平性、知情同意、自由、道德相对主义和隐私。

　　通常在面临最近的疾病大流行威胁［严重急性呼吸综合征（SARS）、禽流感H5N1、甲型大流行流感H1N1和2014年埃博拉病毒病暴发］以及其他突发事件和灾害的情况下，进行研究、监测和病人治疗通常会引起伦理依据的争论。对有公共卫生后果的突发事件的伦理学研究涉及临床实践和研究等多个领域。自 2000 年以来，已在相似而又不同的框架中构建了专门针对公共卫生的伦理原则（Kass，2001；Childress et al.，2002；ten Have et al.，2010；Petrini，2010）。

国际卫生条例（IHR）是具有法律约束力的协议，对可能构成国际关注的突发公共卫生事件进行协调管理，提高所有国家侦测、评估、报告和应对公共卫生威胁的能力。但在突发事件时研究、监测和病人治疗等其他多个方面的规范还未达成共识。本培训手册旨在让学员掌握一定的伦理推理能力和了解突发事件中可能出现的主要伦理难题。编写人员遵循 WHO 技术咨询会的意见：不要因为对几个问题缺乏国际共识而不去编写此类培训教材。

在编写本手册时考虑了以下几点，了解这些可能有助于读者阅读本手册。

突发事件通常需要立即的、非常规的、协调的行动。联合国减灾办公室的灾害定义为社区或社会的功能遭受严重破坏，包括大量的人员、物资、经济或环境遭受损失和影响，并超过了受累社区或社会使用自身资源来应对的能力。虽然有些定量测量（如伤亡阈值和每天死亡率）也可能适用，但是出于本手册之目的以及为了构建伦理问题的范畴，突发事件和灾害的定义可参考受累社区应对紧急状态的能力或卫生界应对这些状态可获得的资源，如对此加以考虑也许有用。我们在本手册中使用的术语"突发事件"或"灾害"是指广义的事件，这些事件可能有不同程度的公共卫生后果和其他社会、经济和环境的影响，并且往往可检验系统和资源的可获得性。

重要的是要记住，突发事件和灾害是危害和社区因素（包括人的健康，应对紧急状况的脆弱性和能力的差异）相互作用的结果。各个国家及其系统、社区和亚人群的脆弱性、能力和总恢复力决定了他们管理风险的能力大小和确定突发事件的规模。突发事件和灾害可以由自然灾害和人为灾害所致。自然灾害包括疾病流行、水文气象灾害和地质灾害；人为灾害包括技术危害、冲突、不安全食品和社会动荡等。对于病人治疗、研究和监测的社区要求各不相同，且受事件发生之前、期间和之后如何管理风险以及突发事件发生时产生后果的严重程度的影响。

如何使用本手册

该培训手册包括两个部分。第一部分包括研究和监测的伦理问题，如在公共利益与个体自主权之间，伦理监督与出版伦理之间产生的冲突。第二部分包括病人治疗，如突发事件时的检伤分类、治疗标准和卫生保健人员的工作职责。

教学资源为单元形式，由7个核心能力和26个学习目标组成，每个核心能力有一个专用单元。这些单元有各种教学指导和活动（如案例研究、讲座、小组讨论、角色扮演、视频），以达到学习目标。根据每个学习目标制作了讲座幻灯片；对每个核心能力制作了总结幻灯片。在本手册末尾，汇编了本手册所用的所有案例研究。这些案例研究可从 http://www.who.int/ethics/topics/outbreaks-emergencies/en/ 网页上获得。

课程教员应该根据学员的专业水平、可用的时间和培训需求，确定学习目标后选择合适的单元，不一定遵从本手册安排的单元顺序。例如，核心能力7的材料可能是以卫生保健专业人员为主的学员的理想起点。本手册材料的目标读者包括现场流行病学专家、现场急救人员、公共卫生医师、研究人员和决策者。

虽然教员最好应在伦理学方面受过培训，但非专家也可使用本手册以助讨论和学习。因此，拓展读物将提供有用的帮助。

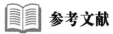 **参考文献**

Childress JF, Faden RR, Gaare RD, Gostin LO, Kahn J, Bonnie RJ, et al. (2002) Public health ethics: mapping the terrain. J Law Med Eth 30:169–77.

ten Have M, de Beaufort ID, Mackenbach JP, van der Heide A (2010) An overview of ethical frameworks in public health: can they be supportive in the evaluation of programs to prevent overweight? BMC Public Health 10(638):1–11.

Kass N (2001) An ethics framework for public health. Am J Public Health 91(11):1776–82.

Petrini C (2010) Theoretical models and operational frameworks in public health ethics. Int J Environ Res Public Health 7:189–202.

 其他读物

Anomaly J (2011) Public health and public goods. Public Health Eth 4(3):251–9.

Deneulin S, Townsend N (2007) Public goods, global public goods and the common good. Int J Soc Econ 34(1–2):19–36.

O'Keefe P, Westgate K, Wisner B (1976) Taking the naturalness out of natural disasters. Nature 260:566–7.

Sumathipala A, Jafarey A, De Castro LD, Ahmad A, Marcer D, Srinivasan S, et al. (2010) Ethical issues in post-disaster clinical interventions: a developing perspective. Asian Bioeth Rev 2(2):124–42.

World Health Organization (2007) Ethical considerations in developing a public health response to pandemic influenza. Geneva (WHO/CDS/EPR/GIP/2007.2) (http://www.who.int/csr/resources/publications/WHO_CDS_EPR_GIP_2007_2c.pdf).

World Health Organization (2008) Addressing ethical issues in pandemic influenza planning. Discussion papers. Geneva (WHO/HSE/EPR/GIP/2008.2) (http://www.who.int/csr/resources/publications/cds_flu_ethics_5web.pdf).

World Health Organization (2010) Research ethics in international epidemic response. Meeting report: WHO technical consultation, 10–11 June 2009, Geneva, Switzerland. Geneva (http://www.who.int/ethics/gip_research_ethics_.pdf)

World Health Organization Regional Office for Europe (2007) Eleventh Futures Forum on the ethical governance of pandemic influenza preparedness, 28–29 June 2007, Copenhagen, Denmark. Copenhagen (http://www.euro.who.int/__data/assets/pdf_file/0008/90557/E91310.pdf).

（周祖木　译　卢　易　校）

概述:疾病流行、突发事件和灾害情况下的伦理学

 课程时间表(90分钟)

0~30分钟 (30分钟)	31~45分钟 (15分钟)	41~80分钟 (40分钟)		81~90分钟 (10分钟)
大会报告	公开讨论	小组活动		总结和结论
		小组 工作	报告	

 教学方法

　　对教员的要求:本次课程提供该手册的内容概况;仅包括部分内容且比较粗浅。对于时间有限的培训课程,仅安排全体会议,时间约45分钟。如有更多时间,可增加小组活动,课程共需约90分钟。

1. 教员介绍单元,并使用幻灯片做伦理学和突发公共卫生事件方面的大会报告。

　　对教员的要求:在上课前一定要熟悉全部培训手册的内容。对幻灯片上每个概念的解释要在相应的单元找到。

2. 教员欢迎学员自由提问。

　　对教员的要求:如果学员没有问题,可要求志愿者描述一下突发事件情况,以便收集可能必需的资料。请他们描述一些他们觉得困难的问题,并请小组的其他人员反馈信息,或者询

问学员在随后教学目标的教学方法部分提出的问题。

3. 教员将学员分为两组，给每个组一个案例研究（30 分钟）。

● 对一组要求起草优先获取静脉补液设备的指南，考虑概述中讨论的伦理问题。

● 对另一组要求概述研究设计，解决概述中提出的伦理问题。

4. 教员从每个组中邀请一名报告人，以解释小组对案例研究提出的伦理问题所达成的共识。

5. 教员欢迎学员自由讨论，然后对课程进行总结。

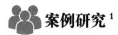 **案例研究[1]**

第一组：在病毒出血热暴发期间静脉注射液体的分配

社区中发生了致命型的病毒出血热。该疾病的症状和体征包括高热、出血。确诊病例的特征包括血压下降（低张性）、休克、呕吐和腹泻。

社区的实验室诊断能力非常有限，但卫生保健中心收治的有些患者诊断是明确的，因有大量出血、高热和休克等严重症状。其他患者的诊断不太明确，因为他们主要是根据接触史和多种全身症状做出疑似病例的诊断。鉴于疾病发生持续暴发的严重程度，卫生保健中心的工作不堪重负。

因缺乏资源，对患者的支持性治疗受到严重限制。虽然静脉补液疗法对治疗病毒性出血热是有效的，在免疫系统抵抗病毒的同时可以确保补充足量的液体。但卫生保健中心没有足够的静脉注射液体来满足不断增长的需求，包括其他疾病患者的需求。除支持性疗法和静脉补液疗法外，还了解到卫生部已成

1 　这些案例研究由 Renaud Boulanger 和 Selena Knight 编写。

功获得少量实验药物用于治疗。由于该实验治疗的数量有限，如果你决定进行治疗，卫生保健中心仅有2%患者可获得治疗。

作为在流行病学和伦理学方面经过培训的护士，你现在被要求准备一场有关制定暴发期间治疗指南的会议。你必须考虑如何优先获得静脉注射液体和决定是否提供未经批准的治疗。如果是的话，你必须决定如何分配这些有限的库存。你关注的问题之一是确保资源的分配要显示高水平的伦理考虑。

准备一份声明来解释资源分配的基本原则。确保用伦理学的语言来说明你对分配的公正性。

对教员的要求：如果小组在活动期间一筹莫展，可要求他们思考下列问题：

你愿意与谁一起做出决策，应如何做出决定？

- 你会提供实验治疗吗？
  - 如果是的话，接受治疗的患者也符合静脉注射液体的纳入标准吗？
    - 如果是的话，你如何确定接受治疗的患者中哪些也应接受静脉补液？
- 你会考虑患者的人口学特征（如年龄、卫生保健人员）来分配治疗吗？
  - 如果是的话，所用的人口学特征对获得治疗和获得静脉注射液体（如果你许可获得）有所不同吗？
- 如果是的话，你会根据"需要"来分配资源吗？
  - 你会考虑患者病情的严重程度吗？
  - 你会考虑患者生存的可能性大小吗？
  - 你会考虑需求的变化吗？如果是的话，应如何做？
  - 如果有静脉注射液体，你会考虑在实施分配政策前患者是否已在接受治疗这一因素吗？
- 卫生保健中心未给予患者静脉补液和（或）实验性治疗，要承担什么责任？

- 你会让未获得治疗（如实验药物）的患者对决定上诉吗？
  — 如果是的话，要确定用什么程序来审查上诉？
- 应该与患者、家庭和广大社区沟通分配政策吗？
  — 如果是的话，应如何沟通？
- 其他考虑。

第二组：在出血热暴发期间进行临床试验

社区中发生了致命型的病毒出血热。该疾病的症状和体征包括高热、出血。确诊病例的特征包括血压下降（低张性）、休克、呕吐和腹泻。社区的实验室诊断能力非常有限。然而，当地卫生保健中心收治的患者中有些病因是明确的：这些患者症状严重，如大量出血、高热和休克。其他患者的诊断不太明确，因为他们主要是根据接触史和多种全身症状做出疑似病例的诊断。鉴于发生暴发的严重程度，卫生保健中心的工作不堪重负。

几家私立公司和公共机构迅速开展合作，并提出了已研究几年的抗病毒药物的临床试验方案。实验室研究显示，该药物对侵袭社区的病毒有良好疗效。虽然该药物已在动物显示安全性和效果，但尚未在人体进行研究。方案旨在立即检测该药物对人体的效果。

有财团联系卫生保健中心，要求将其作为实验药物的临床试验中心。他们要求你作为潜在合作研究者对实验方案中将要讨论的问题提出意见。你的理解是虽然目前可获得的药物数量非常有限，但生产能力可能会迅速上升。

对教员的要求：如果小组在活动期间陷于停顿，你可要求他们思考下列问题：

- 在讨论前你还需要药物或研究的哪些信息？
- 你会考虑哪种研究设计？你会考虑使用什么方法？
- 谁会从这个研究中受益，他们会获得什么利益？该研究会伤害谁以及如何伤害？

- 你如何考虑招募患者加入实验？
- 在做知情同意时应将其他什么信息告知研究对象？
- 哪些情景因素可能会影响患者提供知情同意的能力？说明这些因素时可能需考虑哪些规定和做哪些修改？
- 应如何考虑情景因素才能确保研究得到有效地进行？
- 实验对未参加的患者有什么影响，是由于选择所致或他们不符合纳入标准？如何将有害影响最小化？
- 获许的研究对在卫生保健中心工作的卫生保健人员的作用和职责会产生什么影响？
- 是否应将影响告知患者和社区？如果是的话，应如何告知？
- 对卫生保健人员和研究者的双重责任导致的挑战应如何处理？
- 研究结果如何发布？
- 在实验结束时财团对实验参加对象和社区的责任是什么？
- 你如何与社区沟通研究情况？

（周祖木 译　卢　易 校）

研究和监测

核心能力 1：
分析突发公共卫生事件时公共卫
生实践（包括监测）和研究及其伦
理学问题之间的界限之能力

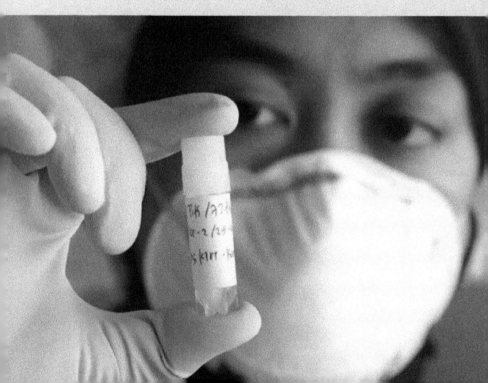

核心能力1: 分析突发公共卫生事件时公共卫生实践(包括监测)和研究及其伦理学问题之间的界限之能力

　　标准主要用于确定公共卫生的伦理学监督是否必要以及公共卫生实践与研究的定义之间的区别。使用这一标准需要了解每项艰巨工作的活动范围。在学习目标1.1和1.2中强调了这些问题。虽然专家们正在逐渐采用基于风险的伦理学监督方法，并弃用区分实践工作与研究的更加人为的方法，但是目前主要的规范的方法仍是采用这种传统的区分方法。在学习目标1.3中，阐述了这些主要方法所解决的核心问题，而学习目标1.4在提出基于风险的其他方法前强调了一些主要方法的不足和争议。

 学习目标

1.1　公共卫生监测与公共卫生研究之间的区分。

1.2　确定在突发事件应对期间可作为"研究"并通常需要研究伦理学评议的活动范围。

1.3　说明和了解在突发事件时研究和监测相关的最近规范方法中所规定的一些伦理学原则和要求。

1.4　确定突发事件情况下目前所用规范方法的不足，并评价其他方法。

学习目标 1.1：公共卫生监测与公共卫生研究之间的区分

Michael J. Selgelid

 课程时间表（60 分钟）

0～15 分钟 （15 分钟）	16～20 分钟 （5 分钟）	21～40 分钟 （20 分钟）	41～55 分钟 （15 分钟）	56～60 分钟 （5 分钟）
引言	阅读	小组准备	小组报告和讨论	总结和结论

 教学方法

1. 教员开始上课时，使用幻灯片作为引导展示问题的概况。
  对教员的要求：包括对幻灯片上提出的问题进行简要的小组讨论，参见：http://www.who.int/ethics/topics/outbreaks-emergencies/en/.

2. 教员分发脚本（见下列案例研究），并给学员 5 分钟来阅读脚本。

3. 教员将学员分为 3 个小组，并把脚本分给每个小组。

4. 教员给每个小组 10～15 分钟来讨论所分发的脚本。

5. 当小组再次开会时，教员要求每个小组指定一位报告人，以
  - 总结小组对每个问题的答案；
  - 在小组讨论中解释研究与监测之间的不同作用。

  对教员的要求：通过讨论，将共识和争论部分记录在活动挂图上。

6. 教员回到最后一张幻灯片，并根据脚本讨论鼓励学员做进

一步小组讨论。
7. 教员总结课程,邀请学员作最后评论。

 A. 背景

自 1920 年以来,公共卫生一直被定义为"通过有组织的努力以及社会、组织、公立机构和私立机构、社区和个人的知情选择来预防疾病、延长寿命和促进健康的科学和艺术"(Winslow, 1920)"。在各种公共卫生活动(包括健康教育规划和政策以及卫生系统和服务的管理和法规)中,监测往往被认为是"公共卫生的眼睛"(Fairchild et al, 2007),并被广泛认为是公共卫生实践的重要部分。监测可提供发病率和患病率、疾病分布、疾病暴发和疾病负担长期变化的信息,从而揭示新出现的或现有的健康问题并为采取合适的控制措施提供决策依据。因此,监测是特别重要的公共卫生活动(Selgelid, 2014)。

监测与研究密切相关,表现在以下几个方面:两者都涉及研究或调查,有时就是同一个活动(如查阅病历、数据挖掘);两者都往往涉及人类受试者。由于在开展监测时区分公共卫生实践与研究特别困难,所以本单元特别关注研究与监测之间的区别[2]。

美国疾病预防控制中心(CDC)(2010)将公共卫生监测定义为"通过一系列持续的系统活动,包括收集、分析和解释对规划、实施和评估公共卫生实践所必需的健康相关数据,并将这些数据高度综合后分发给需要知道的人和与疾病防控相关的人"。尽管研究和监测之间具有相似性,但监测的伦理要求一般被认为与管理人体研究的伦理要求有所不同。例如,知情同

---

2 在质量保证、卫生系统研究、实施研究和管理研究方面可能会出现相似问题。在讨论期间可能会提出这一点。

意是研究伦理的主要原则,但对公共卫生监测来说往往是不必要的[3]。

研究伦理学,即对生物医学研究相关伦理问题的研究,是生命伦理学领域研究发展最快的学科之一。在人类受试者相关研究的伦理行为方面已有大量文章,并已制定了原则、指南和监督机制(如研究伦理委员会)来管理这种行为。相反,对于监测的伦理行为还缺乏标准的总的国际指南和监督机制。

虽然研究与监测的伦理规定明显不同,但是有关研究和监测之间技术和道德方面的差异问题是至关重要的。本单元要讨论这些问题。

 B. 主题[4]

研究与监测如何区分?

研究与监测之间的关系非常复杂:同一种活动,如数据挖掘和病历查阅,有时被认为研究,而有时则被认为监测。而且,根据美国疾病预防控制中心(CDC)的资料(2010),有些监测系统实际上就是研究。

这就提出了研究与监测乃至公共卫生实践之间的技术区分问题。这不只是一个学术问题,对从事研究和监测的人员是一个特别重要的问题,因为要确保遵从研究伦理规定,就需采用可以区分两者的方法。

美国 CDC 根据相关活动的主要意图或目的来区分公共卫生方面的研究与非研究。根据美国 CDC 的说法,研究的特征

---

3 参见学习目标 3.2。甚至已有人声称知情同意与监测目标不一致(Verity, Nicoll, 2002)。例如,如果在进行能识别身份的报告之前需获得知情同意,则可能难以准确估计发病率和(或)患病率,从而采取不恰当的控制措施,最终危及人群健康。

4 这一章节的根据是 Selgelid(2014)的材料。

是"旨在产生或贡献可推广的知识(generalizable knowledge)",
但相关非研究活动的特征是"旨在预防和控制疾病或伤害和
促进健康"[5]。这种提法产生的实际问题是其主要意图如何确
定?应该怎样确定?又如何验证?另外,什么才是"可推广的
知识"?[6]。美国CDC的这种区分也会产生一个问题,即为什么
知识的推广在伦理上应该被认为是重要的?换言之,为什么
追求可推广的知识要遵从特定的伦理原则(Rubel,2012)?美
国CDC这种区分的另一个问题是原型研究(如临床实验)的
目的是产生可推广的知识恰好就是为了减少疾病和促进健康
(Selgelid,2014)。因此,在这种情况下,减少疾病和促进健康似
乎是研究的主要目的。这导致了矛盾的但可能正确的结论,原
型研究事实上应该被认为监测,如非研究型的公共卫生实践。
可能需要一种更好的方法来区分研究与实践,但具体应该用什
么方法则不清楚[7]。

如果有的话,在研究与监测之间伦理相关的区别是什么?

即使在研究与公共卫生监测(乃至公共卫生实践)之间可
以作出迫不得已的区分,第二个更麻烦的问题是:如果有的话,
两者之间的伦理相关差异是什么?监测的伦理要求与用于研究
的伦理要求会有哪些不同(或比用于研究的伦理要求更低)?目
前监测与研究的伦理要求实际上是非常不同的(如知情同意);

5　因为美国CDC提出监测与研究的区别概念比较完善且有影响力(尽管下面还会
　　提出问题),所以我们在这里做重点讨论。

6　可推广的知识可以是程度不同而不是非此即彼的问题。

7　一种可能性是根据相关的活动而非意图或目的来区分,但这同样会导致有矛盾
　　的结论。另一种可能性是认识到在研究与监测(乃至公共卫生实践)之间可能
　　存在连续谱而不能划一条明确界线的观念。例如,不询问活动是研究还是监
　　测,而要考虑是这一种或那一种的程度,这可能取决于包括产生可推广的知识
　　和(或)减少疾病和促进健康的目的之程度。区别研究与监测的这些方法和其
　　他可能的方法会在讨论中被提出。

但为什么情况是这样？如上所述，临床研究和公共卫生监测一般是对产生用于改善健康的信息而进行的研究或调查。因此，两种活动之间有关伦理方面的差异不太明显（WHO，2010）。可以确定的是，无论是研究还是监测（作为公共卫生实践的一部分）的活动，其相关的伦理因素在某种程度上威胁到受试者的利益和（或）权利以及可望从活动中获得公共卫生利益的程度（Selgelid，2014）。如果对相似个案的处理应该相似，则在这两个方面极为相似的任何两个活动，不管是研究，还是监测（或实践），都应受到相同的约束（Selgelid，2014）。

 ## C. 案例研究 [8]

中部非洲暴发埃博拉出血热

情景 1

　　中部非洲某个国家正在暴发埃博拉出血热，你作为临床医生被派到一所综合性医院对隔离病房中的一些病例进行治疗。有些病例的临床表现明显（出血、末期）；而另一些病例则不太明显，主要根据接触史来怀疑病例。

讨论的问题：

1. 流行病学家要求你对每个病例采集一份血标本作为诊断之用。你应如何处理（以及研究 - 实践区别与你的决定关系如何）？

2. 同一个流行病学家提出最新诊断试验的合适校准需要每天对所有病例采集血标本直至出院。你应如何处理（以及研究 - 实践区别与你的决定关系如何）？

3. 同一个流行病学家提出最新诊断试验的合适校准需要每天

8　这些案例由 Philippe Calain 提供。

对所有病例采集唾液拭子标本直至出院。你应如何处理（以及研究 - 实践区别与你的决定关系如何）？

4. 一名著名的科学家（同时也是暴发响应队伍的成员）声称，生产潜在有用的免疫治疗制剂需要从所有恢复期患者中采集骨髓抽提物。你应如何处理（以及研究 - 实践区别与你的决定关系如何）？

情景 2

一名研究者试图使你相信情景 1 所述的暴发是检测重组抗凝蛋白 C 的唯一机会，这种制剂可作为拯救生命的干预措施。由于还没有成立国家研究伦理委员会，所以获得知情同意面临一个重大问题：许多病例晕头转向和（或）仅能讲当地语言，你带着沉重的保护设备与其交流觉得非常困难。

讨论的问题：你应如何处理（以及研究 - 实践的区别与你的决定关系如何）？

情景 3

某个国家正在暴发埃博拉出血热，你作为临床医生被派到一所综合性医院对隔离病房中的一些病例进行治疗。为了更好地处理病例和降低病死率，认为有关发病机制的信息是非常需要的，但现场无实验室，因此需要进行许多受限制的尸体解剖；然而，有关救援队伍动机的谣传正在社区传播。寻求亲属的同意可能会导致误解，从而使国际救援队伍处于危境。

讨论的问题：你应如何处理（以及研究 - 实践区别与你的决定关系如何）？

 D. 总结

公共卫生监测被广泛认为是公共卫生实践的主要部分。虽然监测（乃至公共卫生实践）在方式和目的方面往往与研究一样，但大多数司法部门仍然认为这两种活动在伦理要求方面是非常不同的。例如，虽然知情同意是研究伦理的主要原则，但对公共卫生监测往往被认为是不必要的。虽然已制定了研究伦理指南，但还缺乏公共卫生监测伦理的标准的总指南。制定这些指南需要进一步考虑研究与监测（乃至公共卫生实践）之间的技术区别和伦理方面的差异。同时，如有怀疑，规划管理者和研究人员应听取伦理委员会有关如何处理的建议。

 参考文献

Centers for Disease Control and Prevention (2010) Distinguishing public health research and public health nonresearch. Atlanta, Georgia (http://www.cdc.gov/od/science/integrity/docs/cdc-policy-distinguishing-public-health-research-nonresearch.pdf, accessed 26 August 2013).

Fairchild AL, Bayer R, Colgrove C (2007) Searching eyes: privacy, the state, and disease surveillance in America. Berkeley, California: University of California Press.

Rubel A. Justifying public health surveillance: basic interests, unreasonable exercise, and privacy. Kennedy Inst Ethics J 2012;22(1):1–33.

Selgelid MJ (2014) Public health: VII. Health surveillance. In: Jennings B, editor. Bioethics, 4th Edition. Farmington Hills, Michigan: Macmillan Reference.

Verity C, Nicoll A (2002) Consent, confidentiality, and the threat to public health surveillance. BMJ 2002;324:1210–3.

World Health Organization (2010) Research ethics in international epidemic response. Meeting report: WHO technical consultation 10–11 June 2009. Geneva (http://www.who.int/ethics/gip_research_ethics_.pdf).

 其他读物

Calain P (2007) Exploring the international arena of global public health surveillance. Health Policy Plan 22(1):2–12.

Calain P, Fiore N, Poncin M, Hurst SA (2009) Research ethics and international epidemic response: the case of Ebola and Marburg hemorrhagic fevers. Public Health Eth 2(1):7–29.

Remme JHF, Adam T, Becerra-Posada, D'Arcangues C, Devlin M, Gardner C, et al. (2010) Defining research to improve health systems. PLoS Med 7(11):e1001000.

Winslow CE. The untilled fields of public health. Science 1920;51(1306):23–33.

（周祖木　译　陈　浩　校）

学习目标 1.2：确定在突发事件应对期间可作为"研究"并通常需要研究伦理学评议的活动范围

Renaud F. Boulanger, Matthew R. Hunt

 课程时间表（90 分钟）

0～30 分钟（30 分钟）	31～50 分钟（20 分钟）	51～75 分钟（25 分钟）	76～90 分钟（15 分钟）
导言和小型幻灯片展示	小组准备	小组报告和讨论	总结和结论

 教学方法

1. 教员使用幻灯片来介绍单元，提供研究伦理学委员会的简要背景，参见 http://www.who.int/ethics/topics/outbreaks-emergencies/en/.
2. 教员将"灾区仍需使用研究伦理"（Sumathipala，2008）分发给所有学员。
3. 对于小组演练，教员应遵行下列步骤：
   - 将学员分为多个小组，每组 3 人或 4 人。
   - 给每个小组分发纸张，纸上写有研究类型或公共卫生实践类型（监测、质量改进、项目评价）。要求小组不要显示已被分配给其他小组的活动类型。
   - 展示基于演练的突发事件情景（见幻灯片）。
   - 要求每个小组设计已被指定的活动类型的项目，并概述
     — 问题
     — 人群、抽样
     — 收集资料的方法。

- 每小组选出一名代表给大组展示他们所规划的活动，而不说明是研究还是公共卫生实践。
- 促进大组对下列问题进行讨论：
  — 对于规划的活动是研究还是公共卫生实践；
  — 为什么在突发事件期间收集这种资料可能是必要的；
  — 规划的活动通常是否需接受研究伦理审查；
  — 可能由项目导致的主要伦理问题。
4. 教员欢迎学员自由讨论，并最后发言。

 A. 背景

　　公共卫生实践与研究之间的区别的重要意义是后者一般需要接受独立的伦理学审查（见核心能力 2 在突发事件期间实施公共卫生干预，监测和研究时确定适当的伦理审查程序的能力）。自 1947 年发布纽伦堡法案以来，已制定了数以百计的规章制度，包括众所周知的赫尔辛基宣言和人体生物医学研究国际伦理指南（见学习目标 1.3）来指导在人类研究的伦理学行为（人类研究保护办公室，2012）。由地方、国家和国际层面的各种政府机构、专业组织和机构制定的这些规章制度，一般赞成研究方案实施前应由独立的机构进行审查，以确保方案符合伦理标准（WHO，2012）。被称为研究伦理委员会（机构审查委员会）的这些机构，通常由科学技术专家、法律和伦理专业人士，以及主要背景不是从事人体研究的非专业人员组成，从而可增加研究机构的社会责任感。委员会的职责是审查所有与人体研究相关的参与对象，有时也审查人体生物学物质。当在突发事件期间活动正在进行时，则确定这些活动是否为研究的标准通常不变（参见学习目标 1.1 公共卫生监测与公共卫生研究之间的区分）。

　　如核心能力 2 所述，对特定类型的研究要加速审查，或完全豁免伦理审查。所需审查的级别应与研究相关的风险相一致，即研究的风险越大，则要审查的详细程度越高。略有风险的研究一般需由研究伦理委员会进行全面审查。国际和国家的指南要求如研究要得到伦理审查的豁免，需要符合严苛的条件。所需审查的级别也要考虑受试者的脆弱性。然而，在突发事件期间伦理审查的程序可以作出适当调整以便操作，既要进行认真详细的审查又能确保及时进行研究（Canadian Institutes of Health Research et al., 2010）。

 ## B. 主题

研究主题

在灾害和疾病流行的情况下，特别是在资源缺乏的地区，研究的一些优先选项包括卫生机构管理、精神卫生、营养、传染病和信息管理（WHO, 1997）。其他与公共卫生研究者相关的主题包括援助措施的影响或效果、需求和健康的评估、新的研究工具和标准的有用性、突发事件对管理机构和财政系统影响的宏观分析（Hunt et al., 2012）。

许多设计可用于研究这些潜在领域中的任何一个，从干预研究（如临床试验）到观察性研究或自然式观察。研究方法包括各种定量方法（如调查）和定性方法（如人种志研究）。

研究类型

- 基础科学研究：基于实验室的研究，如对人体生物材料的检测。例如，对引起疾病流行的病原体易致病的遗传变异体的研究（Chan et al., 2007）。
- 临床研究：前瞻性地给予受试者（个体或群体）卫生干预措施，从药物和生物制品到设备和预防规划。例如，临床研究可以是对灾害生还者进行治疗的临床试验（National

Institutes of Health, 2013)。

- 卫生服务和卫生系统研究：这类研究主要涉及卫生和卫生保健的管理和社会方面，包括财政方面。例如，卫生服务研究项目会涉及处置疾病流行对医院绩效产生影响的研究（Chu et al., 2008）。

- 基于人群的研究：这类研究就广义而言是对大量个体的研究，包括对健康的社会因素的影响进行的流行病学调查和队列研究。例如，这类研究可以是对灾害期间存活儿童的健康结局进行的研究（Zheng et al., 2012）。

- 决策和宣教研究：是将证据如何充分地转化为实践和用于改进公共卫生的研究。关于这类研究的问题可能是"社交媒体可用于改善灾害准备吗？"（Merchant et al., 2011）。

每种类型的研究都可在管理突发事件风险的情况下进行，但有些类型在突发事件应对期间可能不太恰当。例如，在突发事件期间对研究性物品进行随机对照试验可能是不合适或不恰当的。许多研究设计和收集资料的方法可以用于每种类型的研究。例如，访视可用于获取临床研究、卫生服务研究、基于人群的研究或政策研究的数据。研究问题（而不是研究类型）通常可指导设计的选择和数据收集方法。

 C. 总结

可称得上"研究"的活动范围较广。研究必须与公共卫生实践相区别，因为大多数机构的研究需经独立的伦理审查。最近审查员倾向于赞同根据目的（产生新知识）和条件（暴露于干预措施或危险性增加）来定义研究（Cash et al., 2009）。虽然伦理审查过程可以不同，但疾病流行或灾害期间应使用同一标准。在疾病流行或灾害应对期间需要伦理审查的研究活动的类

型受到事件环境的限制可能比在哪些情况下进行研究的类型的
相关规则的限制更多。

 参考文献

Canadian Institutes of Health Research, Natural Sciences and Engineering Research Council of Canada, Social Sciences and Humanities Research Council of Canada (2010) Tri-Council policy statement: ethical conduct for research involving humans. Ottawa (http://www.pre.ethics.gc.ca/pdf/eng/tcps2/TCPS_2_FINAL_Web.pdf, accessed 29 August 2014).

Cash R, Wikler D, Saxena A, Capron A (2009) Casebook on ethical issues in international health research. Geneva: World Health Organization (http://whqlibdoc.who.int/publications/2009/9789241547727_eng.pdf, accessed 29 August 2014).

Chan KY, Ching JC, Xu MS, Cheung AN, Yip SP, Lam LY, et al. (2007) Association of ICAM3 genetic variant with severe acute respiratory syndrome. J Infect Dis 196(2):271–80.

Chu D, Chen RC, Ku CY, Chou P (2008) The impact of SARS on hospital performance. BMC Health Serv Res 8:228.

Ferry RF, van der Rijt T (2010) Overview of research activities associated with the World Health Organization: results of a survey covering 2006/07. Health Res Policy Syst 8:25.

Hunt MR, Anderson JA, Boulanger RF (2012) Ethical implications of diversity in disaster research. Am J Disaster Med 7(3):211–21.

Merchant RM, Elmer S, Lurie N (2011) Integrating social media into emergency-preparedness efforts. N Engl J Med 365(4):289–91.

National Institutes of Health (2013) Clinical trial of interpersonal therapy for survivors of the Sichuan earthquake. Bethesda, Maryland (ClinicalTrials.gov identifier NCT01624935) (http://clinicaltrials.gov/ct2/show/NCT01624935).

Office for Human Research Protections (2012) International compilation of human research standards. 2012 edition. Washington DC: Department of Health and Human Services (http://www.hhs.gov/ohrp/international/intlcompilation/intlcompilation.html).

Sumathipala A (2008) Research ethics must still apply in disaster zones. Sci Dev Net (http://www.scidev.net/global/disasters/opinion/research-ethics-must-still-apply-in-disaster-zones.html, accessed 16 September 2014).

World Health Organization (1997) Consultation on applied health research priorities in complex emergencies, 28–29 October 1997. Report. Geneva: Division of Emergency and Humanitarian Action (whqlibdoc.who.int/hq/1998/WHO_EHA_98.1.pdf, accessed 9 November 2014).

World Health Organization (2011) Standards and operational guidance for ethics review of health-related research with human participants. Geneva (http://whqlibdoc.who.int/publications/2011/9789241502948_eng.pdf).

Zheng Y, Fan F, Liu X, Mo L (2012) Life events, coping, and posttraumatic stress symptoms among Chinese adolescents exposed to 2008 Wenchuan earthquake, China. PLoS One 7(1):e29404.

其他读物

Calain P, Fiore N, Poncin M, Hurst SA (2009) Research ethics and international epidemic response: the case of Ebola and Marburg hemorrhagic fevers. Public Health Eth 2(1):7–29.

Galea S, Maxwell AR, Norris F (2008) Sampling and design challenges in studying the mental health consequences of disasters. Int J Meth Psychiatr Res 17(Suppl 2):S21–8.

Schopper D, Upshur R, Matthys F, Singh JA, Bandewar SS, Ahmad A, van Dongen E (2009) Research ethics review in humanitarian contexts: the experience of the independent ethics review board of Médecins Sans Frontières. PLoS Med 6(7):e1000115.

Tansey CM, Herridge MS, Heslegrave RJ, Lavery JV (2010) A framework for research ethics review during public emergencies. Can Med Assoc J 182(14):1533–7.

（周祖木 译　陈　浩 校）

学习目标 1.3：说明和了解在突发事件时研究和监测相关的最近规范方法中所规定的一些伦理学原则和要求

Ghaiath Hussein

 课程时间表（90分钟）

0～15分钟 （15分钟）	16～35分钟 （20分钟）	36～50分钟 （15分钟）	51～80分钟 （30分钟）	81～90分钟 （10分钟）
导言	阅读	小组讨论	伦理指南幻灯片报告	讨论和结论

 教学方法

1. 教员介绍学习目标（15分钟）

    对教员的要求：询问学员他们在实践中是否使用过"研究伦理指南"或者听到过这样的文件。然后，询问他们是否知道研究对象被错误处理的实验或其他研究项目的情况。鼓励他们讨论当地的例子。

2. 教员把全部学员分为两个组。给予第一组一份"什么使得临床研究有伦理"（Emanuel et al.，2000），给予第二组一份"什么使得发展中国家的临床研究有伦理？伦理研究的标准是什么？"（Emanuel et al.，2004）。

3. 教员给予每个组20分钟，阅读文章和确定所讨论的主要伦理问题或原则，并举例说明这些原则在其最近实践中的应用（20分钟）。

4. 教员要求每个组讨论其答案（15分钟）。

对教员的要求："公平的对象选择"要符合伦理的公正原则。

5. 教员概括主要研究伦理文件所包括的主要伦理问题(30分钟)。

6. 教员欢迎学员自由讨论,并最后发言(10分钟)。

 ## A. 背景

研究,尤其是涉及人体的研究,会产生许多伦理问题,如研究对象的保护,对被要求参加的研究要充分尊重他们的知情权,确保他们为自愿参加。其他的伦理考虑包括研究诚信(如利益冲突)和与研究发现出版相关的伦理问题。

研究伦理领域的发展已有 100 多年(Resnik, 2012)。伦理研究的一个关键历史转折点是纽伦堡试验,该试验导致 1947 年纽伦堡法案的出台。该法案在随后起草的一系列文件中起了重要作用,阐明了研究项目必须符合伦理标准才可被接受。这些文件被称为"研究伦理指南",并作为研究者和委员会审查研究的伦理指南的来源。这些委员会在全球许多国家被称为研究伦理委员会(research ethics committees)(Kent, 1997),在加拿大被称为研究伦理委员会(research ethics boards),在美国被称为机构审查委员会(institutional review boards)。这些委员会通常由各专业学术背景和知识的专业人员以及代表公众的非专业人员组成。其主要任务是对递交的研究方案进行审查,评估这些方案是否符合研究的伦理标准(参见学习目标2.1)。

不同委员会使用不同的规章制度(如法律和法规、指南)做出评估。值得注意的是,不同国家有不同的法规来管理本国的研究行为。因此,委员会的法律地位以及提供的指南是否有法律约束力因国家不同而异。

一些主要的研究伦理文件见下述,美国卫生和人类服务部(2012)有相关管理文件的详细清单。主要指南及其提出的问题简介如下。表 1 概括了大多数指南所列出的一些问题以及这些

表 1 主要指南包括的核心伦理原则和问题以及在突发事件时应用的实例

伦理原则或问题	定义[1]	突发事件时的实例	涉及伦理原则或问题的指南实例
对人自主权的尊重	对有能力对自己健康和身体相关问题做出决定的人，则有义务尊重其决定；对自主权受损或不完全的个体，则有义务提供保护	出于研究目的在个人身份信息或生物标本被收集前需获得突发事件受累人员的知情同意	国际医学科学组织委员会 (CIOMS)，总则 三大研究理事会政策宣言 条款 1.1 贝尔蒙报告，基本伦理原则
知情同意	潜在研究对象在获得相关信息后决定是否参加所建议的研究的过程。指南和规章对被认为知情同意是否有效的要求各不相同。一般来说，他们同意须由己了解所给予的信息并了解相关风险的有能力之人在无适迫情况下做出的决定。应以适合的并能了解的话言或方式为研究对象提供信息。		国际医学科学组织委员会 (CIOMS)，总则，准则 4-6 赫尔辛基宣言，隐私和保密，条款 25-32 三大研究理事会政策宣言，第三章，同意过程

1 这些定义并非全部。作者试图选用每个概念的主要的常用特性。关于这些原则中的每个原则，不同的指南有不同的定义。而且，有关研究伦理的文献有不同的方法和定义。对这些概念有详细描述的简单易用的综合性读物是斯坦福哲学百科全书 (Stanford Encyclopedia of Philosophy)。

续表

伦理原则或问题	定义[1]	突发事件时的实例	涉及伦理原则或问题的指南和实例
受益	所采取的行动应有促进他人福利的道德义务并有利益最大化和伤害最小化的伦理义务	获益，在大流行时获得疫苗	国际医学科学组织委员会（CIOMS），总则贝尔蒙报告，基本伦理原则
非伤害	具有干预措施不能导致别人伤害的道德义务	疫苗试验时要确保数据的科学性有效性，但受试人数应尽量少，对受试对象的试验次数尽量少	国际医学科学组织委员会（CIOMS），总则，赫尔辛基宣言，条款16-18风险，负担和利益（条款16-18）
公正	主要是分配要公正，利益和负担的分配需相等，所有人均不能过度地分担研究的伤害或不能拒绝由此产生的知识利益	在受流行影响的发展中国家采集公民标本主任快速研制疫苗，并确保疫苗在当地能公平地获得	国际医学科学组织委员会（CIOMS），总则准则10和12赫尔辛基宣言，条款16-18益，三大研究理事会政策宣言，风险，负担和利1.1和第四章 研究参与的公平和公正

续表

伦理原则或问题	定义[1]	突发事件时的实例	涉及伦理原则或问题的指南和实例
脆弱性	一些人致力于保护其权益但冒着更大风险的状态。这种状态通常与特殊的身体、财政、教育和社会情况有关。根据指南精神和弱人群情况有多种，但儿童、精神和(或)身体失能者、囚犯、难民、临终病人和妇女往往被认为是主要的脆弱人群	在突发事件期间针对妇女和儿童进行监测而无流行病学和方法学的正当理由	国际医学科学组织委员会(CIOMS)，总则，准则13-16 赫尔辛基宣言，脆弱人群和个体 条款19-20 通则B、C和D子部分 三大研究理事会政策宣言，第九章 涉及加拿大原住民、因纽特人和混血儿的研究
隐私	是不受监测的权利或期望，更概括地说，是不受干预的道德权利，例如隐私权利上与获得个人健康相关信息的环境有关	应采取措施以便在私密的场所(如与研究无关的人不能看到或访视突发事件的地方)访视受害者	三大研究理事会政策宣言，第五章 隐私和保密 赫尔辛基宣言，隐私和保密24
保密	确保个人身份信息不被其他人获得的原则。对所有有关个人的身份信息，无论是有记录(书面、计算机、视频、音频)还是仅凭卫生人员记忆，都有保密的义务	确保监测活动的个人身份资料的安全，无关人员不能获取这些资料(如将资料锁在档案柜中或将文档加密)	国际医学科学组织委员会(CIOMS)，准则18 保密 三大研究理事会政策宣言，第五章 隐私和保密

原则与突发事件相关的例子。这些伦理标准一般可望受到所有研究者（包括在突发事件期间工作的人员）的尊重。然而，现已认识到，其应用也许应考虑到他们所应用的背景（见学习目标2.3）。

在突发事件期间，研究者可帮助公共卫生人员来评估突发事件的影响和减缓影响所需的东西。此外，研究可帮助公共卫生人员更好地制定未来干预措施的计划。然而，在研究和公共卫生活动（包括在突发事件期间开展的活动）之间存在方法学和其他的差异。有些评审员和指南认为伦理委员会应根据这些差异来确定是否审查所提出的活动。本单元的目的并非是支持或反对这个提议。其焦点是在突发事件情况下对人体进行研究的伦理要求。这些要求一般也可用于与研究的主要特征相同的其他活动，如采集人体数据或采集生物学标本。在突发事件期间对人体的研究，不管研究的定义如何，都必须符合在其他情况下研究行为的伦理标准。

 B. 主题

研究伦理历史上的标志事件如下。

在纽伦堡试验之前

试图改变人体研究的方法已有很深的历史渊源。在现代历史中，Edward Jenner 被认为是疫苗接种的先驱，他是 1798 年要求"任何研究对象要同意而非被强制或欺骗而参加试验"的首批研究者之一（Davies，2007，p. 175）。一个世纪后，Walter Reed 首先给研究对象提供书面文件，并说明了参与黄热病实验相关的风险。Reed 的文件现被广泛认为是首份知情同意书（Levine，1996；Bazin，2001）。

纽伦堡试验和纽伦堡法案（1947）

第二次世界大战末期，因纳粹医师对集中营中的囚犯进行试验而被盟军的法官判为战争罪（Shuster，1997）。来自美国的法庭首席检察官 Telford Taylor 和二名医师（Leo Alexander、Werner Leibbrand 和 Andrew Ivy）认定有 10 个特征对人体研究的伦理学是必需的。此后，这些原则一直被认为是纽伦堡法案（Anon., 1949）。

1947 年以来，相继制定和更新了研究伦理指南和规章，尤其是在欧洲和北美以及其他国家。指南通常由国家机构（如加拿大卫生研究所）、国际专业机构（如世界医学协会）、联合国机构（如世界卫生组织、联合国教科文组织）发布，或由国际非政府组织和联合国机构（如国际医学科学组织联合会）联合发布。

世界医学协会赫尔辛基宣言（1964）

世界医学协会于 1964 年 6 月在芬兰赫尔辛基通过了赫尔辛基宣言。虽然该宣言是在纽伦堡法案形成的 10 条基础上制定的主要文件之一，但它包括了更广泛的伦理问题，并对某些问题采取更细致的立场。例如，该宣言倾向于使描述获得知情同意重要性的语言不那么绝对化。与纽伦堡法案相比，赫尔辛基宣言的明显特征之一是定期更新。最近的版本于 2013 年发布，该版本规定了如发生研究相关的伤害要补偿和治疗（条款 15）以及强调研究结果（包括阴性结果）的发布以提高医学研究的价值（条款 23、35 和 36）（Millum et al., 2013）。

贝尔蒙报告（1979）

在研究对象被虐待的研究（黑人男性不治疗的 Tuskegee 梅毒试验）成为讨论最为广泛的研究示例之一曝光后，美国保护参加生物医学和行为学研究人体实验对象的全国委员会（1979）起草了贝尔蒙报告。在这个持续近 40 年（1932—1972 年）的研究规划中，对 400 名贫困的非洲裔美国人男性患者梅毒的进展进行观察，并与 200 名未感染的个体资料进行比较。即使在梅毒可获得有效治疗之后，为了让研究者观察该病进展的自然史而仍不让研究对象退出研究（Brandt, 1978）。

1978 年国家委员会发布了题为"保护人体研究的伦理原则

和指南"的报告。该伦理原则指南包括的三个主要伦理原则被
认为是涉及人体研究的必要条件,包括对受试者的尊重、受益
和公平。对于委员会来说,对受试者的尊重是指感谢和保护合
格的受试者能作出参与研究的决定。换言之,研究者不应欺骗
受试者。此外,对作出决定的能力受限的人必须提供保护。受
益是指"行善"的道德义务,使研究受试者的利益最大化和风险
最小化。公平原则一直是颇有争议的问题。根据贝尔蒙报告,
公平是指研究相关的风险公平分配,并确保研究的利益也公平
分配。

人类受试者的保护(1991)

　　这个法案被称为通则,管理美国联邦资金资助在美国和其
他国家的所有研究,于1981年成为法律(美国卫生和人类服务
部,1991),并于1995年进行了修订。2011年美国卫生和人类
服务部部长办公室协同科学和技术政策办公室发布了"建议制
定规则的预备通知",要求对参与研究的人类受试者的当前保
护规则如何更新和修订更为有效作出评论(美国卫生和人类服
务部,科学和技术政策办公室,2011)。

　　通则强调了涉及人体受试者研究的下列几个方面:

- 机构审查委员会的成员、职责、运行和登记
- 研究伦理审查
- 许可研究的标准
- 知情同意的一般要求和文件
- 对孕妇、人类胎儿、新生儿、囚犯和儿童的特殊保护

　　根据预备通知,对最近规则提出了7个方面的修改,包括
重新调整由机构审查委员会审查的水平,以更准确地反映研究
面临的风险程度;对研究中使用的所有生物学标本应如何编写
同意表和获得书面同意提供更加具体的说明;涉及身份识别数
据或潜在身份识别数据的研究的保护标准;涉及身份识别数据
或潜在身份识别数据的研究的标准;收集和分析意料之外的问

题和不良反应事件数据的系统方法等(Henry，2013)。

国际医学科学组织委员会指南(2002)

世界卫生组织和联合国科教文组织所属的国际医学科学组织委员会(CIOMS)于 1982 年发布了涉及人体的生物医学研究国际伦理指南，1993 年对该指南进行了修订，2002 年又再次进行了修订。最近的版本包括确定了有关生物医学研究伦理的国家政策，在地方环境下使用伦理标准并建立或重新定义涉及人体研究伦理审查的合适机制(国际医学科学组织委员会，2002)。国际医学科学组织委员会指南包括的主要问题有以下几种：

- 涉及人体的生物医学研究(包括在临床试验中选择对照)的伦理学理由(ethical justification)和科学验证；
- 伦理审查委员会和能力建设；
- 外部资助的研究的伦理审查；
- 个体知情同意问题(如前瞻性研究对象的基本信息以及资助者和研究者的义务)；
- 个体参与研究的诱导；
- 参与研究的利益和风险；
- 当研究涉及无能力提供知情同意的个体时对风险的控制；
- 在资源有限的人群和社区的研究；
- 在所选的受试者人群中公平分配负担和利益；
- 涉及脆弱人群的研究；
- 妇女作为研究对象；
- 保守秘密；
- 受伤害的受试者接受治疗和补偿的权利；
- 提供卫生保健服务的义务。

三大研究理事会政策宣言(1998)

三大研究理事会政策宣言等同于加拿大的通则(Canadian Institutes of Health Research et al.，1998，2005)，但还没有立法。

该宣言最初由三大加拿大研究理事会（加拿大卫生研究所、加拿大自然科学和工程研究理事会、加拿大社会科学和人文研究理事会）通过。2010 年版本强调了涉及人体研究的几个方面：

- 同意过程；
- 参与研究的公平和公正；
- 隐私和保密；
- 研究伦理审查的管理；
- 利益冲突；
- 多方研究；
- 涉及加拿大原住民、纽因特人和混血儿的研究；
- 定性研究；
- 临床研究；
- 人体生物材料；
- 人体基因研究。

其他指南

在发展中国家与研究特别相关的其他伦理指南包括世界卫生组织的药品临床试验管理规范指南（WHO，1995）、奥维耶多公约（Council of Europe，1997）和联合国艾滋病规划署的 HIV 预防性疫苗研究的伦理考虑（Guenter et al.，2000）。

 C. 总结

研究和监测是突发事件期间公共卫生干预的重要组成部分。涉及收集个人数据或生物标本的研究及类似活动业已引起对这类活动受试者权利的伦理方面的高度担忧。许多国家和国际指南已经解决了这些问题，其中有些指南还定期更新。提到最多的研究伦理指南文件是纽伦堡法案、赫尔辛基宣言、贝尔蒙报告、国际医学科学组织委员会指南、通则和三大研究理事会政策宣言（加拿大）。

虽然研究伦理文件强调的领域不同，但都倾向于同意一些核心问题，包括尊重自主权、知情同意、非伤害、公平、脆弱者、隐私、保密的伦理原则和研究伦理审查的要求。

对研究相关的一些主题的指南也有不一致和争议，例如使用安慰剂和涉及诸如妇女、儿童和囚犯等一些脆弱人群参与的研究。尤其是在突发事件的情况下，对突发事件期间采取的公共卫生干预措施应被认为是研究，并在开展研究前需获得伦理许可等问题仍有不同意见。对建立伦理委员会和制订伦理指南的法律考虑也各不相同。

 参考文献

Anonymous (1949) Trials of war criminals before the Nuremberg military tribunals under Control Council Law No. 10, Vol. 2. 181–182. Washington DC, Government Printing Office.

Bazin H (2001) The ethics of vaccine usage in society: lessons from the past. Endeavour 25(3):104–8.

Brandt AM (1978) Racism and research: the case of the Tuskegee syphilis study. Hastings Center Rep 8(6):21–9.

Canadian Institutes of Health Research, Natural Sciences and Engineering Research Council, Social Sciences and Humanities Research Council (1998) Tri-council policy statement: ethical conduct for research involving humans. Ottawa, Interagency Secretariat on Research Ethics.

Canadian Institutes of Health Research, Natural Sciences and Engineering Research Council, Social Sciences and Humanities Research Council (2005) Tri-council policy statement: ethical conduct for research involving humans. Ottawa: Interagency Secretariat on Research Ethics.

Council for International Organizations of Medical Sciences (2002) International ethical guidelines for biomedical research involving human subjects. Geneva.

Council of Europe (1997) Convention for the Protection of Human Rights and Dignity of the Human Being with regard to the Application of Biology and Medicine: Convention on Human Rights and Biomedicine. Oviedo (http://conventions.coe.int/Treaty/en/Treaties/Html/164.htm)

Davies H (2007) Ethical reflections on Edward Jenners experimental treatment. J Med Eth 33(3):174–6.

Department of Health and Human Services (1991) Public welfare. Part 46 (Protection of human subjects). Subparts A–E. US Code of Federal Regulations (Title 45).

Department of Health and Human Services, Office of Science and Technology Policy (2011) Advance notice of proposed rulemaking: human subjects research protections: enhancing protections for research subjects and reducing burden, delay, and ambiguity for investigators (FR Doc. No.: 2011-18792). Rockville, Maryland.

Department of Health and Human Services (2012) International compilation of human research standards.

2012 edition. Washington DC: Office for Human Research Protections (http://www.hhs.gov/ohrp/international/intlcompilation/intlcompilation.html, accessed 18 September 2014).

Emanuel EJ, Wendler D, Grady C (2000) What makes clinical research ethical? JAMA 283(20):2701–11.

Emanuel EJ, Wendler D, Killen J, Grady C (2004) What makes clinical research in developing countries ethical? The benchmarks of ethical research. J Infect Dis 189(5):930–7.

Guenter D, Esparza J, Macklin R (2000) Ethical considerations in international HIV vaccine trials: summary of a consultative process conducted by the Joint United Nations Programme on HIV/AIDS (UNAIDS). J Med Eth 26(1):37–43.

Henry LM (2013) Introduction: revising the common rule: prospects and challenges. J Law Med Eth 41(2):386–9.

Kent G (1997) The views of members of local research ethics committees, researchers and members of the public towards the roles and functions of LRECs. J Med Eth 23(3):186–90.

Levine MM (1996) The legacy of Edward Jenner. BMJ 312(7040):1177.

Millum J, Wendler D, Emanuel EJ (2013) The 50th anniversary of the Declaration of Helsinki: progress but many remaining challenges. JAMA 310(20):2143–4.

National Commission for the Protection of Human Subjects of Biomedical and Behavioral Research (1979) The Belmont report: ethical principles and guidelines for the protection of human subjects of research. Washington DC: Department of Health, Education, and Welfare.

Nyika A (undated) The Trovan trial case study: After profits or to save lives? Dar es Salaam: African Malaria Network Trust, Tanzania Commission for Science and Technology (http://www.slideserve.com/bluma/the-trovan-trial-case-study-after-profits-or-to-save-lives-available-at-amanet-trust, accessed 25 November 2014).

Okonta PI (2014) Ethics of clinical trials in Nigeria. Niger Med J 55(3):188.

Resnik DB (2012) Research ethics timeline (1932–present). Research Triangle Park, North Carolina: National Institute of Environmental Health Sciences (www.niehs.nih.gov/research/resources/bioethics/timeline).

Shuster E (1997) Fifty years later: the significance of the Nuremberg Code. N Engl J Med 337(20):1436–40.

Turbes S, Krebs E, Axtell S (2002) The hidden curriculum in multicultural medical education: the role of case examples. Acad Med 77(3):209–16.

World Health Organization (1995) Guidelines for good clinical practice (GCP) for trials on pharmaceutical products (WHO Technical Report Series No. 850). Geneva; 97–137.

World Medical Association (1964) Declaration of Helsinki—ethical principles for medical research involving human subjects. Ferney-Voltaire.

Zalta EN, editor (2014) Stanford Encyclopedia of Philosophy. Stanford, California: Center for the Study of Language and Information, Stanford University (plato.stanford.edu/index/html).

 其他读物

Beecher HK (1996) Ethics and clinical research. N Engl J Med 274(24):1354–60.

Bosely S, Smith D. (2010). As doctors fought to save lives, Pfizer flew in drug trial team. The Guardian, 9.12.2010. http://www.theguardian.com/business/2010/dec/09/doctors-fought-save-lives-pfizer-drug (12.09. accessed 12 September 2014).

Médecins sans Frontières (2011) Statement: Pfizer promoted misleading and false accusations of MSF's involvement in unethical drug trials the company conducted in Nigeria in 1996, http://www.msf.org/article/statement-pfizer-promoted-misleading-and-false-accusations-msfs-involvement-unethical-drug.

Murray S. (2007). Anger at deadly Nigerian drug trials. BBC news website, 20.06.2007. (http://news.bbc.co.uk/2/hi/africa/6768799.stm)

Nuffield Council on Bioethics (2002) The ethics of research related to healthcare in developing countries. London (www.nuffieldbioethics.org).

Nuffield Council on Bioethics (2005) The ethics of research related to healthcare in developing countries, follow-up discussion paper. London (www.nuffieldbioethics.org).

Okonta, Patrick I. (2014) Ethics of clinical trials in Nigeria. Niger Med J; 55:188-94.

（周祖木 译   陈 浩 校）

学习目标 1.4：确定突发事件情况下目前所用规范方法的不足，并评价其他方法

Ghaiath Hussein

 课程时间表（120 分钟）

0～5 分钟（5 分钟）	6～10 分钟（5 分钟）	11～30 分钟（20 分钟）	31～40 分钟（10 分钟）	41～55 分钟（15 分钟）	56～70 分钟（15 分钟）	71～85 分钟（15 分钟）	86～110 分钟（25 分钟）	111～120 分钟（10 分钟）
回顾学习目标 1.3	探索性问题	阅读，案例研究和讨论	报告反馈	幻灯片展示	阅读	小组讨论	撰写	总结和结论

 教学方法

1. 教员回顾学习目标 1.3 中学习的研究伦理的主要指南和核心原则（5 分钟）。

2. 教员向学员询问探索性问题（5 分钟），如
   - 对诸如指南的数量、频率和更新，他们的意见如何？
   - 指南是否可应用于突发事件？

3. 教员在分发案例研究前将人员分组。

4. 教员可让每组 20 分钟阅读并讨论下列问题：
   - 使用学习目标 1.3 中介绍的研究伦理指南或规章中的一个，讨论你在案例研究中确定的主要伦理问题中的三个，讨论你是否觉得研究伦理文件对决定是否通过这个

研究有帮助。

- 如果你觉得在研究伦理文件方面有缺陷和不足,请描述出来,并与你的同事讨论其中至少一种的解决方法。

对教员的要求:这个研究有许多需要考虑的伦理和政治问题,这些问题可能来自学员的讨论,教员应重点关注下列伦理问题,如

- 在疾病流行期间儿童的脆弱性
- 获取与(国际)研究者不能直接交流的研究对象的同意
- 隐私和保密,特别是数据采集者为采集信息所在社区的成员时
- 卫生保健人员同时也为研究者的利益冲突和药物捐赠者同时也是药物制造商的利益冲突
- 研究者和伦理审查委员会在试验前和试验期间应充当的角色

5. 教员再次召集学员开会,要求每个组分享有关案例研究的评论(10 分钟)。
6. 教员介绍这个学习目标的材料(15 分钟)。
7. 教员分发 WHO 国际疾病流行应对的研究伦理报告(World Health Organization,2009a)第 13 和 14 页,并给予 15 分钟阅读(15 分钟)。
8. 教员要求学员对文稿提出评论(15 分钟)。
9. 教员要求学员起草在与其所在机构特别关注的突发事件期间进行研究的伦理标准"框架"(25 分钟)
10. 教员欢迎学员自由讨论,并最后发言(10 分钟)。

 A. 背景

如同学习目标 1.3 所述,研究伦理指南和规章的数量不断增加。这些指南和规章都不同程度地包括和强调了主要伦理问题(如获得知情同意、风险利益比的评估、隐私和保密)。在学习目标 1.3 中未包括但在一些指南文件中所讨论的其他问题有社区参与、利益冲突、出版伦理和研究诚实。为了应对广为人

知的臭名昭著的研究实践，制定了许多指南。例如，在纳粹对集中营中的囚犯进行臭名昭著的试验后制订了纽伦堡法案，在Tuskegee梅毒研究后出台了贝尔蒙报告。大多数主要的国际指南由欧洲和北美的发达国家所制订，并将主要原则纳入这些国家的法律之中使之取得法律地位。

　　研究伦理指南和规章的权威、透明度和实用性现已受到批评。例如，指南文件对非医生从业人员的实用性及其在资源有限地区的适用性遭受质疑（Henderson，2007；Alahmad et al.，2012；Millum et al.，2013）。一般说来，特别关注的问题是大多数研究伦理指南是为临床研究而制订的，而临床研究通常是在有足够资源和稳定的情况下进行的。相反，突发事件在性质上是破坏性的，且往往在资源有限的地区受累最为严重，从而导致紧急状态，因此几乎不可能遵从主要研究伦理指南的确切措辞。

　　这就是说，对紧急状态应进行总体评估，而不能将紧急状态作为借口来避开或忽视研究的主要伦理原则。有用的例子是最近咨询组向WHO报告使用未注册的干预措施来抗击埃博拉病毒病的伦理学考虑。咨询组认为，虽然各成员认识到这违反了业已制定的逐渐发展的药物和干预措施管理控制系统，但根据伦理和证据将未注册的干预措施用作潜在的治疗或预防是可接受的（World Health Organization，2014）。但那时的前提条件是其他伦理原则，如干预措施效果的透明度、公平分配、团结、知情同意、选择自由、保密和社区参与等都要得到尊重。

　　在大多数突发事件期间，研究对提供有效的人道主义援助非常重要。然而，卫生保健系统和研究管理的总体结构会受到负面影响，不能正常发挥作用。因此，根据正常的参照系统开展研究是不可能的。本单元主要讨论许多主要研究伦理指南在解决突发事件期间研究问题方面的一些不足之处。重点是针对非常复杂的问题，如突发事件对伦理问题感知的作用、医患关系、研究诚信和伦理审查等。提出了利益相关人可采取的措施，修订和评价在突发事件情况下上要指南的适用性。

 B. 主题

伦理问题感知的改变

突发事件往往可为在时间和地点受限的情况下进行研究提供有意义的机会，这种研究涉及的人是直接受累者或高危受累者。这种研究可能涉及收集个人身份识别信息或生物学标本，从而引发对保密的关注。

在突发事件时伦理问题感知变化的示例是风险和利益问题。许多研究伦理指南强调受益和无伤害原则的重要性（见学习目标 1.3），并且一般只有在期望的利益适度地大于风险时，才会同意研究对象所冒的风险，这是合理的。例如，加拿大三大研究理事会政策宣言认识到这种限制，故建议对研究伦理审查应采取合适的方法，审查的层级由研究对象的可预见的风险所决定（Canadian Institutes of Health Research et al., 2010）。

在突发事件时对伤害风险的感知可能是不同的。求生的欲望可能使得一些人急需获得任何种类感知的帮助，而不管潜在的权衡结果如何，个体可接受的风险比在非突发事件情况下要接受的风险更高。感知的相似变化可发生在制定政策时，例如在流感大流行期间基于未达到最佳的证据来制定疫苗接种政策（Jefferson, 2006）。同样，虽然所研究的治疗的安全性和效果还未得到确认，但受感染的或易于感染的个体可预知会愿意参与在高致死性感染大流行期间的三期临床试验。Chor 及其同事（2009）认为，中国香港医院的 2255 名卫生保健人员样本中接受大流行前疫苗接种的意向从 H5N1 时（以世界卫生组织的Ⅲ级预警为特征）的 28.4% 到 H1N1 时（世界卫生组织的Ⅴ级预警为特征）的 47.9%。最近世界卫生组织的咨询组认为，虽然知道现有的试验性干预措施是与已确立的逐渐发展的药物和干预措施管理和控制系统背道而驰的，但是为患者和发生疾病的高危者提供这种措施在伦理上仍是必要的（World Health Organization，2014）。

虽然主要的国际指南是一致的，对符合要求的人员参加试验需获得同意是强制性的，但有些指南规定获得脆弱人群的同意可能需要特别的程序，故倾向于不直接提出暂时的环境和因素问题（如大流行），以免影响人们坚持其通常倾向于参加研究的能力。同样，通则强调"调查者应该寻求为预期的对象或代表提供足够的机会来考虑是否同意参加试验的环境"（Department of Health and Human Services，1991）。

角色和关系

许多研究伦理文件提供一些有关研究者与研究对象之间关系方面的指导。例如，赫尔辛基宣言指出，当潜在的研究对象与医生（研究者）之间呈依赖关系时，研究者应更加注意（条款27）。

这些例子显示大多数研究伦理文件可为医患关系类型方面提供指导，在这种关系类型中假定治疗的医师是研究者，而研究对象为患者。但是，在突发事件时并非所有受累者都是患者，也并非所有研究者都是医师。例如，有些受累者可能已失去安全的家园，缺少卫生保健或其他基本需求。另一些人可能间接受影响，如直接受累者的家人。在整个突发事件期间，可采用各种方法来收集资料，但并非所有资料都是临床的或者总是由临床医生来收集。

在突发事件时进行研究的人员未必是政府公共卫生当局，但可以是在地方、国家或国际非政府组织工作的志愿者。这些人往往按不同的专业标准和规章开展工作，这主要取决于其所工作的机构。在某些情况下，由于其组织不一定属于强制遵守指南的机构（如大学机构），所以对于他们受主要研究伦理指南约束到什么程度尚不清楚。

然而，大多数国家研究伦理指南强调研究必须由有资质的研究者来实施和监督。例如,赫尔辛基宣言在其指导原则中清楚地说明"对患者或健康志愿者的研究需要有能力的和有资质的医生或其他卫生保健人员来监督"(World Medical Association,2008)。同样,国际医学科学组织理事会(CIOMS)认为"人体受试者的研究应该仅由有资质的和有经验的研究者来进行或由他们来严格监督"(Council for International Organizations of Medical Sciences,2002)。

然而,在突发事件时,在确定什么是研究以及谁是研究者时可能缺乏一致性。这种不一致使得研究者难以被确定,例如,为非政府组织工作并收集有关突发事件受累者资料的志愿者是否为研究者,以及其作为研究者的资格是否应根据指南来作出保证。

研究诚信和利益冲突

维护研究诚实对维护公众信任和为良好决策提供合适的依据是至关重要的。对研究诚信的主要威胁之一是存在利益冲突(见学习目的 7.3)。一个经常被引用的问题是研究者与制药公司的关系可能对研究结果有影响(Thompson 1993;Emanuel et al.2000;Bekelman et al.,2003)。因此,研究伦理指南以及编辑出版政策倾向于强调详细披露这种关系的重要性。例如,国际医学期刊编辑委员会指南(2013)指出,"研究者负责披露可能导致其工作偏差的所有财经和个人的关系"。此外,几乎所有的主要指南包括利益冲突章节,如加拿大三大研究理事会政策宣言第 7 章(Canadian Institutes of Health Research et al.,2010),国际医学科学组织委员会的准则 2(伦理审查委员会)、准则 3(外部资助研究的伦理审查)和准则 20(加强伦理和科学审查以及生物医学研究能力)(Council for International Organizations of Medical Sciences,2002)和赫尔辛基宣言的条款 22、26 和 36(World Medical Association,2008)。

利益冲突和诚信问题在最近的突发事件期间受到公众的监督。例如,在 2009 年 H1N1"猪"流感大流行期间和之后,对少数大药厂正在生产的疫苗效果有许多争议(Henderson 2007;Cohen

& Carter, 2010; Alahmad et al., 2012)。英国医学杂志和新闻调查局
（The Bureau of Investigative Journalism）的独立调查显示，有证据表
明对如何处理专家的利益冲突出现了令人烦恼的问题（Cohen &
Carter, 2010)。争论数量有限的疫苗如何分配给国内外所需要的人
们往往在情感上很是纠结（Kotalik, 2005; Longini & Halloran, 2005)。

虽然研究伦理工具可通过多种方式来解决利益冲突问题，
但它们尚未具体解决在何种情况下设置强制因素来施加压力以
确保研究结果（如药品）尽快获得。有鉴于此，业已表明在突发
事件研究期间应以责任、诚实和透明原则为优先（World Health
Organization, 2009a)。这些原则对减少个体受引诱而滥用"突发
事件"标签以优先获取个人或机构利益的风险确实非常重要。

其他模式和指南

"正常"研究伦理审查需花费很长时间，有时甚至需要数月
（Hyder et al., 2004; Hunter, 2007; World Health Organization,
2009]。在突发事件期间，及时编写信息对合适的规划和有效
的干预措施是非常重要的，如出现延误则达不到预期目的，会
事与愿违。主要的研究伦理通常没有更适合于突发事件相关环
境的其他伦理审查模式。

上述主要研究伦理指南的四个不足之处是最为重要的。由实
践社群（communities of practice）来确定这些缺点，并通过大量工作
试图提供特别适合于突发事件时研究的指南。迄今为止，这些指
南主要针对流感大流行，如美国CDC大流行流感伦理指南（Kinlaw
et al., 2009)、WHO对大流行流感公共卫生应对的伦理考虑（World
Health Organization, 2007)、WHO大流行流感准备和应对指南文件
（World Health Organization, 2009b）等都是众所周知的指南。

现已提出了突发事件期间进行研究的特别备选方案。一
种是WHO国际流行应对的研究伦理的技术咨询报告（World
Health Organization, 2009b)，该报告指出了在主要研究伦理指

南中未被广泛提及的下列注意事项：

- 通过区分公共卫生突发事件期间关键任务与非关键任务来减轻研究监督系统的负担（对不符合豁免或加速审查的非关键任务可留在突发事件后进行审查）；
- 比例性审查，如提出的研究计划的审查层级与其危险水平相匹配；
- 快速审查（虽然达不到忽略或减少尚待满足的伦理原则）；
- 建立突发事件前研究方案（部分）库；
- 建立维基样平台（wiki-like platform），储备突发事件研究设计的最佳实践；
- 在方案的"滚动式"审查或同步审查中，一部分被通过，另一部分还需随项目启动做实时修改，并且接受有条件的监督和研究伦理委员会的定期复审。

 ## C. 案例研究

尼日利亚的特洛芬（Trovan）试验

Stephens J（2000）. Where profits and lives hang in balance，Washington Post，17 December 2000（http: // www. washingtonpost.com/wp-dyn/content/article/2008/10/01/AR2008100100973_pf.html）.

参见 http: //www.pfizer.com/files/news/trovan_fact_sheet_final.pdf.

 ## D. 总结

国际上使用的大多数研究伦理指南是为在正常情况下进行研究的临床模式提供指导。突发事件的情境与进行标准研究的更加稳定的情况有明显不同。因此，参考指南的主要框架对指导突发事件期间的伦理研究行为用途不大。在本章节学习目标中探讨了特定的不足之处，包括目前主要研究伦理指南涉及以下几种情况的事实：

- 主要强调在临床研究环境中可能遇到的伦理问题，如研究者通常是卫生保健人员。
- 提出伦理审查模式，这种模式需要的资源和时间可能在突发事件期间难以获得，尤其是在欠发达国家；
- 不强调可能影响紧急情况下受试者"避免强迫和不适当的影响"的其他因素，这些受试者的脆弱性从突发事件前就开始变化。
- 公共卫生工作者必须知道主要研究伦理文件的不足之处，应努力工作以提供操作方案（operational alternatives）。这可能包括指南的重新定位或局部修改，而并不一定要形成全新的指南模板。突发事件的复杂性会成为需要及时编写信息的状态。然而，这不应作为开展研究不符合尊重研究对象及其社群权利的伦理标准的借口。

 参考文献

Alahmad G, Al-Jumah M, Dierickx K (2012) Review of national research ethics regulations and guidelines in Middle Eastern Arab countries. BMC Med Eth 13(1):34 (http://www.biomedcentral.com/1472-6939/13/34).

Bekelman JE, Li Y, Gross CP (2003) Scope and impact of financial conflicts of interest in biomedical research. JAMA 289(4):454–65.

Canadian Institutes of Health Research, Natural Sciences and Engineering Research Council of Canada, Social Sciences and Humanities Research Council of Canada (2010) Tri-Council policy statement: ethical conduct for research involving humans. Ottawa.

Chor JS, Ngai KL, Goggins WB, Wong MC, Wong SY, Lee N, et al. (2009) Willingness of Hong Kong healthcare workers to accept pre-pandemic influenza vaccination at different WHO alert levels: two questionnaire surveys. BMJ 339:b3391.

Cohen D, Carter P (2010) WHO and the pandemic flu "conspiracies". BMJ 340:c2912.

Council for International Organizations of Medical Sciences (2002) International ethical guidelines for biomedical research involving human subjects. Ferney-Voltaire.

Department of Health and Human Services (1991) Public welfare, Part 46 (Protection of human subjects), subparts A–E. US Code of Federal Regulations. Rockville, Maryland.

Emanuel EJ, Wendler D, Grady C (2000) What makes clinical research ethical? JAMA 283(20):2701–11.

Henderson GE (2007) Applying research ethics guidelines: the view from a sub-Saharan research ethics committee. J Empir Res Hum Res Eth 2(2):41–8.

Hunter D (2007) Proportional ethical review and the identification of ethical issues. J Med Eth 33(4) 241–5.

Hyder AA, Wali SA, Khan AN, Teoh NB, Kass NE, Dawson L (2004) Ethical review of health research: a perspective from developing country researchers. J Med Eth 30(1):68–72.

International Committee of Medical Journal Editors (2013) Uniform requirements for manuscripts submitted to biomedical journals: recommendations for the conduct, reporting, editing, and publication of scholarly work in medical journals (www.icmje.org).

Jefferson T (2006) Public health: influenza vaccination: policy versus evidence. BMJ 333(7574):912.

Kinlaw K, Barrett DH, Levine RJ (2009) Ethical guidelines in pandemic influenza: recommendations of the Ethics Subcommittee of the Advisory Committee of the Director, Centers for Disease Control and Prevention. Disaster Med Public Health Prep 3(Suppl 2):185–92.

Kotalik J (2005) Preparing for an influenza pandemic: ethical issues. Bioethics 19(4):422–31.

Longini IM, Halloran ME (2005) Strategy for distribution of influenza vaccine to high-risk groups and children. Am J Epidemiol 161(4):303–6.

Millum J, Wendler D, Emanuel EJ (2013) The 50th anniversary of the Declaration of Helsinki: progress but many remaining challenges. JAMA 310(20):2143–4.

Nyika A (undated) The Trovan trial case study: After profits or to save lives? Dar es Salaam: African Malaria Network Trust, Tanzania Commission for Science and Technology (http://www.slideserve.com/bluma/the-trovan-trial-case-study-after-profits-or-to-save-lives-available-at-amanet-trust, accessed 25 November 2014).

Okonta PI (2014) Ethics of clinical trials in Nigeria. Niger Med J 55(3):188.

Thompson DF (1993) Understanding financial conflicts of interest. N Engl J Med 329:573.

World Health Organization (2007) Ethical considerations in developing a public health response to pandemic influenza. Geneva.

World Health Organization (2009a) Research ethics in international epidemic response. Meeting report of a WHO technical consultation group. Geneva (http://www.who.int/ethics/gip_research_ethics_.pdf).

World Health Organization (2009b) Pandemic influenza preparedness and response: a WHO guidance document. Geneva: Global Influenza Programme.

World Health Organization (2014) Ethical considerations for use of unregistered interventions for Ebola viral disease. Report of an advisory panel to WHO (WHO/HIS/KER/GHE/14.1). Geneva.

World Medical Association (2008) Declaration of Helsinki—principles of medical research involving human subjects. Ferney-Voltaire.

（周祖木 译　陈　浩 校）

核心能力 2：
在突发事件期间实施公共卫生干预、监测和研究时确定适当的伦理审查程序的能力

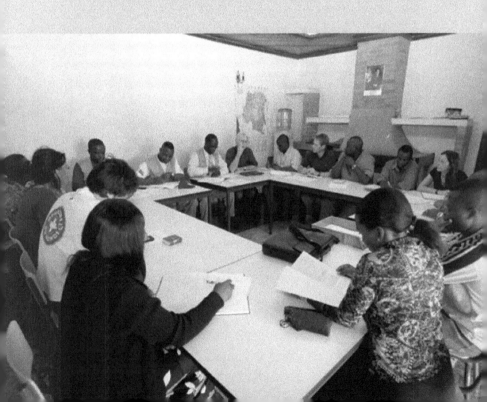

核心能力 2：在突发事件期间实施公共卫生干预、监测和研究时确定适当的伦理审查程序的能力

当伦理监督被认为是为公共卫生活动所必需时，重要的是这样的监督质量要高。学习目标 2.1 描述在研究时应该遵循的标准程序。学习目标 2.2 描述公共卫生监测活动也应接受伦理委员会审查的情况。学习目标 2.3 描述在紧急情况下可能特别有用的伦理审查标准程序的备选方案。

 学习目标

2.1 描述可以管理研究活动（包括公共卫生研究）的伦理审查的"标准"程序。
2.2 确定公共卫生监测活动应接受正式伦理审查的情况。
2.3 描述适用于突发事件情况下研究的伦理审查标准程序的可能变化。

学习目标 2.1：描述可以管理研究活动（包括公共卫生研究）的伦理审查的"标准"程序

Kenneth W. Goodman, Sergio Litewka

 课程时间表（90 分钟）

0~20 分钟（20 分钟）	21~45 分钟（25 分钟）	46~70 分钟（25 分钟）	71~85 分钟（15 分钟）	86~90 分钟（5 分钟）
介绍	辩论	案例研究与讨论	讨论	总结与结论

 教学方法

1. 教员介绍单元，并提供伦理审查"标准"程序的背景资料。
2. 教员确定生物医学研究和公共卫生研究之间的主要（概念）差异。
3. 教员将学员分组，并要求他们对"是否有改变研究伦理委员会审查标准的情况？"这一问题提出赞成或反对的理由。

对教员的要求：参见对突发事件的研究审查所特别提出的特殊挑战，举例如下。

4. 教员提供案例研究，要求学员回答以下问题：
   ● 确定合适的案例往往是研究项目的第一步。这里研究的问题可能是什么？
   ● 如果这是一个研究性课题，作为研究伦理委员会成员，你会提出什么问题？

对教员的要求：在这种情况下，美国疾病预防控制中心（CDC）确定这项研究性课题为监测和干预，而不是研究。因此，不需要研究伦理委员会的批准。其他人可能会反驳这个结论。用这个案例来说明要确定介于研究和监测之间的研究性课题是否需要伦理审查是很困难的。

5. 教员将学员分为 3 个组,给予每组 8 分钟,对下列三个问题中的一个表达自己的立场:

- 为什么对于研究的伦理监督要费那么多心思?是否可以不增加研究的不必要费用?
- 研究伦理委员会的服务比较费时,这值得吗?为什么?
- 研究伦理委员会的批准应该全体通过吗?对个别方案投反对票可以接受吗?

6. 教员要求每个组指派一名报告者对本小组的讨论情况进行总结。

7. 教员总结课程,并欢迎学员自由讨论。

 A. 背景

健康研究的目的是产生可推广的知识以促进健康和(或)增加科学知识。然而,如学习目标 1.1 所述,在紧急情况下有时很难将公共卫生研究与公共卫生实践(例如,人群监测、疾病预防控制、方案制定与评价)分开(世界卫生组织,2010)。这两种活动之间有非常明显的重叠之处。

虽然健康研究的目的是"行善",但也可能会对受试者造成损害,包括剥削。研究伦理的作用通常被认为是确保受试者在为社会公益做出贡献的同时,应受到尊严和尊重地对待。然而,学习目标 1.3 也表明,研究伦理领域正在迅速发展。许多机构和组织一直为其做出重要贡献。例如,纳菲尔德生命伦理委员会(Nuffield Council on Bioethics)在这方面发挥了重要作用,他们为在中低收入国家工作的研究人员确定的责任中,强调他们在这些国家开展研究时,在减轻病痛,对受试者的尊重,对文化差异的敏感性，避免剥削脆弱群体等方面负有责任（Nuffield Council on Bioethics，2002，2005）。国家生物医学和行为研究人类保护委员会（The National Commission for the Protection of Human Subjects of Biomedical and Behavioral Research）（1979）提出，研究项目协议要确保受试者风险低，公平选择受试者，根据科学标准而不是考虑成本或便利，以及对知情同意的尊重。现在这些原则已被普遍接受。

目前国际上普遍认同，有充分的理由对涉及人类的研究在实施前要进行伦理方面的审查。对每个研究项目应进行独立的前瞻性伦理审查，其范围很广，从尊重人权的要求（防止研究中固有的潜在利益冲突）到建立研究机构诚信的要求（Edwards，2009）。因此，伦理审查的目的不是阻止研究，也不是延缓研究或阻挠他们进行的研究。

大多数机构有专门委员会来审查研究的伦理。这些委员会往往由多学科人员组成，但主要根据所审查研究的类型而异。重要的是通常要包括"社区成员"或与进行研究的机构无关联的人员，以保证委员会决策的独立性和科学的"民主化"（Klitzman，2012）。

许多涉及人体研究的规则和标准是在研究活动导致的剥削、不必要的伤害或侵犯人权被曝光后才制定的（见学习目标1.3）。其他的规则和标准随着学者们考虑到科学家和他们研究的对象之间的适当关系而变化。

现在，想进行涉及人类受试者研究的人员，在招募任何受试者前，通常需要提交一份详细描述项目的"研究协议"给研究伦理委员会。他们的申请书必须描述将如何解决整个研究项目的伦理问题。研究伦理委员会审查申请书，并特别注意下一节讨论的问题，然后再批准它，或要求在批准前进行修改，或拒绝它。在有些国家，伦理审查是资助的条件。

B. 主题

标准伦理审查所涵盖的领域

项目（包括突发事件期间在内的项目）伦理方面的审查应该包含 11 个重要方面：对相关情境研究的适用性和社会需求与预期效用；知情同意和自愿参与；社区咨询和参与的作用；剥削；尊严、隐私和保密；风险最小化；专业胜任能力；公共利益和公正分配；结果发布；国际合作研究；机构责任与安排（Sumathipala et al., 2010）。换言之，研究伦理委员会可能会询问下列主要问题，如：

- 治疗和不治疗的风险和潜在利益的平衡；
- 提供的知情同意程序的合适性，包括：
  - 提供的信息充足，使得未来受试者可以决定是否参加；
  - 提供保护使其不遭受不当的影响、免受压力甚至暴力的影响（即自愿）；
  - 确保个人能理解和判断信息并做出自由选择的能力的机制；
- 保密和信息披露如何处理以及由谁披露；
- 对脆弱人群的保护；
- 提供应该开展研究的证据以及为避免重复研究的努力；
- 对参与研究的负担和利益的公平分配，包括以下措施：
  - 确保将相关知识反馈至社区；
  - 研究小组获得的资源和制定的措施，要确保不损耗当地资源；
  - 减少有可能妨碍需求评估、医疗保健、救济分配甚至搜救的研究活动。

有些资源可用于引导研究伦理委员会做出决策。

公共卫生研究的伦理审查

正如在学习目标 1.3 中所讨论的一样,最初制定的大部分管理研究的规范性文件是专门适用于临床或生物医学模式。这些标准中的大部分也适用于公共卫生研究和流行病学研究,但有些方面可能不同。

- 对整个群体危害的担忧可能会增加对个体受试者直接危害的担忧(但是,如学习目标 4.1 所述,在突发事件的研究中个体伤害也是可能的)。
- 对参加研究项目的个人知情同意的要求可以被豁免(见学习目标 4.3)。
- 退出研究的能力可能被限制。
- 汇总数据的使用可以减少对个人数据的身份识别信息的担忧,但提出了"群体隐私"、文化或社会权利的问题。

由于这些不同的担忧,被指定审查公共卫生研究的研究伦理委员会要求各成员熟悉流行病学和公共卫生的方法和伦理问题。此外,虽然生物医学研究伦理委员会可能只包括一个社区成员,但专注于公共卫生研究的研究伦理委员会可能包括多个社区成员。

突发事件的研究提出的挑战

研究设计

对突发事件的研究产生了重要经验和伦理问题。例如,在研究如何最好地应对海啸后或流感大流行危机开始时人们的需求时,从伦理和后勤保障来看,随机对照试验是不合适的。相反,可对这种突发事件期间或之后社交媒体的应用情况进行研究,以确定医院里最需要的资源种类和确定最需要疫苗的社区。

专家

假定研究伦理委员会收到一份在突发事件之前、期间和之后监测社交媒体的研究协议(Petrini, 2013;Stephens et al.,

2013)。如果委员会的全体成员是没有公共卫生经验的临床医生，则委员会可能缺乏必要的专家来审查协议。当委员会成员中未找到专家时，应寻求外部专家的帮助。

来自社区的代表

研究伦理委员会应包括社区代表。然而，在发生严重公共卫生后果的突发事件时，维持这类代表性可能是困难的。应牢记社区代表的"代表性"，因为有些突发事件可能会影响某个人群，从而导致委员会中此等人群的代表性不足。

改变规范

临床实践通常遵循"治疗规范"。然而，在发生突发事件时缺乏资源或配给的情况下，可改变治疗规范（见学习目标 7.1）。例如，在公共卫生危机期间呼吸机或医院床位短缺可能导致无法保持日常治疗水平。

应该允许研究伦理委员会考虑和批准采用不同于非紧急突发事件情况下的研究规范（Limkakeng et al., 2013；Sims et al., 2013），但对这种实用主义的案例应作出说明。特别是很有可能提出的知情同意问题。例如，在突发事件期间和之后社交媒体流量监测的研究协议可能不需同意就可被批准：

- 由于调查人员事先不知道谁会使用社交媒体，不能事先得到他们的同意。
- 一旦危机开始，没有时间获得社会媒体用户的同意。
- 为了研究而中断应急通信的思想本身就是不道德的，因此在这种情况下，同意本身是成问题的。

如果对管理研究活动（包括公共卫生研究）伦理审查的标准程序无法遵循时，伦理委员会可能会采用其他可替代的要求。在上述讨论的社会媒体研究的案例中，委员会可以要求预先通知社区他们使用的社交媒体可能被监测。一般而言，一旦建立了融洽和信任的关系，使用改变的伦理审查规范来研究社群可能会更加容易。

C. 案例研究

"在 2003 年 3 月严重急性呼吸综合征（SARS）在全球暴发期间，美国疾病预防控制中心（CDC）经过一系列努力，系统地识别潜在的 SARS 病例及其密切接触者中发生的这些病例。作为这些活动的一部分，CDC 专注于通过航空旅行者之间的偶然接触而传播的 SARS 潜在病例。CDC 要求州和地方公共卫生机构协助追踪调查潜在的密切接触者。特别是在这个关键时期，CDC 认为如果有人已知或怀疑 SARS 的感染者最近已飞入美国或已在美国境内，则需确定飞机航班，联系航空公司以取得旅客名单，然后要求州或地方的公共卫生机构帮助找到与这个感染者共乘这个航班并有可能已暴露于 SARS 的人。有时，获取旅客名单并定位被指名的个体可能会导致 3～4 周从 CDC 怀疑可能暴露到开始调查的管理延误期。尽管如此，CDC 要求州或地方机构监督医生对与确诊或可能 SARS 病例乘坐同一航班而未被感染的健康乘客采集血样并获得流行病学史。当管理延误期延长时，对无症状个体进行血液检查的时间段会超过 SARS 的可能潜伏期，而检测仅显示他们可能已经被感染。因此，检测不会直接使没有发病的非病例的无症状个体受益。

来源：Hodge and Gostin（2004），pp. 34-35.

 D. 总结

目前，伦理审查被广泛地看作是人类受试者研究的重要组成部分。该单元概述了伦理审查的核心要素，描述了伦理委员会经常讨论的领域或主题，并指出了隐私、知情同意、对脆弱人群的关注和负担及利益公平分配等价值观的作用。该课程还详细说明了发生突发事件时出现的一些问题；并通过致命性新病毒暴发的案例研究，模拟讨论对这些公共卫生威胁所带来的挑战进行伦理审查。

 参考文献

Edwards SJL (2009) The rationale for ethics review of research by committee. Res Eth Rev 5(4):147–50.

Hodge JG, Gostin LO (2004) Public Health Practice vs. Research. Atlanta, Georgia: Council of State and Territorial Epidemiologists (http://www.vdh.virginia.gov/OFHS/policy/documents/2012/irb/pdf/Public%20 Health%20Practice%20versus%20Research.pdf, accessed 22 September 2014).

Klitzman R (2012) Institutional review board community members: who are they, what do they do, and whom do they represent? Acad Med 87(7):975–81.

Limkakeng AT Jr, de Oliveira LL, Moreira T, Phadtare A, Garcia Rodrigues C, Hocker MB, et al. (2013) Systematic review and metasummary of attitudes toward research in emergency medical conditions. J Med Eth; doi:10.1136/medethics-2012-101147.

National Commission for the Protection of Human Subjects of Biomedical and Behavioral Research (1979) The Belmont report: ethical principles and guidelines for the protection of human subjects of research. Washington DC: Department of Health, Education, and Welfare.

Nuffield Council on Bioethics (2002) The ethics of research related to healthcare in developing countries. London (www.nuffieldbioethics.org).

Nuffield Council on Bioethics (2005) The ethics of research related to healthcare in developing countries, follow-up discussion paper. London (www.nuffieldbioethics.org).

Petrini C. Ethics of clinical science in a public health emergency: reflections on the role of research ethics boards. Am J Bioeth 2013;13(9):27–9.

Sims CA, Isserman JA, Holena D, Sundaram LM, Tolstoy N, Greer S, et al. Exception from informed consent for emergency research: consulting the trauma community. J Trauma Acute Care Surg 2013;74(1):157–65.

Stephens SW, Williams C, Gray R, Kerby JD, Wang HE. Preliminary experience with social media for community consultation and public disclosure in exception from informed consent trials. Circulation 2013;128(3):267–70.

Sumathipala A, Jafarey A, De Castro LD, Ahmad A, Marcer D, Srinivasan S, et al. Ethical issues in post-disaster clinical interventions and research: a developing world perspective. Key findings from a drafting and consensus generation meeting of the Working Group on Disaster Research and Ethics (WGDRE) 2007. Asian Bioeth Rev 2010;2(2):124–42.

World Health Organization (2010) Research ethics in international epidemic response. Meeting report. Geneva (http://www.who.int/ethics/gip_research_ethics_.pdf).

 其他读物

Amoroso P, Middaugh J (2003) Research vs. public health practice: When does a study require IRB review? Prev Med 36:250–3.

Bayer R, Greco D, Ramachandran R (2011) The ethics of clinical and epidemiological research. Int J Tuberc Lung Dis 15(6):S25–9.

Bayer R, Fairchild A (2004) The genesis of public health ethics. Bioethics 18(6):473–92.

Barata R (2008) Ethics in epidemiological research. Ciênc Saúde Coletiva 13(2):453–548 (http://www.scielosp.org/pdf/csc/v13n2/a20v13n2.pdf).

Coughlin S (2006) Ethical issues in epidemiologic research and public health practice. Emerg Themes Epidemiol 3:16.

Tormo MJ, Dal Ré R, Perez G (1998) Ética e Investigación Epidemiológica: Principios, Aplicaciones y Casos Practicos. Barcelona: Sociedad Española de Epidemiología (http://seepidemiologia.es/documents/EIE.pdf).

Upshur REG, Faith K, Gibson JL, Thompson AK, Tracy CS, Wilson K, et al. (2005) Stand on Guard for Thee: Ethical Considerations in Preparedness Planning for Pandemic Influenza. Toronto: University of Toronto Joint Centre for Bioethics Pandemic Influenza Working Group (http://www.jointcentreforbioethics.ca/people/documents/upshur_stand_guard.pdf#search=%22SARS%22).

Verweij M, Dawson A (2009) Public health research ethics: a research agenda. Public Health Eth 2(1):1–6.

（张　皓　潘会明 译　周祖木 校）

学习目标 2.2：确定公共卫生监测活动应接受正式伦理审查的情况

Kenneth W. Goodman

 课程时间表（75 分钟）

0～25 分钟 （25 分钟）	26～30 分钟 （5 分钟）	31～45 分钟 （15 分钟）	46～65 分钟 （20 分钟）	66～75 分钟 （10 分钟）
介绍	阅读	案例研究与 讨论	辩论	总结与结论

 教学方法

1. 教员介绍本单元。
2. 教员将学员分为两个组，并要求学员讨论为什么研究伦理委员会有时必须对监测进行审查。

   对教员的要求：通过解释有时道德允许或要求的行为是违法的，而有时合法的行为可能不道德来强调法律法规与伦理道德之间的差异。法律有时要求的研究监督是太多还是太少？
3. 教员向学员介绍案例研究，并要求他们回答下列问题：
   - 为什么没有正式审查就不能进行这样的研究？请在知情同意和保密方面考虑答案。
   - 由于机构确定活动是研究的一部分（见提示），因此需要审查。机构是否因正确的理由作出正确的决定？

   教员：在这种情况下，该机构的领导人员确定这个项目为研究，其理由是"研究所产生的信息旨在有助于可推广的知识、涉及人类受试者以及个人身份可识别的健康数据的收集"。这可能是有争议的。

- 该项目旨在评估此类检查对医院筛选方案的价值所在，而不是研究本身。是否有流行病学或公共卫生方面的其他替代做法既可以达到同样的目标又无需满足机构必将此活动归类为研究的要求呢？
- 如果有的话，正式的伦理审查仍然有用吗？为什么？作为研究伦理委员会的成员，你会问什么问题？

4. 教员将学员分为3个小组，每组8分钟，回答三个问题中的一个：
  - 哪种监测应该接受正式的伦理审查？
  - 哪种监测不需要这样的审查？
  - 为什么不要求研究伦理委员会来审查除研究性研究外的所有监测研究？
5. 教员要求每个小组指派一名报告员来总结小组的讨论。
6. 教员总结会议，并欢迎学员自由讨论。

 A. 背景

　　关于如何区分和采用什么标准来区分公共卫生实践（包括监测）与研究的问题是生命伦理学中最困难的问题之一。在研究情况下保护人体受试者的机制演变已近一个世纪，现已与开展公共卫生监测的日益强大的工具共同发展。我们既要监测公众的健康，同时又要保护人们避免研究滥用，这种看法是完全一致的。在某些类型调查中出现的挑战是要同时兼顾两者。通常研究需要正式的伦理审查，但监测则否。

　　研究和监测之间的区别之一是研究通常涉及某种干预措施：使用或拒绝药物（或安慰剂）、设备测试或治疗探索。换言之，受试者暴露于可量化的风险中。有人认为，"研究与公共卫生实践之间的区别与无论哪种活动给个人或社区带来的风险程度无关联[...]"(World Health Organization, 2010)。然而,有无风险以及风险大小是确定是否需要伦理审查以及伦理审查范围的标准之一。

许多监测是基于数据和(或)信息收集。事实上,对于多种广为接受的、在伦理上无可争议的监测,受试者不知道他们的信息正在被收集。在这种情况下,应该采用什么标准来确定监测活动应接受正式伦理审查的情况?

对教员的要求:复习学习目标1.1和1.2提出的问题"何谓监测?",并要求学员"确定公共卫生研究、实践和监测的区别"。

 B. 主题

公共卫生监测正式伦理监督的伦理基础

流行病学和公共卫生科学源自对使用人口健康数据模型来防止传染病蔓延的认识。也就是说,许多个体的汇总数据可以用来宣传教育、制定政策、提高群体健康。在某些情况下,特别新的监测项目只是暂时得到实施。决定是否获取这些数据需要考虑以下几个因素。

- 民间团体对个人健康相互承担责任的水平。
- 公民有义务允许使用他们的健康信息,尤其是在为了保护和改善他人健康而进行适当的健康信息维护和管理时(Goodman & Meslin, 2014)。
- 虽然这会导致自主权与公共利益之间的冲突,但人们普遍认为集体同时放弃一些自主权是一种道德义务(Lee et al., 2012)。换言之,监测可以被理解为公共卫生,如同用于交通的信号灯,或用于市政基础设施的税收。
- 由于监测期间收集的信息可能非常个体化,并难以处理,故越来越需要大型数据库来存储和分析信息;同时,由于公众对监测机构的信任是成功的关键,故必须采取适当的措施以确保相关用户恰当地使用监测数据。

这些想法的基础是公众信任的价值观，对招募过程的信赖以及为了保护它而开展的社群合作。当一个区域或行政区的居民或公民理解并知道从公共卫生服务所获得的利益时，对提供服务的人们便有了信任基础。一般来说，至少有些地区的人群不仅信任公共卫生当局，而且认为这些机构已经在使用他们的存储信息，并欢迎其使用（Meslin & Goodman, 2010）。然而，这种信任可以被损坏或降低。例如，在 20 世纪 80 年代和 90 年代艾滋病危机的早期，某些司法机构利用血清学阳性数据来隔离 HIV 感染人群；使用这些信息导致的歧视可破坏对监测机构的信任。

倡导对监测进行正式伦理审查的主要原因可能是加强信任。如果审查可以在不妨碍监测的情况下完成，原则上可有助于消除人们的疑虑，因为人们正在采取透明、包容的方式来收集和分析数据。

对监测进行正式伦理审查的理由

将需要审查的研究和不需审查的监测分开有充分的理由。如果情况是这样的话，监测的哪些种类或范围应该被审查？开始回答这个问题的一种方法是详细列举在研究伦理审查时通常提出的一些问题。

- 有效同意

对接受知情、能胜任、自由行动的受试者的许可要求作为伦理干预研究的基石，这一点一般是无可争议的。虽然监测不一定需要同意（见学习目标 3.2），且在开展大规模工作时征得同意有时是不可能的，但知情或有效的同意是与特定种类监测的参与者建立联系并表示尊重的有效方式。

- 隐私和保密

如果要收集到能识别身份的数据，则重要的是要有适当的规定来保护数据，以免使用或披露不当。此外，种族、民族、宗教和其他亚群在使用代表整个群体的数据时有风险，因为即使删除了能识别个人身份的汇总数据也可对亚群造成伤害（见学习目标 3.1）。在任何一种情况下，正式的研究伦理审查可以发现问题，建议和（或）要求最佳实践或其他支持，或有助于改善措施以保护隐私。

- 弱势群体

某些人群（包括儿童、孕妇、残障者、囚犯、士兵和少数民族）对研究审查构成了特殊挑战，对此已有广泛的共识。当对这些人群进行监测研究时，应咨询研究伦理委员会以确保这些群体的权利得到保护，使他们不暴露于比平时高的社会风险。如上所述，如同信任对公共卫生研究是必不可少的一样，这些问题可以为监测研究的正式伦理审查提供依据。

虽然根据上述理由对监测的正式伦理审查可能是合理的，但重要的是，审查应与所提出的监测带来的利益相权衡。如果正式审查被过度使用，或要求太宽泛，它可能一开始就会阻止监测。协调专门的公共卫生实践有很多方式，并非所有公共卫生实践都要求委员会进行逐个的前瞻性审查。例如，对于破坏或违反保密，普通数据保护法和普通法律赔偿有时可被认为是足够的（Edwards，2009）。"正式伦理审查"这一术语并不一定要求所有受试者提供知情同意，且至少有些审查可以被加速。

 C. 案例研究

蛋白质 - 热量营养不良增加了发病率和死亡率，并可延缓伤口愈合，削弱免疫应答。这些影响可以增加住院率和延长持续时间、增加再住院率和疾病相关并发症。用于检测蛋白质 - 热量营养不良最常见的实验室检测项目是血清白蛋白水平。然而，白蛋白的有用性受到半衰期长的限制，其变化不能被迅速检出，同时炎症和慢性疾病（如肾脏、肝脏疾病）对白蛋白的水平也有影响。其他更敏感的实验室检查项目包括血清前白蛋白、视黄醇结合蛋白和C反应蛋白。使用这些检测方法可以更快地评估病人的病情。

科学家提出了一个计划，旨在确定医院筛检方案并通过检测这些蛋白质对病人进行监测的附加值。所有有一定营养风险的非孕产妇、非姑息疗法和非肠道外营养的住院患者才有资格被要求接受干预措施。拒绝参加试验的患者要解释他们的决定，对他们的反应做匿名记录，用来制定增加今后类似病人参与活动的方法。纳入的患者将接受目前医院的营养保健标准。如果参加试验的患者需要肠道外营养或过渡到姑息治疗，他们愿意接受，则不会从这个项目剔除。

对所有病人要首先用四种检测指标（白蛋白、前白蛋白、视黄醇结合蛋白和 C 反应蛋白）中的一种检测蛋白水平，给予床旁营养评估和治疗计划。在住院期间安排每周三次的后续检测。将患者分为两组。对照组将获得标准治疗和附加实验室检测所推荐的标记物，但结果不与患者及其照顾者共享。在干预组，检测结果与病人及其照顾者共享。将两组的临床结果（包括住院时间、呼吸机使用天数、感染率）进行比较，以确定知道实验室结果是否会影响临床结果。收集的数据将包括患者的蛋白检测结果、费用、人口学信息、高危因素和作用。

来源：摘自 Hodge & Gostin，2004

 D. 总结

建立国际和国家生物医学研究伦理的正式审查规章，可以对研究期间发生严重虐待人的事件的处置做到有法可依（见学习目标 1.3）。现已很好地建立了研究伦理委员会的程序和制度（见学习目标 2.1）。迄今这些程序和委员会仅考虑研究审查，而公共卫生监测活动是否也应该（至少有时）要接受正式伦理审查仍是个悬而未决的问题。豁免这种审查的理由包括监测相关的风险一般非常轻微，且通常由专业机构和案例法进行管理。此外，这个程序增加了伦理审查委员会的职责，而其中一些职责已经不堪重负，并可能会阻止某些对公众健康重要的临测。相反，考虑正式伦理审查的理由包括认识到虽然受试者可能暴露于没有其他方面管理的社会风险，但这样的审查可以有助于在公共卫生组织与其所服务的社区之间建立信任，正式伦理审查可以为监测人员提供有用的指导。总的来说，"研究"的传统定义在某些情况下还不足以对是否需要正式伦理审查作出决策，因此要重视推动使用基于风险的方法（World Health Organization，2009）。

 ## 参考文献

Edwards SJL (2009) The rationale for ethics review of research by committee. Res Eth Rev 5:147–50.

Goodman KW, Meslin EM (2014) Ethics, information technology and public health: duties and challenges in computational epidemiology. In: Magnuson JA, Fu PC, editors. Public health informatics and information systems, 2nd Edition, London: Springer-Verlag; 191–209.

Hodge JG, Gostin LO (2004) Public health practice vs. research: a report for public health practitioners including cases and guidance for making distinctions. Atlanta, Georgia: Council of State and Territorial Epidemiologists (http://www.cste2.org/webpdfs/CSTEPHResRptHodgeFinal.5.24.04.pdf).

Lee L, Heilig C, White A (2012) Ethical justification for conducting public health surveillance without patient consent. Am J Public Health 32(1):38–44.

Meslin EM, Goodman KW (2010) Bank on it: an ethics and policy agenda for biobanks and electronic health records. Science Progress (http://www.scienceprogress.org/2010/02/bank-on-it).

World Health Organization (2010) Research ethics in international epidemic response. Meeting report of a WHO technical consultation group. Geneva.

 ## 其他读物

Bravata DM, McDonald KM, Smith WM, Rydzak C, Szeto H, Buckeridge DL, et al. (2004) Systematic review: surveillance systems for early detection of bioterrorism-related diseases. Ann Intern Med 140(11):910–22.

Buehler JW, Berkelman RL, Hartley DM, Peters CJ (2003) Syndromic surveillance and bioterrorism-related epidemics. Emerg Infect Dis 9(10) doi: 10.3201/eid0910.030231 (http://wwwnc.cdc.gov/eid/article/9/10/03-0231.htm).

Centers for Disease Control and Prevention (2014) Emergency preparedness and response: surveillance. Atlanta, Georgia (http://www.bt.cdc.gov/bioterrorism/surveillance.asp).

（张　皓　潘会明　译　周祖木　校）

学习目标 2.3: 描述适用于突发事件情况下研究的伦理审查标准程序的可能变化

Athula Sumathipala

 课程时间表（75 分钟）

0～5 分钟（5 分钟）	6～15 分钟（10 分钟）	16～30 分钟（15 分钟）	31～40 分钟（10 分钟）	41～65 分钟（25 分钟）	66～75 分钟（10 分钟）
介绍	小组讨论	大组讨论	幻灯片展示	案例研究和讨论	总结与结论

 教学方法

1. 教员介绍单元，并简要让学员回顾一下伦理审查的标准程序（见学习目标 2.1）（5 分钟）。

2. 教员将学员分为多个小组，每组 3 人，并要求学员思考以下问题（10 分钟）：

   与人类受试者研究的标准审查有无不同，如果有的话，该标准审查是否适用于突发事件期间的研究？

3. 教员要求每个小组指派一名报告员来总结小组讨论（15 分钟）。

   对教员的要求：要求后来报告的各组仅报告前面其他组还未提到的内容。

4. 教员使用幻灯片，展示一些已在文献中讨论的与伦理审查标准程序的一些差异（10 分钟）。

5. 教员重新召集学员并展示两个案例研究。

6. 教员要求 3 个组皆回答两个案例研究之一的以下问题：

- 你把这个项目归为研究还是监测?
- 项目是否需要专门的伦理审查?
- 如果是的话,你认为标准程序的更改是否合适?
- 伦理委员会是否会与预期的常规研究一样坚持要完整的须知单和同意书?
- 有无需要快速审查的情况?

7. 教员要求每个小组指派一名报告员来总结小组讨论(10分钟)。

对教员的要求:要求后面报告的各组仅报告前面其他组还未提到的内容。

8. 教员总结课程,并欢迎学员自由讨论。

 ## A. 背景

虽然在过去半个世纪关于研究伦理审查的全球性思想发生了根本性变化,但是仍可以确定研究伦理审查的长期的主要动机:找到"危害最小"的方法来开展研究。当研究伦理程序变得明显不适应时,了解这种动机对创新能力也是至关重要的。随着研究出现的各种新问题和新挑战,预期伦理审查的一些准则也将发生演变确实是合理的。

与这个单元特别相关的内容包含对复杂紧急情况下开展研究进行审查的新方法之目前审查监督框架。人们普遍认为紧急情况下应该开展研究,实际上在这种情况下不开展研究才是不道德的,尤其是考虑到研究存在"九一开(10/90),即健康问题多资源少"的情况(Sumathipala et al., 2010)。当然,这种"当务之急"不应让剥削资源匮乏地区开展简易廉价研究的历史不公长期存在下去(Sumathipala & Fernando, 2014)。然而,由于研究对突发事件的基于证据的管理是必需的,这一点已被广泛接受,研究伦理委员会可能会越来越多地面对要提供监督的要求。由于这是一个相对较新的领域,现有有关人类受试者研究的指南和规范可能不足以解决在突发事件发生时可能出现的所有问题。

最初可能会认为，需要对突发事件的研究进行更严格的审查，以确保遵守一般伦理原则，保护受试者。同时，情况可能是这样：研究伦理委员会觉得更多地参与比较困难。因此，对于突发事件的研究，伦理审查标准程序可能需要做出某些变通。本单元涵盖的一些选项在文献中已有描述，故应要求学员对其他可能的机制进行思考。

 B. 主题

标准程序的可能变化

对于紧急情况下进行的研究，大多数伦理问题不是突发事件所特有的（World Health Organization，2010）。因此，人们可能认为，非专门针对管理人体受试者研究的国家和国际指南已圆满解决了这些问题，且伦理监督程序应该是相同的。

通常人们强调突发事件期间脆弱性增加的可能性（Sumathipala et al.，2010），但人们对这个假设已提出挑战（O'Mathúna，2012）。例如，在一个由不同背景专业人员以及俄克拉何马州和纽约世界贸易中心袭击受害者的家庭成员参加的会议上，参会者认为幸存者不一定是脆弱的（Kilpatrick，2004）。然而，在复杂的灾害情况下，如2004年的印度洋海啸、2013年的巴基斯坦地震，在受累最严重的地区所有基础设施全部倒塌，这与俄克拉何马州爆炸和纽约世界贸易中心袭击等有限的人为灾害不同。

灾难幸存者并不一定脆弱的这种观点没有得到发展中国家所有伦理学家的认可，而且这种观点受到灾害研究和伦理工作组的挑战（Sumathipala et al.，，2010）。该工作组的一个担忧是，全球差别和社会中存在的差距在灾难中被进一步扩大，特别是在发展中国家。因此，该工作组采取的立场是，就本身性质而言,灾害能使个体和社会群体脆弱,特别是弱势群体。因此,在公共卫生突发事件和灾害中涉及人类受试者的任何研究应该需要严格的、连续的伦理审查,比在非紧急情况下的研究要更加保持警惕并提供更多的保护措施(Sumathipala et al.,2010)。

目前的挑战是在突发事件期间要确保对受试者的尊重和尊严,同时对社会有益,并找到进行研究的"最低危害"方式(Sumathipala & Fernando,2014)。为实现双重目标而提出对伦理审查标准程序的可能变更,包括加快审查,权衡风险和收益的比例,专项的严格审查,速度和灵活性与审查严格程度的结合,尤其对可预见的、重复的突发事件之通用预期协议的准备,以及积极主动的伦理审查。

- 加快审查

加快审查或委托审查通常用于风险很低的研究,或没有新的或令人担忧的伦理问题(Tansey et al.,2010;World Health Organization,2010)。虽然"加快"这个术语意味着限制或障碍的清除,但加快审查不应被误解为研究伦理委员会放松对常规程序的全面审查(Tansey et al.,2010))。虽然加快审查在例外的情况下可能是必要的,但应该极其谨慎地进行(Sumathipala et al.,2010;Tansey et al.,2010))。因此,加快审查不应被理解为只是为了方便而绕过正常审查的一种途径;相反,限定词"加快的"仅提示审查所需的时间应该缩短。

- 通用协议

通用协议完全可以在突发事件发生前提前制定,特别是当这些事件可以预见或经常发生时(Sumathipala et al.,2010;Tansey et al.,2010)。一旦已经制订通用协议,可以根据具体情况对其进行修订。当灾难来袭时,这种方法可以有助于及时实施研究和及时进行审查。

- 预批准协议

对通用协议也可以预先审查,允许在特别紧急情况下快速修改完善，并加快重新审查。因此，在周期性或复发性突发事件的研究开始前，可以进行最后的伦理审查和批准。应与受影响的社区商量后开始研究（Sumathipala et al.，2010；O'Mathúna，2012）。

- 审查豁免

在复杂的突发事件期间，建议对常规项目实施、需求评估和常规收集的数据分析实行审查豁免（Schopper，2011）。然而，豁免对评估需求的审查可能会损害协调，如同 2004 年印度洋海啸后出现的情况一样，当时进行了多个需求评估，但没有形成有形的成果，从而增加了幸存者的不满情绪（Siriwardhana et al.，2012）。

对一些公共卫生研究项目豁免审查的理由可能是，对受试者可预见的危害或不适不会超出日常活动中可预期的危害或不适。当然，"日常活动中的风险"可能在紧急情况下具有新的含义。因此，对公共卫生研究项目的伦理批准可能是不必要的这一建议仍然是非常有争议的。在突发事件研究期间，豁免审查是一种例外，而不是惯例。

Angell（1997）强烈表达了为什么持续监督是必要的理由：

"伦理规范明确规定关心研究的人类受试者是研究者的主要义务，这一理由强烈诱导研究的目的要服从于受试者的利益。当研究的问题非常重要，且问题的解决可能会大大改善未来病人的治疗时，这尤其很有可能。在这种情况下，有时明确提出快速获得研究问题的明确答案是主要的伦理义务。那么，即使拥有最无私的动机，研究者也可能发现自己超越了禁止将受试者作为达到目的的手段这一底线。一旦越线，为了达到研究目标就几乎不可能去维护患者，其利益受到无情的忽视。

违背正常审查程序的框架

业已表明，研究伦理委员会根据实际的或操作的标准来批准项目,与非紧急情况下进行研究的标准有所不同,这在伦理上可能是允许的,甚至是必要的(Edwards,2013;Limkakeng et al.,2013;Sims et al.,2013)。现已提出违背正常审查程序的框架(Council for International Organizations of Medical Sciences,2009;Canadian Institutes of Health Research et al.,2010;Sumathipala et al.,2010;Tansey et al.,2010;Schopper,2011)。例如,Tansey 等(2010)提出"紧急伦理审查的框架在方式上明确将增加警戒(与专项审查的警戒相似)与增加程序弹性(与加快审查相一致)相结合,与感知的风险和研究协议相关的特殊情况相一致"。然而,许多框架是通用的。除了灾害研究和伦理工作组(Sumathipala et al.,2010)以及人道主义危机行动健康研究(Curry et al.,2014)提出的指南以外,可以明确地指导审查程序的资源还不多。

对违反正常审查程序的担忧

违反正常审查程序的危险在于他们可能会破坏研究目标2.1 中列出的研究伦理审查的 11 个重要领域。有一个值得关注的问题是审查协议的变化可能会导致对剥削问题的忽略。突发事件使得某些个体脆弱,且增加社会群体如儿童、妇女和贫困社团和个人现有的脆弱性(Sumathipala et al.,2010)。突发事件也可能加大社会内部和全球层面现有的差距。伦理审查标准程序的变化必须坚持剥削最小化的目标。

标准审查的变化可能会增加治疗误解的风险(见学习目标8.2)。当研究与人道主义援助或临床治疗结合时,对开展的活动是常规治疗的一部分还是研究的一部分尚不清楚。当提供给潜在受试者的信息不足时,这可能特别容易导致混淆(如没有明确提到研究,过于强调项目的治疗意图)。即使伦理审查标准程序发生变更,也必须确保知情同意程序以减少受试者将研究误认为治疗服务的可能性。

C. 案例研究

案例讨论1：

为了便于对新的致命性病原体的高危感染人群接种新疫苗，建议一周内由小型专题委员会审查申请书来评价人体中新疫苗的效果，并将审查意见提交给主席，由主席审核并将委员会的决定告知研究者。

在实验动物的研究完成前，委员会要批准新疫苗用于有即时风险的人群。该疫苗将一次性在一个社区使用，以便与由等待药物的人员组成的对照组人群进行比较。随着疫苗生产越来越多，被纳入研究的社区也越多。

为方便疫苗接种，增加接种率，可在零售网点分发新疫苗，而无需征得被招募社区的同意。伴随新疫苗的宣传单会提供相关信息，社区成员可根据这些信息决定是否使用。此外，还可通过短信开展公共健康活动，以提高对新疫苗的认识。

随着有更多的疫苗效果的信息可以获得，研究人员建议应定期向伦理委员会通报信息宣传单的修改情况。对数据应进行连续评估和定期分析，如果出现伤害结果，可以迅速停止研究。

来源：Edwards（2013）

案例讨论2：

生物恐怖主义的风险一直为人们所关注。如早期发现对公众释放的病原体，往往可以挽救许多生命，因此当局非常希望能尽快发现生物恐怖袭击。他们设置了一个系统，公共卫生部门通过该系统可收集处方药的销售数据，从急救部门收集日志信息，从大型社区雇主收集旷工数据。通过收集和分析这些数据，当局可以确定毒素制剂引起的症状以及释放的位置，并对袭击规模作出可靠的推测。然后，他们可以部署适当的控制队伍和分配资源以应对攻击。

递交公共卫生办公室的数据具有可识别的个人身份信息，即每个药店购买、急诊室住院和缺课旷工报告都与个人有关，有时还包括地址、信用卡号码和雇主等数据。当局认为，如果要征得其同意，保护其隐私以及保护弱势群体，则无法采取行动，并失去挽救许多人生命的机会。

资料来源：A composite case, but see Missouri Department of Health（2009）

 ## D. 总结

该单元讨论了适用于突发事件期间研究伦理审查标准程序的可能变更，并对提前准备可预见和经常性突发公共卫生事件的一般协议和获得预批准作为突发事件发生后实施研究的策略做了讨论。对加快审查以及审查豁免作为方便公共健康研究，避免延误的可能选项进行了讨论。但是，加快审查的目的是加快审查速度，而不是放松审查的常规程序。审查豁免仍具有高度争议性，应该作为例外，而不是惯例。

 ## 参考文献

Angell M (1997) The ethics of research in the third world. N Engl J Med 12:847–9.

Canadian Institutes of Health Research, Natural Sciences and Engineering Research Council of Canada, Social Sciences and Humanities Research Council of Canada (2010) Tri-Council policy statement: ethical conduct for research involving humans. Ottawa (http://www.pre.ethics.gc.ca/pdf/eng/tcps2/TCPS_2_FINAL_Web.pdf, accessed 29 August 2014).

Council for International Organizations of Medical Sciences (2009) International ethical guidelines for epidemiological studies. Geneva.

Curry RD, Waldman RJ, Caplan AL (2014) An ethical framework for the development and review of health research proposals involving humanitarian contexts. A project report, 2014. London: Enhancing Learning and Research for Humanitarian Assistance (http://www.elrha.org/uploads/FINAL%20R2HC%20Ethical%20Framework_Final%20Report_24%20January%202014_1.pdf)

Edwards SJL (2013) Drug discovery at the bedside: ethics of clinical science during a pandemic. Am J Bioeth 13(9):1–14, with response to open peer commentaries: Am J Bioeth 2013;13(9):W1–3.

Kilpatrick DG (2004) The ethics of disaster research: a special section. J Trauma Stress 17(5):361–2.

Limkakeng AT Jr, de Oliveira LL, Moreira T, Phadtare A, Garcia Rodrigues C, Hocker MB, et al. (2013) Systematic review and metasummary of attitudes toward research in emergency medical conditions. J Med Eth; doi:10.1136/medethics-2012-101147.

Missouri Department of Health (2009) Missouri ESSENCE policies and procedures. Jefferson City: Senior Services Public Health Event Detection and Assessment Program (http://health.mo.gov/data/essence/pdf/policiesprocedures.pdf).

O'Mathúna D (2012) Roles and challenges for IRBs with disaster research. Res Pract 167–74.

Schopper D (2011) Research ethics governance in disaster situations. In: Disaster Bioethics Symposium. Geneva: Brocher Foundation (http://disasterbioethics.com/symposium/).

Sims CA, Isserman JA, Holena D, Sundaram LM, Tolstoy N, Greer S, et al. (2013) Exception from informed consent for emergency research: consulting the trauma community. J Trauma Acute Care Surg 74(1):157–65.

Siriwardhana C, Hewage S, Deshabandu R, Siribaddana S, Sumathipala A (2012) Psychosocial and ethical response to disasters: a SWOT analysis of post-tsunami disaster management in Sri Lanka. Asian Bioeth Rev 4(3):171–82.

Sumathipala A, Fernando B. Ethical issues in global mental health trials. In: Thornicroft G, Patel V, editors. Global mental health trials. Oxford: Oxford University Press; 123–38.

Sumathipala A, Jafarey A, De Castro L, Ahmed A, Marcer D, Srinivasan S, et al. Ethical issues in post-disaster clinical interventions and research: a developing world perspective. Key findings from a drafting and consensus generation meeting of the Working Group on Disaster Research and Ethics (WGDRE) 2007. Asian Bioeth Rev 2(2):224–42.

Tansey CM, Herridge MS, Heslegrave RJ, Lavery JV (2010) A framework for research ethics review during public emergencies. Can Med Assoc J 182(14):1533–7.

World Health Organization (2010) Research ethics in international epidemic response. Meeting report of a technical consultation. Geneva (http://www.who.int/ethics/gip_research_ethics_.pdf).

 其他读物

Centers for Disease Control and Prevention (2005) Public health guidance for community-level preparedness and response to severe acute respiratory syndrome (SARS). Atlanta, Georgia (http://www.cdc.gov/sars/guidance/core/index.html).

Cook D, Burns K, Finfer S, Kissoon N, Bhagwanjee S, Annane D, et al. (2010) Clinical research ethics for critically ill patients: a pandemic proposal. Crit Care Med 38(Suppl 4):e138–42.

Donaldson L, Rutter P, Ellis B, Greaves FEC, Mytton OT, Pebody RG, et al. (2009) Mortality from pandemic A/H1N1 2009 influenza in England: public health surveillance study. BMJ 339:b5213.

Fairchild A (2003) Dealing with Humpty Dumpty: research, practice and the ethics of public health surveillance. J Law Med Eth 31:615–23.

Fairchild A, Bayer R (2004) Ethics and the conduct of public health surveillance. Science 303:631–2.

Kotecha JA, Manca D, Lambert-Lanning A, Keshavjee K, Drummond N, Godwin M, et al. (2011) Ethics and privacy issues of a practice-based surveillance system. Need for a national-level institutional research ethics board and consent standards. Can Fam Physician 57:1165–73.

Macklin R, Cowan E (2009) Conducting research in disease outbreaks. PLoS Neglected Trop Dis 3(4):e335.

Muller MP, McGeer A, Strauss SE, Hawryluck L, Gold WL. (2004) Clinical trials and novel pathogens: lessons learned from SARS. Emerg Infect Dis 10(3):389–94.

National Commission for the Protection of Human Subjects of Biomedical and Behavioral Research (1979) The Belmont report. Washington DC (http://nhs.gov/ohrp/humansubject/guidence/belmont.html).

Nuffield Council on Bioethics (2002) The ethics of research related to healthcare in developing countries. London (www.nuffieldbioethics.org).

Nuffield Council on Bioethics (2005) The ethics of research related to healthcare in developing countries, follow-up discussion paper. London (www.nuffieldbioethics.org).

Patel V, Sumathipala A (2001) International representation in psychiatric literature. Survey of six leading journals. Br J Psychiatr 178:406–9.

Rennie S (2007) The ethics of disaster research (http://globalbioethics.blogspot.ch/2007_02_01_archive.html).

Schmidt U, Frewer A, editors (2007) History and theory of human experimentation. The Declaration of Helsinki and modern medical ethics. In: History and Philosophy of Medicine, Vol. 2, Stuttgart: Franz Steiner.

Schopper D, Upshur R, Matthys F, Singh JA, Bandewar SS, Ahmad A, et al. (2009) Research ethics review in humanitarian contexts: the experience of the independent ethics review board of Médecins Sans Frontières. PLoS Med 6(7):e1000115.

Strech D, Hirschberg I, Marckmann G, editors (2013) Ethics in public health and health policy. Concepts, methods, case studies. Heidelberg: Springer.

Sumathipala A, Siribaddana A, Patel V (2004) Under-representation of developing countries in the research literature: ethical issues arising from a survey of five leading medical journals. BMC Med Eth 5:5.

World Health Organization (2003) The operational response to SARS. Geneva (http://www.who.int/csr/sars/goarn2003_4_16/en/).

（张 皓 潘会明 译 周祖木 校）

核心能力 3:
应急响应期间监测时确定公共利益与个体自主权冲突的能力

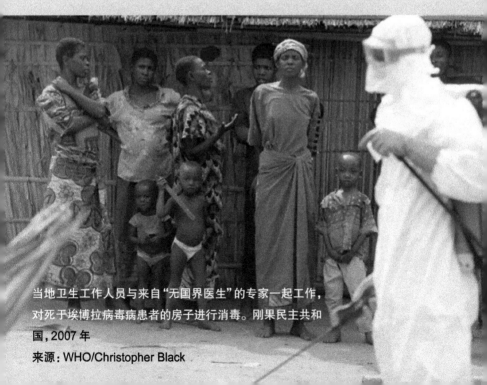

当地卫生工作人员与来自"无国界医生"的专家一起工作，对死于埃博拉病毒病患者的房子进行消毒。刚果民主共和国，2007 年

来源：WHO/Christopher Black

核心能力3：应急响应期间监测时确定公共利益与个体自主权冲突的能力

尽管公共卫生活动（包括监测）的目的是为了增加公共利益或者提高公共福利，但是它也会危害个人和社区的利益。在从事公共卫生活动期间，公共卫生人员应该了解可能给个人和社区带来危害和利益的确切性质（学习目标3.1）。考虑到危害的威胁，在某些情况下要确保获得知情同意，在学习目标3.2中有这方面的建议。公共卫生人员也应该了解应急响应期间应该采取什么措施来保护隐私和保密（学习目标3.3）。对生物学材料私密性的保护措施也是特别重要的，这些措施在学习目标3.4中进行讨论。学习目标3.5描述了公共利益可能会优先于社区个体成员自主权的一些情况。

 学习目标

3.1 确定公共卫生活动和监测导致的对个人和社区的危害和利益。

3.2 确定公共卫生监测何时需要个人或社区明确的知情同意并评价其相关因素。

3.3 评价突发事件期间保护隐私和保密所需的措施。

3.4 描述在公共卫生监测期间保护和收集数据以及生物学材料所需的特殊措施。

3.5 描述在公共卫生监测期间公共利益可能否决个人自主权的某些情况。

学习目标 3.1：确定公共卫生活动和监测导致的对个人和社区的危害和利益

Dónal O'Mathúna

 课程时间表（105 分钟）

0～5 分钟（5 分钟）	6～25 分钟（20 分钟）	26～30 分钟（5 分钟）	31～35 分钟（5 分钟）	36～50 分钟（15 分钟）	51～60 分钟（10 分钟）	61～70 分钟（10 分钟）	71～100 分钟（30 分钟）	101～105 分钟（5 分钟）
书写和讨论	介绍	书写	阅读	小组讨论	班级讨论	幻灯片报告	案例研究和讨论	总结和结论

教学方法

1. 教员要求学员简答下列问题并在小组中分享他们的答案。问题：在什么情况下（如果有的话）隔离检疫在伦理上是合理的？解释你的理由。

2. 教员解释单元并简要描述公共卫生活动和监测可能产生的危害和利益。

   对教员的要求：讨论社会心理性危害、公共利益与个体权利之间的潜在冲突等概念。社会心理性危害和利益超越生理学和生物学效应，包括情感、精神、社会、文化和精神冲击（Williamson & Robinson，2006）。

3. 教员给学员 5 分钟时间，根据下述情况书写一份简要的报告。情况：地震毁坏了城市区域。根据 Nuffield 的干预阶段理论，你认为对各个阶段的人应该分别需要采取哪些类

型的公共卫生干预措施,请举例说明(Nuffield Council on
Bioethics, 2007,详见幻灯片)。

4. 教员给学员分发《对 1976 年猪流感疫情的恐慌留给今天
   的教训和关注》(Pollack, 2009),并给学员 5 分钟时间阅读
   材料。

5. 教员将学员分为多个小组,每组 3 人或 4 人,讨论如何在
   伦理上权衡本文讨论的新流感疫苗带来的危害和利益。

6. 教员要求每个小组指定一位报告者对组内其余人员的讨论
   进行总结。

   对教员的要求:要求后面汇报的小组只汇报其他组还没有
涉及的内容。

7. 教员报告案例研究并要求各组讨论以下问题:

   ● Chingana 医生推荐的公共卫生监测活动的潜在危害和
     利益是什么?

   ● Chingana 医生可能会争辩说他只是简单地收集资料,对
     他的发现如何被用来造成偏见或成见不负责任。你对
     这个观点是赞成还是不赞成?你能给出理由支持你的
     观点吗?

   ● 让我们假设 Chingana 医生建议进行这项调查而不需获
     得知情同意。在与病人的背景访视期间他会询问一些
     问题。他声称这是必需的,可以确保所有病人都非常诚
     实地回答问题。你会同意这种方法吗?为什么同意或
     为什么不同意?

8. 教员总结课程,并欢迎学员自由讨论。

 A. 背景

正如学习目标 1.1 所讨论的一样,公共卫生活动(包括监
测)的目的是通过预防疾病或伤害,或者通过识别异常的公共

卫生事件使危害最小化，从而使人受益（Lee et al.，2012）。与临床医学一样，公共卫生活动和监测（心理、社会或生理）的益处的性质差别较大，但是它们已得到很好的确认（Bernstein & Sweeney，2012），包括使用卫生资源更加有效和使个人和社区更加健康。然而，公共卫生活动和监测有时也会带来危害，就像益处一样，其危害的性质也有所不同，可由公共卫生活动的不同方面所造成（Lee et al.，2012）。例如，危害可能由违反个体自主权（如强制收集生物学标本）造成。

尽管临床治疗和公共卫生所提供的益处之间有相似之处，但是他们之间仍有重要的不同。临床医学中的道德困境倾向于注重在个体水平权衡病人的危害和益处。同一位病人通常会经历潜在的危害和潜在的益处。因此，该病人就会在最有利的情况下来判断应接受哪些干预措施和拒绝哪些干预措施。自主权的伦理原则指出应该允许个体决定他们生命的进程和他们生命中发生的事件，该伦理原则支持这种方法（见学习目标3.2和3.5）。相反，在公共卫生活动和监测中，益处和危害可由不同的实体所致。例如，社区利益（公共利益）的形成是以牺牲对个体权利的尊重为代价的。以隔离检疫为例，即使公共卫生活动一般都寻求维护个体自主权的原则，但有时也不可能做到在临床治疗中所期待的那种程度。在传染病暴发期间，通过隔离一些人员以预防疾病的传播似乎是明智的。理想的情况是暴露的个体应自愿接受隔离。但是，如果他们拒绝隔离，那么应该违反他们的意愿对其实施隔离吗？实际上如何强制实施隔离？谁来执行？什么时候执行？实施多久？谁可以做出这些决定？

这些疑问产生了两个难题：权衡不同实体产生的危害和益处（见学习目标3.5中的描述）和决定由谁来权衡潜在的风险和益处。由于参加公共卫生项目是自愿的，如同其他医疗干预活动一样，人们可自己权衡利弊并做出明智的决定。然而，在某些公共卫生干预活动中，为了使社区的利益最大化，大部分人必须接受干预活动。

当公众已对公共卫生当局失去信任时，强制性项目就更具挑战性。2014 年埃博拉病毒病暴发期间的情况就是一个例子。这就强调了伦理实践作为构建信任的一种途径的重要性。

例如，一些人支持强制性疫苗项目，这些项目要求人们接种疫苗或让其孩子接种疫苗。另一些人则不支持这些项目，认为自愿的方法会增加公众接种疫苗，疫苗接种的全覆盖对群体免疫是不必要的。决定强制性项目是否合理以及在什么时候合理，涉及伦理、科学和政治等方面。这些项目的公共卫生益处可能是明确的，但是对其违反人的自主权造成的固有危害也需要仔细考虑（Field & Caplan，2008；见学习目标 3.2）。

权衡风险与益处是意识形态上的负担：不同的政治和伦理理论可能不仅会提出益处由哪些构成，危害由哪些构成的不同概念，而且还可产生导致每种益处和危害所占的不同权重。可指导卫生领域决策的主要伦理理论在学习目标 4.2 中讨论。

下列部分包括了一份潜在生理和社会心理的危害和益处的清单，所产生的危害和益处可作为公共卫生活动和公共卫生监测的结果。

 B. 主题

公共卫生活动和监测的潜在益处

- 个体更加健康

积极参与公共卫生项目的个体将因变得更加健康而获益。例如，他们可能会采取更加健康的生活方式。同样，疫苗接种项目通过保护受试者避免患病，让绝大多数疫苗受种者个体受益。

- 社区更加健康

通过对公共卫生的密切监测，社区获得了保护，避免了新发的卫生问题。对某种疾病发病率的异常升高的响应可能会更加及时,从而反过来限制威胁的影响。此外,大规模疫苗接种项目可以通过提高"群体免疫"而使整个社区健康而获益(Field & Caplan, 2008)。

- 卫生资源利用更加有效

监测也可以提示对特殊事件的关注度或公众警觉性需要提高,从而有助于制定相关项目和政策。换言之,公共卫生监测可能会发现还没有引起足够重视的领域,从而可促进向这些领域重新分配资源。如果这意味着公共资源让更多的公众受益,那么促进社会更加公平的益处就增加了。例如,边缘化人群和脆弱人群(如老人、残疾人和少数民族)的需求会因此得到更加公平的满足。

- 科学研究机会更多

公开进行卫生干预和监测可能会更快地揭示突发事件的原因。如果是传染病的话,就可以对其预防以防进一步传播,这反过来可能有助于制定有效的应对措施,包括新疫苗或药物的生产。此外,公共卫生活动可以为国际合作打开大门,如在原先能力有限的地区开展构建公共卫生能力的项目。

公共卫生实践和监测的潜在危害

- 不良反应

公共卫生干预不是没有风险,其不良反应可以非常严重。例如,在1976年针对"猪流感"的疫苗与罹患吉兰-巴雷综合征的风险高有关(Pollack, 2009)。除了造成上述痛苦之外,令人担忧的猪流感流行并没有出现,提示疫苗接种项目没有带来好处。

- 失去隐私和(或)保密性

因为没有一种保存数据的方法是完全安全的,所以在公共卫生实践过程中收集的个人私密信息可能会被故意或无意泄露。信息泄露会直接或间接影响与受累个体有关系的人们,如他们的家庭成员和那些照顾他们的人员。例如,祖先会将基因遗传给后代，因此基因资料的泄露会显示家族成员可能都有患病的危险因素，从而导致进一步的伤害（如蒙受耻辱）。

- 蒙受耻辱

如果大家都知道某些人罹患了公共卫生关注的疾病，那么这些人可能会蒙受耻辱。有科学依据的关注或不切实际的关注都可导致这些人蒙受耻辱。例如 HIV/AIDS 的病人和接触埃博拉病毒的人员遭受的很多耻辱都来自传播方式的错误观念。

如果公共卫生活动提示一个社区有某种疾病高发，且可追溯到与社会通常不能接受的行为有关，则整个社区就会蒙受耻辱。如果认定某些人员在某些方面有明显异常，那么在宗教或文化群体中也会蒙受耻辱。如果一群人被另一群人指责"引起"突发公共卫生问题，则会出现某个特定问题。

- 违反权利

为了维护所谓的公共利益，突发事件所制造的气氛会使人权更容易被忽略甚至被违反。由于高估所获得的好处和低估失去公众信任的负面影响，强制行动可能看起来是公然合理的。例如，尽管在流离失所者营地收集每个人的生物学标本可获得最合适的流行病学信息，但是未经同意就这样操作会增加其他危害的风险。对此必须给予特殊的关注以确保收集这些资料时不违反个人的权利。

违反权利有时候会被普遍认同。例如，为了公共利益可能会牺牲个人自主权，但是在允许这样做之前需要认真地进行伦理论证。在检疫隔离期间或强制疫苗接种时会失去个人自由，这在伦理上具有特殊的挑战性。Siracusa 原则（United Nations Commission on Human Rights，1984）是一套以公共卫生（包括紧急情况）的名义限制人权的指南。

- 有限资源使用的浪费

公共卫生实践和监测的资料有时会逐渐积累而没有得到有

效的利用。发生这种情况有很多意外的原因，但资源是有限的
这一事实意味着浪费资源会损害公共基础设施。资料收集和分
析缺乏规划也同样是一种浪费。

危害最小化

业已提出一些策略以尽量减少监测带来的危害（Lee et al.，
2012），包括尽可能少地收集最简单的数据而达到监测目标；尽
早与个人、家庭或社区建立友好关系，尤其在收集敏感数据或
涉及脆弱人群时；使用严格的数据保护程序；根据新证据尽快
行动；鼓励透明、包容和开放。在采取其他公共卫生活动时要
设想相似的策略。

 ## C. 案例研究

非洲南部某个国家最大的综合性医院性传播感染门诊的记
录提示，来自自认为是"有色人种"人群的病人是来自自认为是
"黑人"人群病人的两倍。这个医院门诊部所见到的每个种族
和民族中的其他几乎所有疾病病例数的构成比与总人口中相关
种族和民族的病例构成比相同。即使在控制社会经济状况后，
性传播性感染的分布差异仍然非常明显。

在该国独立之前，政府官员根据外貌、血统、语言和行为将
人们分为四个种族：黑人、白人、有色人种和亚洲人种。自国家
独立以后，个人属于哪个种族，或属于一个新的"其他"种族都
是自定的。如果当局怀疑他或她为了获得特殊的好处而自定为
哪个种族，就会调查其自定种族的行为。

Chingana 医生作为这个性传播感染门诊部的主任，相信
自认为"有色人种"的人群病人数明显多于自认为"黑人"的
人群病人数，反映出不同种族对这些疾病的生物学易感性不
同。然而，他对相关机制不是很确定。为了给假说提供支持
性证据，Chingana 医生设计了一项将性传播感染症状与一些

高危因素相关联的调查，这些高危因素包括种族和民族[9,10]。他将调查草案提交给他所在机构的研究伦理委员会以求批准。

该委员会的一位社区代表 Johnson 女士自认为是有色人种，她反对将人种列入调查内容。她认为有色人种人群已经被习惯性地认为性生活混乱，不喜欢使用卫生设施，从而蒙受耻辱。她认为如果有色人种的性传播感染疾病发病率更高，那么既往对该人种的顽固偏见会进一步加深。此外，她还怀疑有色人种罹患性传播感染疾病的风险高这一想法，并要求做进一步的解释。在有色人种的人身上细菌作用会不一样吗？他们在解剖上有不同吗？她希望将问卷中的种族和民族问题删掉。

Chingana 医生认为这个问题对于他的研究至关重要。此外，调查结果会导致进一步的研究，最后会形成控制这些疾病的项目，从而可降低有色人种的高感染率。

资料来源：Cash et al.（2009）

 D. 总结

必须要考虑公共卫生实践和监测造成的身体危害，并与所带来的潜在利益进行权衡。这种权衡会对一些公共卫生伦理产生重要的挑战：与标准的临床治疗相比，在公共卫生活动中个人利益有时必须与公共利益进行权衡。即使这些实践活动是科学有效的，也不会产生明显的躯体伤害，但可能会违反个体和社区的文化、道德或宗教信仰。伤害会发生在广泛的社会心理领域而不仅仅只限于躯体伤害（Williamson & Robinson 2006）。

9　本文所指的种族是由共同祖先或来源相关联的人群。

10　本文所指的民族是具有共同祖先或来源的一群人所具有的文化和（或）集体认同。

　　虽然不适合进行定量评估，但处理由公共卫生实践和监测带来的社会心理的利益和危害甚至可能比处理身体危害本身更具挑战性。尽管如此，对他们的评估仍是非常重要的。然而，在权衡危害和利益之前，必须先要识别他们，并根据环境以及道德和文化的信仰给出每个危害和利益的相对权重。例如，在疾病大流行期间停课对有些社区来说是一项合理的方法，可保护儿童以免疾病扩散，但在另一些社区，学校可能是孩子们最安全、最能培养儿童的场所。如果不上学，孩子们就会遭受更严重危害的风险（Faden，2007）。这些冲突的观点提示出现突发事件的社区参与有关潜在危害和利益的决策的重要性。

 参考文献

Bernstein AB, Sweeney MH (2012) Public health surveillance data: legal, policy, ethical, regulatory, and practical issues. Morbid Mortal Wkly Rep 61(Suppl):30–9.

Cash R, Wikler D, Saxena A, Capron A, editors (2009) Casebook on ethical issues in international health research. Geneva: World Health Organization; 62.

Faden R (2007) Social justice and pandemic planning and response. In: Ethical and legal considerations in mitigating pandemic disease: workshop summary. Washington DC: National Research Council; 177–201.

Field RI, Caplan AL (2008) A proposed ethical framework for vaccine mandates: competing values and the case of HPV. Kennedy Inst Eth J 18(2):111–24.

Lee LM, Heilig CH, White A (2012) Ethical justification for conducting public health surveillance without patient consent. Am J Public Health 102(1):38–44.

Nuffield Council on Bioethics (2007) Public health: the ethical issues. London (http://www.nuffieldbioethics.org/public-health).

Pollack A (2009) Fear of a swine flu epidemic in 1976 offers some lessons and concerns today. New York Times, 9 May 2009 (www.nytimes.com/2009/05/09/health/09vaccine.html, accessed 18 September 2014).

United Nations Commission on Human Rights (1984) The Siracusa principles on the limitation and derogation provisions in the International Covenant on Civil and Political Rights, 28 September 1984. New York (E/CN.4/1985/4) (www.refworld.org/docid/4672bc122.html).

Williamson J, Robinson M (2006) Psychosocial interventions, or integrated programming for well-being? Intervention 4(1):4–25.

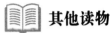 **其他读物**

Annas GJ, Mariner WK, Parmet WE (2008) Pandemic preparedness: the need for a public health—not a law enforcement/national security—approach. New York: American Civil Liberties Union (www.aclu.org/pdfs/privacy/pemic_report.pdf).

Crawley J, Waruiru C, Mithwani S, Mwang I, Watkins W, Ouma D, et al. (2000) Effect of phenobarbital on seizure frequency and mortality in childhood malaria: a randomized controlled intervention study. Lancet 355;701–6.

Ford N, Hargreaves S, Shanks L (2012) Mortality after fluid bolus in children with shock due to sepsis or severe infection: a systematic review and meta-analysis. PLoS One 7(8):e43953.

Jegede A (2007) What led to the Nigerian boycott of the polio vaccination campaign? PloS Med 4(3):e73.

Maitland K, Kiguli S, Opoka R, Engoru C, Olupot-Olupot P, Akech SO, et al. (2011) Mortality after fluid bolus in African children with severe infection. N Engl J Med 364:2483–95.

（陈　浩译　邹　艳校）

学习目标 3.2：确定公共卫生监测何时需要个人或社区明确的知情同意并评价其相关因素

Carl Coleman

 课程时间表（60分钟）

0～15分钟 （15分钟）	16～20分钟 （5分钟）	21～35分钟 （15分钟）	36～56分钟 （20分钟）	56～60分钟 （5分钟）
介绍	阅读	小组准备	小组汇报和讨论	总结和结论

 教学方法

1. 教员用幻灯片介绍主题的概况（15分钟）。
2. 教员分发案例研究，并要求学员5分钟阅读材料（5分钟）。
3. 教员将学员分为多个小组，每组3人或4人，要求每个小组指派一位报告人，并给他们10～15分钟讨论以下问题（15分钟）：
   - 描述的活动是监测，还是研究，或两者兼有？

   对教员的要求：根据一些指南，监测和研究的区别取决于活动的主要目的（见学习目标1.1）。然而，在这种情况下，如何适当地应用这种区别还不明确。一方面，活动的长期目标不是为了产生可推广的知识，而是为了通过形成的国际支持来改善对耐多药结核病（MDR-TB）的治疗，从而让当地人群受益。另一方面，因为目前获得MDR-TB治疗的机会有限，所以参与这项调查的个体不大可能直接从项目中获益。讨论应该强调在这种情况下应用上述"主要目的"标准的困难，还要强调这种标准对决定伦理问题的性质或伦理审查的相应程序是否有用。

- 在调查中被采集血液的病人有哪些风险？

对教员的要求：主要的风险是病人会被确定罹患了耐多药结核病。这会导致病人及其家人蒙受耻辱和歧视。这是否会成为一个问题有赖于病人是否仅根据样本采集的日期和地点而被确定，同时也有赖于诊所的规模大小和病人的数量多少。

- 应该要求病人提供调查的知情同意书吗？如果需要，那么作为知情同意过程的一部分，应该披露什么信息？

对教员的要求：有些人认为不需要明确详尽的知情同意书，因为并没有收集个人身份识别信息。另一些人则认为征得知情同意是恰当的，因为参与活动会让个体受到危害的风险增加，而参与活动对他们的临床治疗是不必要的。如果要获得知情同意，需要披露的信息可包括检测目的、病人身份可能被披露的风险、检测结果不会告知病人的事实以及目前能获得MDR-TB治疗机会有限的事实。

- 病人有权拒绝参加调查吗？

对教员的要求：有些人认为即使不需要获得明确详尽的知情同意，也不应该对任何拒绝的个体进行检测。这种论点的依据可能是病人作为自主个体的权利诉求，或者是担心强制检测会降低病人对公共卫生系统的信任，从而阻碍公共卫生活动的开展。另一些人则认为允许个体拒绝会降低公共卫生调查的价值（区别"决定参加"和"决定退出"的方法以及探讨何时满足退出条件可能是有用的）。

- 在调查开始前要进行社区咨询吗？如果要，为什么？应该咨询谁？应该咨询他们什么问题？获得的信息应该如何使用？

对教员的要求：社区咨询是一项重要的方法，既表达了对社区的尊重，也维护了病人对卫生保健系统的信任，还可能会加强社区成员参与调查的意愿。应该与社区领导人、当地公共卫生官员以及有可能纳入调查的代表人员进行商讨。应该给他们提供关于该调查的目的、方法、风险和好处等可以理解的信息,并询问他们的看法。如果他们提出问题,负责设计调查方案的人员应该重新设计来解决这些问题,或向他们解释为什么不能重新设计。

4. 一旦再次召集小组学习,教员要让一位报告人总结其小组对第一个问题的答案。然后让其他报告人补充他们组里的其他观点。其他学员也可以参加讨论。一旦针对第一个问题的讨论结束,就开始对其余问题进行讨论,过程相同。每个问题由不同的报告人牵头(20分钟)。

对教员的要求:在讨论期间,要在活动挂图上做好记录,关注赞同的部分和不赞同的部分。

5. 教员对活动挂图上赞同和不赞同的部分进行评论,并要求做进一步的评论(5分钟)。

6. 教员总结课程,并欢迎学员自由讨论。

 A. 背景

知情同意是在被全面告知风险、潜在好处和可获得的选项后,个体对是否接受某种干预措施作出明确选择的过程。知情同意一般被认为是在医学治疗和研究中伦理和法律方面的基本要求,也是所有主要国际研究伦理指南——《纽伦堡法案》(纽伦堡军事法庭,1949)、《赫尔辛基宣言》(世界医学协会,2013)和《国际生物医学涉及人类受试者研究伦理指南》(国际医学科学组织委员会,2002)的核心,这在许多国家的国家立法和司法裁决中也有所反映。尽管通常要求个体在知情同意书上签字,但在许多情况下口头知情同意也是可以接受的。然而,法律上有时要求使用书面的知情同意。

支持知情同意原则的一些理由已经发布。Capron(1974)提出,获得知情同意可以提高个体的自主权,保护作为人类的个休状态，避免欺骗和强迫，鼓励医生仔细考虑他们的决定，促进理性决策和让公众参与医学。尽管知情同意通常是医学治疗和研究的伦理和法律的先决条件，但是在特殊情况下可以被豁免或修改。例如，医生不会在进行常规血液检查（作为医学检查的一部分）时要求知情同意（Coleman et al.，2012）。如果受试者的风险很低，而要求个体知情同意会带来繁重的工作量（如涉及查阅医疗记录的大规模研究），研究伦理委员会可能会豁免对获得知情同意的需求（Department of Health and Human Services，2009）。同样，在流行病学研究中，如果研究的风险很小，研究资料是"匿名"的，或者研究"在公共卫生的立法机构或监管机构下进行（如疾病监测）"，国际医学科学组织委员会（CIOMS）（2009）认为豁免知情同意是可以接受的。

无论监测获得知情同意是口头的还是书面的，个体已提供知情同意这一事实本身并不能说明这个知情同意是符合伦理的或合法的。正如纽伦堡法案所解释的一样，真正的知情同意需要个体有"足够的知识并理解相关主题的元素使其作出通情达理的明智的决定"（纽伦堡军事法庭，1949）。由于个体通常对医学概念不熟悉，确保理解到这种水平具有挑战性。尤其是当个体还不习惯自行作出重大决定时（Mystakidou et al.，2009）或当他们意识到（正确或错误地）如果不同意参加权威公共卫生官员或社区领导人支持的项目会遭受负面影响时，语言和文化的障碍会让这个过程更加复杂化。

与在医学治疗和研究的领域不同，在日常公共卫生实践（包括监测）时知情同意通常难以获得（Gostin，2008）。例如，公共卫生官员可能常规地从医生或医院收集个人信息而不会询问相关个体是否同意自己的信息被采集。在有些情况下，公共卫生官员甚至命令个体接受其竭力反对的干预措施。例如，如果结核病患者有传染性且不愿意或拒绝采取措施来预防传播，就会违背他们的意愿而对其实施控制。然而，根据国际人权原则,非双方自愿的干预措施只能作为最后手段使用。决不能使残忍地、不人道地或有辱人格地对待个体合法化,而且只能用正当的程序来保障个体的权利(Coleman et al.,2012)。

 B. 主题

如上所述,虽然知情同意是医学治疗和研究中的一项核心要求,但是在公共卫生监测中所起的作用往往有限。这种差异的机制包括以下事实:监测通常由政府官员依照法律义务而进行;个体通常没有权利来拒绝参加监测,因此要求获得知情同意可能被认为是不必要的或令人费解的;监测带来的风险被认为是无足轻重的。然而,监测和医学研究的边界往往很难划分(见学习目标1.1)。此外,即使一项活动具有监测的相应特征,但紧急状态下的伦理问题也可能与研究相关的伦理问题无法区分。基于这些原因,一些评论员认为参与监测活动的公共卫生机构应该更加关注知情同意的作用。

与监测相关的个人和社区的风险

具有监测(不是研究)特征的活动并不一定意味着相关个体不会面临任何风险(见学习目标3.1)。在某些情况下,监测会导致蒙受耻辱的个人可识别信息被泄露或导致歧视或骚扰。实例包括可通过识别 HIV 感染、耐多药结核或遭受耻辱疾病的个体或其他参与非法行动(如使用毒品或卖淫)的个体的监测活动。通过监测产生的信息也可能让整个社区蒙受耻辱。例如某个少数民族族群被认为有更高的不良基因突变率,或某一地理区域的个体被认为更容易感染一种危险的新病毒(见学习目标3.3)。

知情同意在监测中的作用

虽然在法律上监测活动不需要获得知情同意,但是给个体提供信息并要求他们同意参加活动可能是表达对个体的尊重,增加信任并激发个体和社区对活动支持的一项重要手段（Parmet，2005）。如果能得到足够信息并有机会询问问题，则大部分个体都愿意参与合法的公共卫生监测。如果有少部分人拒绝参加，则说明活动设计不好或缺乏社区支持。

社区咨询的作用

虽然监测获得个体的知情同意被认为是不合适的或不可行的，但是在开始活动前向社区领导进行咨询可能是合适的。当活动的主要风险波及整个社区而不是每个个体（如某个少数民族族群有不良基因突变的风险）时，社区咨询活动尤其适宜。此外，在某些情况下，可能需要咨询社区领导人来表示对当地习俗的尊重。

社区咨询的一个挑战就是要确定咨询谁——即确定能够依法代表社区讲话的个人或机构。这个"社区"不一定是一个唯一的实体，外来人员可能无法确定是领导人还是领导小组代表整个社区或只代表其中的一部分。因此，必须与跨文化的顾问合作，确保卫生专业人员不会错误地将某位领导当成"社区"的代表。

提早考虑社区咨询期间所获得的信息有什么用途也很重要。如果社区在监测活动中要发挥真正的作用，就必须尽早寻求他们的参与来影响干预活动的设计。寻求社区参与监测活动的公共卫生官员应该准备面对可能会出现社区反对所推荐的活动。在这种情况下，官员们应该做好准备以修改他们的计划。

 C. 案例研究

椰香天堂共和国是一个低收入的岛国，结核病发病率高。在过去几年间，MDR-TB 发病率急剧上升。MDR-TB 传染性很强，且往往会致死。社区的人们往往会躲避被认为感染了 MDR-TB 的人，感染 MDR-TB 者的家庭成员也会蒙受耻辱。尽管 MDR-TB 可以治疗，但是岛上的大部分人无法得到治疗，大部分感染的患者最终死于该病。

担心 MDR-TB 播散的公共卫生官员建议国家结核病中心

对病人进行检测来确定感染耐药菌株的病例数。他们认为通过确定国内实际的 MDR-TB 感染率，将以更有利的地位与国际捐献者谈判来协助获得治疗和改善当地的治疗设施。

官员们建议通过获取随机选定的结核病病人样本（在 2 个月内到国家主要医疗机构就诊的每 10 例病人中选择 1 例）进行检测。指导医务人员对这些病人采集血液，然后将血液标本送往国家参考实验室进行实验室检测，并确定病人是否对标准抗结核药物耐药。标本上只注明采集日期作为识别标记，没有记录病人姓名。检测结果以汇总表形式上报。因为标本不是通过名字来识别，所以不可能向病人反馈个人的检测结果。

 D. 总结

知情同意是在被全面告知风险、潜在益处和能得到的候选方案后，个体对是否接受特殊干预措施作出明确选择的过程。与医学治疗和研究不同，获得知情同意往往不是常规公共卫生实践（包括监测）的一部分。一项活动具有监测的特征并不一定意味着相关的个体不会面临任何风险。在某些情况下，监测会导致个人可识别信息的泄露从而使个体蒙受耻辱或遭受歧视或骚扰。虽然在监测活动中法律上不需要获得知情同意，但是给个体提供信息并让他们同意参加活动是一项重要的手段，可表示对个体的尊重，增加他们的信任并激发个体和社区对活动的支持。虽然认为监测需要获得个体的知情同意是不合适的或不可行的，但在启动活动前与社区领导人商讨仍然是合适的。当主要的活动风险涉及整个社区而不是个体成员时，社区咨询尤其重要。

 参考文献

Capron, AM (1974) Informed consent in catastrophic disease research and treatment. Univ Pa Law Rev 123:340–438.

Coleman CH, Selgelid MJ, Reis A, Reichman LB, Jaramillo E (2012) The role of informed consent in tuberculosis testing and screening. Eur Resp J 39(5):1057–9.

Council of International Organizations of Medical Sciences (2002) International ethical guidelines for biomedical research involving human subjects. Geneva.

Council of International Organizations of Medical Sciences (2009) Commentary on guideline 4 international ethical guidelines for epidemiological studies. Geneva; 42–4.

Department of Health and Human Services (2009) Basic HHS policy for the protection of human research subjects. Rockville, Maryland.

Gostin LO (2008) Surveillance and public health research: personal privacy and the "right to know". In: Public health law: power, duty, restraint. 2nd Ed. Berkeley, California: University of California Press; 287–330.

Mystakidou K, Panagiotou I, Katsaragakis S, Tsilika E, Parpa E (2009) Ethical and practical challenges in implementing informed consent in HIV/AIDS clinical trials in developing or resource-limited countries. J Soc Aspects HIV/AIDS 6:46–57.

Nuremberg Military Tribunals (1949) Trials of war criminals before the Nuremberg military tribunals under Control Council Law No. 10, Vol. 2. 181–182. Washington DC, Government Printing Office.

Parmet WE (2005) Informed consent and public health: Are they compatible when it comes to vaccines? J Health Care Law Policy 8(1):71–110.

World Medical Association (2013) Declaration of Helsinki. Ferney-Voltaire (http://www.wma.net/en/30publications/10policies/b3/).

 其他读物

Berg J (2012) All for one and one for all: informed consent and public health. Houston Law Rev 50:1–40.

Centers for Disease Control and Prevention (2010) Distinguishing public health research and public health non-research. Atlanta, Georgia.

Lee LM, Heilig CM, White A (2012) Ethical justification for conducting public health surveillance without patient consent. Am J Public Health 102(1):38–44.

Rennie S, Turner AN, Mupenda B, Behets F (2009) Conducting unlinked anonymous HIV surveillance in developing countries: ethical, epidemiological, and public health concerns. PLoS Med 6(1):30–4.

Sharp RS, Foster MW (2000) Involving study populations in the review of genetic research. J Law Med Eth 28(1):41–51.

World Health Organization (2009) Research ethics in international epidemic response. WHO technical consultation. Geneva.

World Health Organization (2010) Public health surveillance. Geneva.

（陈　浩　译　邹　艳　校）

学习目标 3.3：评价突发事件期间保护隐私和保密所需的措施

Ghaiath Hussein

 课程时间表（90 分钟）

0～5分钟（5分钟）	6～15分钟（10分钟）	16～20分钟（5分钟）	21～45分钟（25分钟）	46～60分钟（15分钟）	61～85分钟（25分钟）	86～90分钟（5分钟）
介绍	讨论	阅读	小组准备	大组讨论	小组汇报和讨论	总结和结论

教学方法

1. 教员简要介绍学习目标（5 分钟）。
2. 教员调查学员对隐私和保密概念的理解程度，并要求他们分享任何专业或个人的经验（10 分钟）。
3. 教员将学员分成 3 个小组，分发案例并询问下列问题：
   - 你认为小组应该遵从村长的要求吗？根据伦理原则说明你的选择理由。

   对教员的要求：对于与村长分享或不分享信息，学员们可能会找到不同的理由。重要的一点是除非他或她愿意，否则不应接受采访。此外，为了收集数据的目的而被明确授权的人员才被允许查看所收集的数据。

   - 请描述如果小组听从领导人的要求，保护隐私和保密会怎样被破坏。
   - 建议在调查之前、期间和之后，非政府组织和调查小组对受试者的隐私和所采集数据的保密应该采取的两项或三项实际措施。

对教员的要求：一些保护性措施可包括：

- 在调查之前联系社区领导人以明确目的，强调随机选择的概念，从而消除领导人对过程公平性的疑虑。
- 解释从村民样本中采集数据并不意味着只有他们受到救助；这可能会让村长确信他自己无需参加筛查。
- 避免收集可识别的身份信息，如受试者的姓名和地址。给受试者一个代码或独特的识别码会使非研究组的人员更难理解数据。
- 将填好的问卷调查表放在加锁的箱子中运输，而数据采集组则没有该锁的钥匙。这样做使得数据采集组不可能听从村长的要求行事，从而可以缓和一下气氛。

4. 教员给学员留些时间来阅读和讨论（30分钟）。
5. 教员要求每个小组汇报他们的答案（15分钟）。
6. 教员提供学习目标材料，并让学员自由讨论问题，然后对会议进行总结（25分钟）。
7. 教员总结课程，并欢迎学员自由讨论（5分钟）。

 A. 背景

突发事件往往为开展从直接或间接受累者收集个人数据和（或）生物学标本等活动提供机会。这些活动（包括监测）可让公共卫生医师及早确定公共卫生威胁，从而改善危机的管理和结果。因此，突发事件期间收集数据的益处会惠及整个社区。这些益处不是没有代价的。收集有关个人健康状况的资料可能会对个人构成威胁，尤其是出现让人蒙受耻辱的疾病（如结核病、HIV/AIDS、肝炎和性传播疾病）。

这个单元讨论在突发事件期间与收集个人数据和（或）生物学标本活动相关的两个伦理问题（在学习目标1.3中已有介

绍）：隐私和保密。

 B. 主题

隐私和保密的定义

　　隐私是不被干扰、免于监测的权利或期望，或者更通常地说是一种独处的权利。它还指对自己与他人（身体、行为或智力）共享的程度、时间和环境的控制权。Boruch 和 Cecil（1979）将隐私定义为"人们根据自己的兴趣控制别人和自己的接触"（Boruch and Cecil，1979）。根据 Beauchamp 和 Childress（1994）的观点，这种隐私权赋予人接受或拒绝影响其生活的权利（Beauchamp and Childress，1994）。

　　保密是指对个体在治疗或研究过程中出于信任而提供的信息未经提供者授权不能提供给他人的职业责任。保密的责任包括所有卫生人员从病人采集的所有可识别身份的与健康相关的个人信息（可以是手写、输入电脑、视频、音频或被卫生人员简单记忆的信息）。

　　在正常临床活动中，个人信息可望被保留在一个安全的场所（如医院），只有少部分人员（如卫生保健人员）可以获得信息。在紧急情况下，危及隐私和保密的因素就会出现。首先，较难控制数据采集的环境。其次，采集的资料易被更广泛地分享，例如，强制要求当地卫生机构向国家卫生机构上报非汇总的资料。第三，在紧急情况期间数据记录可能更多的是临时提供的，使得数据更不安全，如使用纸质的问卷调查表会增加数据丢失的可能。最后一点，也可能是最重要的一点是：确保可识别身份信息安全避免被窥探的合适方法有赖于更多的资源，而不是仅仅汇总信息。例如，在有些情况下很难找到加锁的资料柜。此外，甚至在正常情况下，数字化采集或储存的数据的安全性变得越来越难维护。随着使用电子设备采集、储存和分享数据的不断增加,有理由相信在紧急情况期间收集的数据会越来越多以数字形式储存。数据的安全性会因为后勤保障的困难而受到进一步威胁。例如,没有电或电流不稳定,资料就有可能丢失。此外,分享"数据云"和电子邮件的数据可能会有资料被黑客窃取或泄露的风险。

尊重隐私和加强保密的道德责任的理由

可根据许多伦理原则来论证尊重隐私和加强保密的道德责任的合理性。与此相关的四个方面:受益、不伤害、尊重自主权和值得信任。

- 受益和不伤害

尽管受益和不伤害是两个不同的医学伦理原则,但是在这种情况下将他们结合起来看效果更好。正如在学习目标1.3所讨论的那样,受益是指"行善"的责任,而不伤害简单来说是指不伤害他人的责任。就这两项原则在公共卫生中的应用而言,如两者同时应用则提示公共卫生机构要确保干预活动应尽量让对所服务的社区多受益和少负担。从根本上说,这些原则也提示,如果有理由认为信息的披露会产生负面结果(如蒙受耻辱或悲伤),则分享个人健康的私密信息在伦理上是错误的。

- 尊重自主权

尽管大部分人同意在某些情况下不顾个体意愿可能是合理的,但其理由是有限的。John Stuart Mill 宣称"可以合法但违反其意愿地运用权力来管理文明社会的任何成员的唯一目的是为了防止对他人造成伤害。他自己的健康(无论是身体上还是精神上)不应成为一个充足的理由"(Mill, 1859, p.18)。"最小侵害"原则是指"应充分保留国家权力机构的权力以应对特殊情况,只有当强制性不强的手段失败后才可以使用更加强制性的手段"(Upshur, 2002, p.102)。与"最小侵害"原则一起,Mill 的声明为保护隐私提供了强有力的理由。从此以后,在紧急情况期间公共卫生监测及其相关活动都应该想方设法尊重被调查者自主决定的能力。

- 值得信任

信任对卫生保健系统和公共卫生干预的有效运作至关重要。因为人们对医疗机构有一定水平的信任，所以才会同意寻求医疗指导和与公共卫生机构合作。此外，信任也可以被看作是卫生保健人员尊重被服务者自主权的一系列责任的一部分。被服务人群应该有机会享有知情权，然后决定他们提供给卫生保健人员的资料中哪些可以与第三方分享。由于害怕信息不能保证以保密的方式处理，人们不愿提供自己的医疗信息。如果了解了这一点，人们与公共卫生机构的合作就可能犹豫不决。这对公共卫生会有一些启示。例如，社区成员可能会寻求一些没有科学依据的替代治疗方法，或者所用的这些方法来自不向国家登记机构提供信息的没有注册的医生。除了对作出这些选择的人的健康造成这些直接威胁之外，还会对公共卫生决策造成威胁。基于粗略的或不准确的估算作出的决策会带来长期的损失。

为了达到值得信任的目的，在紧急情况期间从事监测和资料收集的人们应该承担自己的责任，不要让人们失望。这直接说明了保护隐私和保密的重要性，要尽量满足用户和受试者的要求。

尊重隐私和保密的措施

保护隐私要采取的措施应该根据情况而定。当然，在收集数据时应该与环境隔离，尽可能与家庭成员分开。医师及其机构所采取的一些主要措施，见框1。

框1　尊重隐私和保密的措施

- 避免收集不需要的可识别身份信息。例如，如无必要，不要收集全名和地址。
- 使用代码来指代受访者。例如，用字母数字混合的编码指代受访者，只有该编码的人才能将个人身份与数据连接在一起。这个密码应该放置在安全的地方，与相关的资料分开。知情同意表要与资料分开存放，保存在独立的安全的地方。

- 在清楚理解完成任务所需的角色和信息的基础上，限制人员接触资料。例如，不让下列人员接触这些信息：可帮助病人但不知道病人身份信息的人，以及不能直接帮助病人的人（如非照料病人的卫生保健人员）。
- 不要与未经授权的人员讨论个体的个人资料。例如，在某些情况下，任何"穿白大褂"的医务人员往往可无限制地接触医疗信息。这种行为有损隐私和保密的理念。应指定"记录人员"，让他们手上有"谁需要知道什么"的清单。在分享信息前需要出示工作人员识别标签。
- 明确知道在哪些情况下必须出示标识符号（如法院命令）。
- 制定相关政策来管理医疗信息的获取和违反保密工作的处理。例如，制定政策时明确说明以下几种情况：什么时候允许披露识别信息；可以披露哪些识别信息；由谁披露；披露给谁以及如何处理违反保密工作。
- 不要收集与公共卫生活动无关的信息。收集无关信息会浪费资源（如浪费医生和受试者的时间），增加了保密和保护隐私的负担。例如，如果婚姻状态与收集资料的目的无关，则不要询问这项内容。
- 不要不恰当地接触记录或给接触记录提供便利。
- 锁好办公室的门。
- 在资料储存处附近要对来访者（身份不明者）的身份进行登记。
- 如果有怀疑或担心，要向上级领导汇报。
- 尽可能将临床资料和人口资料分开。

手写的记录
- 要安全保存。
- 如果有移动或转运，要追踪。如可以在档案系统中增加一项关于其目前所处位置的标注。
- 使用后尽快将记录归档。
- 如果没有使用就要存入并关闭档案系统，使记录内容不易被他人获取。
- 明确谁负责档案箱（或相似的储存工具）的上锁。

电子记录
- 当完成工作后要正确地退出应用软件和电脑。

- 终端要有人管理,无关人员不可登录。
- 不要与他人共享密码或电子卡。
- 定期修改密码。
- 如有他人在场,要清除屏幕上的保密信息。
- 如果可行的话,尽量加密数据。
- 如果通信没有加密,就不要通过电子邮件分享个人信息。
- 如果用移动设备来收集数据,就要确保这些设备也有密码保护。

 ## C. 案例研究

在某个国家的边远地区发生了突发事件。居住在这个地区的土著部落与邻近部落在水源使用上有争端,因为他们的牛群都严重依赖这一水源。作为其缓解措施的一部分,一个国际非政府组织决定开展一项调查来评估这次突发事件对不同村庄的影响,以更好地有针对性地分配资源。为了开展这项调查,该机构招募了一些教育水平较高的当地社区人员,培训他们如何调查受访者和填写调查问卷表。

最近接受过培训的调查组开始到受累区域随机选择的村子里收集资料。当一个调查组在一个受累村子收集资料时,村领导阻止了他们,原因是调查组中有一人不是来自同一部落。该领导指责这个人不公正,收集的资料会帮助其部落从非政府机构获得额外救助。村领导要求调查组出示填好的调查表,以便核对被调查人的身份,确保他们是村子里最需要救助的家庭。村领导还要求调查组允许他的助手参与所有调查。如果调查组不听从他的要求,他威胁要停止调查组在村子里收集资料。

 ## D. 总结

应该按照与突发事件境况相关的并得到调查者尊重的伦理

学标准，来指导在突发事件期间开展的公共卫生活动，包括那些涉及收集个人资料和（或）生物学标本的活动。两个主要的伦理标准是尊重隐私的责任和确保在突发事件期间所收集资料的保密责任。紧急情况不应该不顾受灾人群对隐私和保密的需求。为了达到期望，必须在突发事件期间采取一些措施来保护资料收集的过程和所收集的资料。理论上，在紧急情况期间开展监测和资料收集的机构在操作流程中应该体现隐私和保密的重要性。

 ## 参考文献

Beauchamp TL, Childress JF (1994) Principles of Biomedical Ethics, 4th edition. New York: Oxford University Press.

Boruch RF, Cecil, JS (1979) Assuring the confidentiality of social research data. Philadelphia: University of Pennsylvania Press.

Mill JS (1859) On liberty. London: Electric Book Company.

Upshur R (2002) Principles for the justification of public health intervention. Can J Public Health 93(2):101–3.

 ## 其他读物

Armstrong H, Ashton C, Thomas R (2007) Data protection and sharing—guidance for emergency planners and responders. London: Her Majesty's Stationery Office (https://www.gov.uk/government/uploads/system/uploads/attachment_data/file/60970/dataprotection.pdf).

Emanuel EJ, Wendler D, Grady C (2000) What makes clinical research ethical? JAMA 283(20):2701–11.

Fisher CB (2006) Privacy and ethics in pediatric environmental health research. Part II: Protecting families and communities. Environ Health Perspect 114(10):1622–5.

Gostin LO, Powers M (2006) What does social justice require for the public's health? Public health ethics and policy imperatives. Health Affairs 25(4):1053–60.

Hodge JG (2003) Health information privacy and public health. J Law Med Eth 31(4):663–71.

Manca DP, Maher P, Gallant R (2006) Ethical concerns in community practice research. Common concerns encountered by the Alberta family practice research network. Can Fam Physician 9:296–9.

（陈　浩译　邹　艳校）

学习目标 3.4：描述在公共卫生监测期间保护和收集数据以及生物学材料所需的特殊措施

Carl Coleman

 课程时间表（60 分钟）

0~15 分钟 （15 分钟）	16~20 分钟（5 分钟）	21~35 分钟（15 分钟）	36~55 分钟（20 分钟）	56~60 分钟（5 分钟）
介绍	阅读	小组准备	小组汇报和讨论	总结和结论

教学方法

1. 教员用幻灯片作指南介绍课程的概况（15 分钟）。
2. 教员分发案例研究，并给予学员时间阅读（5 分钟）。
3. 教员将学员分成多个小组，每组 3 人或 4 人，要求每个小组指定一名报告人，并给他们 10~15 分钟讨论以下问题（15 分钟）：

   ● 在家庭居民被要求提供血液或参加调查之前，应该告诉他们什么？

   对教员的要求：重要的信息包括：为什么采集血液和信息；信息分析结束后，会怎样处理标本（包括与欧洲疫苗生产商分享阳性标本的事实）；不采集姓名，但是要记录标本收集的日期、时间和地点；即使检测结果阳性，也不会将这一信息反馈给受试者。

   ● 有可能确认病毒检测阳性个体的身份吗？如果有可能，这会带来什么风险？

对教员的要求：记录标本收集的日期、时间和地点，也会要求受试者描述其日常行为，即使没有记录姓名，也有可能确认标本的来源。在一个小社区，这尤其能够做到。如果信息没有被保密，受试者身份被泄露，则检测阳性的个体可能蒙受耻辱和遭受歧视。

● 描述应该采取哪些安全措施才能保护生物学材料来源的秘密？

对教员的要求：决定是否真正有必要达到调查者所建议的详细程度来收集所有信息，这一点很重要。如果这样做不会损害公共卫生目标，则应该尽可能以更广泛的层面来记录地理信息（如记录附近地区而不记录街道）。此外，应该使用上锁的档案柜来保护资料，并用密码加密来保护电脑资料，应该限制接触资料的人数。

● 标本检测结果应告知标本提供者吗？

对教员的要求：如要这样做，需要收集识别信息，因此会增加对保密的担忧。然而，受试者可以假设，如果他们没有收到进一步的信息，则无任何担忧，从而产生了虚假的安全感。如果不反馈结果，则重要的是要确保受试者知道这个结果，并且确保他们知道还要采取哪些措施来保护他们的健康。

● 欧洲疫苗制造商使用标本需要什么条件？

对教员的要求：需要起草材料转运协议，明确注明疫苗制造商对采集标本的社区所要承担的义务。疫苗制造商最好应该致力于让社区居民买得起疫苗。

● 这个项目需要经过伦理审查和（或）社区咨询吗？如果需要，那么这些流程需要哪些人参与？

对教员的要求：大规模收集生物学标本活动最好应经过伦理审查和社区咨询。这些流程应该涉及公认的社区领导人、当地公共卫生官员和普通公民中具有代表性的人员。

4. 一旦再次召集小组，教员就要求报告人中的一位总结其小组对第一个问题的回答。然后再要求其他报告人提供小组的其他观点。其他学员也可以参与这个讨论。一旦第一个问题的讨论结束，对于其余问题则可重复相同流程。每个问题由不同报告人带头讨论（20分钟）。

对教员的要求：在讨论期间，要在活动挂图上做好记录，尤其在赞同的部分和不赞同的部分。

5. 教员回顾活动挂图上赞同和不赞同的内容，并要求学员做进一步的评价（5分钟）。

6. 教员总结课程，并欢迎学员自由讨论。

 A. 背景

在紧急情况下采集的生物学标本（如血液标本）可以用于多种活动，包括确定哪些人接触了新型病毒或者化学制剂；确定人群中耐药性细菌的流行率或者开发新的疫苗或其他干预措施。可以在现场检测标本，也可以将标本送往其他地区或国家的实验室进行检测。检测结束后，这些标本可以被丢弃，也可以被储存用于将来的研究。

收集和检测生物学标本会产生一些伦理学问题。首先，尤其从对血液和其他生物学材料的个人和文化态度来看，标本的收集过程本身被认为是扰人或给人造成不适。其次，如果检测标本时发现一些负面的健康信息，如罹患某种疾病或者与易患某种疾病相关的基因变异，则的确会存在蒙受耻辱或遭受歧视的风险。这种风险会通过标本被采集个体以外的人扩散到更广大的社区。例如，如果从某个社区采集的标本中发现某种感染发生率异常增高，则该社区所有成员，包括实际上没有感染的个体，都会蒙受羞辱或遭受歧视。确保标本与特定个体没有相关性，可以最大程度地减小个体所承受的风险，但是不能改变潜在的社区问题。

　　收集生物学标本存在的另一个伦理风险是存在剥削的可能性。如果从一些个体或社区收集的标本被用于开发干预措施，而提供这些标本的个人或社区则无法享有这些干预措施（见学习目标 7.2）；如标本被用于开发疫苗，而当地人因疫苗价格昂贵而无法购买，则会出现剥削问题。当从标本中衍生出来的产品给研究者和公司带来利润，但又不能保证标本所采集的社区分享这些利益时，就会产生对剥削问题的关注。

　　这些关注能够解释 2007 年印度尼西亚决定停止将该国收集的禽流感病毒标本送往世界卫生组织。印度尼西亚担心这些病毒标本会被用于制造疫苗和开发治疗药物，而疫苗和药物非常昂贵以至于该国无法购买，而所产生的利润却被药品制造公司获得。2011 年，世界卫生组织成员国通过了一项新的病毒分享框架协议，其中包括建立确保平等获取负担得起的疫苗的机制（见学习目标 7.2）。

 B. 主题

　　如同核心能力 2 相关的单元中相关的讨论一样，对于收集和使用生物学标本的伦理学问题，应该先由独立的伦理委员会对活动进行前瞻性审查来处理。伦理委员会可以决定是否需要获得知情同意。如果确实需要，应该如何设计获得知情同意的流程。伦理委员会也要考虑限制收集、使用和披露个人可识别信息的机制；确保制定与提供生物学标本的个体和社区公平分享利益的策略。

收集生物学标本的知情同意

　　决定是否需要知情同意的首要问题是确定该活动是否具有研究的特征。这一问题在学习目标 1.2 中已有详细讨论。正如学习目标 3.2 所示，即使该活动在技术方面不属于研究的范畴，知情同意也是合适的。决定收集生物学标本时知情同意是否必要这一有用的问题包括：个体身份信息要随同标本一起被收集吗？披露标本相关的信息会引发个体或社区蒙受耻辱或遭受歧视吗？如果个体有拒绝收集和分析其标本的机会，公共卫生的目标会被破坏吗（National Bioethics Advisory Commission，1999）？

如果确实需要知情同意，应该告知个体一些可以理解的信息，如收集标本的目的，以及一旦检测结束后标本如何处置。在获取知情同意的过程中应该让个体知道是否要收集个人可识别信息。提供信息者应该知道谁会接触这些信息以及采取哪些措施来保护秘密。此外，个体应该知道他们是否会收到标本检测的结果。如果这些检测可能会显示与个体和家庭成员的健康直接相关的信息，这就显得特别重要。应该提供的其他信息包括：标本将被保留多久；标本是否用于其他用途（包括研究或产品开发）（College of American Pathologists，2012）。

确定"个人可识别信息"的概念

不记录提供标本者的姓名并不一定意味着能保护标本提供者的身份。可根据具体情况，如通过收集标本的大概地点、出入机构的日期，根据家庭或其他社会网络（如工作地点）对标本进行的分组，可以确定个人身份。当标本从一个非常小的群组或社区获取时，就难以在保存后保证标本的匿名。例如，如果在一小群人中发生新疾病的孤立的暴发时，则社区的其他人员可能已经知道这些病人是谁。如果生物学标本是从这群人中收集，则不能确保他们的身份信息仍被保密。

将贮存的标本用于其他目的

在某些情况下，公共卫生官员可能会为了某种目的而收集的生物学标本设法用于非相关项目的研究。例如，他们会把病人诊疗过程中采集的血液用来确定社区中有多少人接触了某种病毒或化学制剂。与仅为公共卫生检测目的而收集新标本相比,检测现有临床标本会更快、成本效益更高。然而,使用现有标本可能与早期收集标本的目的不相符。

在评价将当初因某种目的而收集的标本用于非相关项目是否合适时,一个重要的因素是这种新的用途是否与原先的知情同意相一致。如果这种新的用途超越了当初标本收集的目的,那么合适的做法是找到原来的人群获得新用途的授权。如果寻找授权不切实际,则另一个选项是对提供标本的社区广泛告知新用途,并告知人们如果反对新的用途,应如何让他们的反对意见得到知晓。如果新的用途超越了原先知情同意的范畴,则应采取其他安全措施来删除与标本相关的任何个人识别信息,从而最大程度地减少因新的检测结果引起提供标本者蒙受耻辱或遭受歧视的可能。

公平分配利益

在公共卫生活动中提供生物学标本的个体和社区有望从这些活动中获利(见学习目标 7.2)。因此,标本的检测结果应该与当地的公共卫生官员分享,从而他们就可以利用这些结果来设计合适的干预措施。因得到标本而开发的任何产品或技术(如疫苗或诊断方法)应该以当地人群负担得起的价格提供给他们(National Bioethics Advisory Commission,2001)。如果标本所有权要转给数据储存库,就要制定资源转移协议,注明将来标本使用的条件,最好要进行社区咨询。资源转移协议的模板可以从国家癌症研究所获得(2001)。

 ## C. 案例研究

在过去几周内,椰香天堂共和国的边远村庄报告了一种新的高致死性流感病毒所引起的散发病例。作为应对,该国政府联系了你所在的组织(一个国际医疗救助机构),要求协助收集村民的生物学标本。这些标本将被用于分析病毒株的特征、评估该病的流行率、传播途径以及开始研发疫苗所必需的工作。

政府提出对有病例报告的村子进行挨家挨户调查，要求家庭成员提供血液标本，并回答一些关于他们目前健康状况和行为的简短问题(例如，他们从哪里获得食物和水，他们在哪里工作或上学，他们最近是否参加过大规模公共集会)。这些问题的答案将与标本一起保存，并注明收集的日期、时间和大概地点，但是不记录姓名。

标本在中央政府实验室检测，检测结果将与问卷表中获得的信息相关联。不给提供标本者反馈任何信息。病毒检测呈阳性的标本要运送给欧洲的商业疫苗制造商。

 D. 总结

在多种突发公共卫生活动中可能采集生物学标本(如血液标本)，这些活动包括确定哪些人接触了病原体；确定特殊人群中耐药菌的流行情况或者是开发新的疫苗。收集和分析生物学标本会产生一些伦理学问题。首先，收集标本的过程本身被认为是侵扰人或给人造成不适，尤其是考虑到个体和对于血液和其他生物学材料的文化态度。其次，如果分析标本时发现一些负面的健康信息，如罹患某种疾病或者与易患某种疾病相关的基因突变，则有蒙受耻辱或遭受歧视的真正风险。这种风险会扩散到个体所在的更广阔的社区。第三，如果从一些个体或社区收集的标本被用于开发干预措施，而提供标本的个人或社区则不能获得这些措施，或者当从标本衍生的产品给研究者和公司带来利润，而不能给提供标本的社区带来利益时，就会出现被剥削的风险。应该由独立的伦理委员会对活动进行前瞻性审查来处理这些问题，以确定获得知情同意的必要性，限制收集、使用和披露个人可识别信息的机制，确保公平分享利益的策略。

参考文献

College of American Pathologists (2012) Informed consent for the donation, use, and disposition of human tissue for non-diagnostic purposes. Northfield, Illinois (http://www.cap.org/apps/cap.portal?_nfpb=true&cntvwrPtlt_actionOverride=%2Fportlets%2FcontentViewer%2Fshow&_windowLabel=cntvwrP tlt&cntvwrPtlt%7BactionForm.contentReference%7D=policies%2Fpolicy_appl.html&_state=maximized&_pageLabel=cntvwr, accessed 5 September 2014).

National Bioethics Advisory Commission (1999) Research involving human biological materials: ethical issues and policy guidance. Washington DC.

National Bioethics Advisory Commission (2001) Ethical and policy issues in international research: clinical trials in developing countries. Washington DC.

National Cancer Institute (2010) National Cancer Institute best practices for biospecimen resources, Appendix 4 sample material transfer agreement. Research Triangle Park, North Carolina (http://biospecimens.cancer.gov/bestpractices/Appendix4.pdf, accessed 12 September 2014).

 其他读物

Brand AM, Probst-Hensch NM (2007) Biobanking for epidemiological research and public health. Pathobiology 74(4):227–38.

Dhai MS (2013) Biobank research: time for discussion and debate. S Afr Med J 103(4):225–7.

Elger B, Biller-Adorno N, Mauron A, Capron AM, editors (2008) Ethical issues in governing biobanks: global perspectives. Aldershot, Hampshire: Ashgate.

Gostin LO, Fidler DP (2011) WHO's pandemic influenza preparedness framework: a milestone in global governance for health. JAMA 306(2):200–1.

Hansson MG (2009) Ethics and biobanks. Br J Cancer 100:8–12.

Wolf LE (2010) Advancing research on stored biological materials: reconciling law, ethics, and practice. Minn J Law Sci Technol 11(1):99–156.

Wolf LE, Bouley TA, McCulloch CE (2010) Genetic research with stored biological materials: ethics and practice. IRB Eth Human Res 32(2):7–18.

（陈　浩译　邹　艳校）

学习目标 3.5：描述在公共卫生监测期间公共利益可能否决个人自主权的某些情况

Michael J. Selgelid

 课程时间表（60 分钟）

0~15 分钟（15 分钟）	16~20 分钟（5 分钟）	21~35 分钟（15 分钟）	36~55 分钟（20 分钟）	56~60 分钟（5 分钟）
介绍	阅读	小组准备	小组汇报和讨论	总结和结论

 教学方法

1. 教员使用附带的幻灯片作向导介绍课程的概况。
2. 教员分发案例研究及其相关问题，并给学员 5 分钟阅读材料。
3. 教员将学员分成多个小组，每组 3~4 人，要求每个小组指定一名报告人，并给每组 10~15 分钟讨论每个问题。
4. 再召集小组后，教员要求报告人中的一位总结小组对第一个问题的回答。
5. 在询问其他学员是否愿意参与讨论前，教员要求其他报告人提供他们小组提出的任何其他观点。
6. 一旦第一个问题讨论结束，对其余问题教员可重复该流程。
   对教员的要求：每次要选择不同的带头报告人引领讨论。在整个讨论期间，在活动挂图上尤其在赞同和不赞同的区域做好记录，并描述不同答案之间的关联。
7. 教员总结活动挂图上赞同和不赞同的内容，并要求学员做进一步的评论。

8. 教员总结课程,并欢迎学员自由讨论。

 A. 背景

　　根据疾病的不同,保护更大的社会利益(如预防流行病)所需的公共卫生措施可包括监测、通报第三方(包括公共卫生机构)、强制检测和(或)治疗、隔离和(或)检疫。这些措施的每一项都干涉基本人权和自由。例如,监测和通报干涉了隐私,强制检测或治疗与知情同意权有冲突,隔离和检疫干涉了迁徙自由权(Selgelid, 2005),所有这些措施最终都侵害了自主权。

　　有许多理由可解释自主权为什么在伦理上很重要。首先(就自我认识而言,包括自己的主要价值观和目标),特别是让个体首先确定什么是他们的最大利益。尊重自主权通常能提高个体的幸福感,从而让整个社会获得更大的利益(根据总体幸福感)(Mill, 1859)。自主权不仅是提高幸福感的工具,而且本身就是幸福感的一部分(其他部分包括快乐和愿望的满足)(Brock, 1998)。尊重自主权往往也被认为对人的尊重是至关重要的,因为理智或理性的个体应该被认为对自身拥有自主权。家长式统治(如为了自身利益强迫他人去做某些事情)被认为在伦理上是有问题的,其部分原因也在于此。

　　然而,干涉个体的自主权有时对保护他人或给社会带来更大的利益是必要的。在这种情况下应该做什么?根据上述理由,被公认的是个体拥有自主权。而这个自主权的定义是指即使违反了这种权利但带来的总体后果对整个社会有好处,通常应得到尊重或保护的一种权利(Dworkin, 1978)。

　　然而,自主权通常被认为不是绝对的。如果突发公共卫生事件的威胁足够大,其他方面的考虑就会超越权利(包括自主权)。当出现冲突时,必须在保护或尊重个体自主权的目标与促进社会更大利益的目标之间必须达成一种平衡或者权衡利弊。这就产生了一个问题,即达成这种平衡或者权衡这种利弊的有原则的方式是什么(Selgelid, 2007)?

 B. 主题

对社会的威胁有多大才可以成为违反自主权的理由?

不同情况下,在公共卫生方面为了保护更大的社会利益,干涉个体的自主权具有或多或少的重要性。换句话说,风险随情况不同而异。在有些情况下,如脚部真菌感染和感冒,公共卫生政策通常不会采取侵犯自由来预防个体将疾病传给他人的公共卫生措施。然而,在流行病(如 SARS、H1N1 流感和埃博拉病毒病)流行期间,往往会采取强制性隔离和检疫措施。

那么,一种疾病或传播带来的危害有多严重才可以违反自主权呢?为了适当地回答这个问题,首先要注意的是公共卫生措施可能会不同程度地违反自主权。例如,检疫一天比检疫一周的干扰要少。最终的问题是风险(或预计的公共卫生益处)需有多大才能违反某种程度的自主权。

对教员的要求:在案例研究讨论中提出问题。

应该尊重那些做不道德事情的自由权吗?

在疾病严重流行期间,有人可能会要求自愿隔离。如果个体接触了可疑疾病(科学上有理由推测他或她有可能被感染,从而患病或具有传染性,对他人带来风险),则可认为存疑的个体在道德上有责任自愿接受检疫。

这种责任合理地继承了无害责任,意指避免感染他人的义务(Harris & Holm, 1995)。在这些情况下,如果个体不愿意去做在道德责任上应该做的事情,那么干涉他或她的自主权(为了保护他人或概括地说公共卫生)是否会被认为比不干涉时存在的问题较少?一般认为自由权在伦理上是很重要的,但是应该保护那些做不道德事情的自由权吗(Dworkin, 1978)?

对教员的要求：在案例研究讨论期间提出这些问题。

受益性强制措施

家长式统治可被定义为了自身利益而强迫他人做事。这在健康伦理学通常被认为是有道德问题的。然而，至于公共卫生，通常可能需要强制措施才会让他人或社会更多受益，而这些措施也可能让被强制的个体受益（尽管他们自身的利益并不是采取这种强制措施的主要动力）。例如，在发生流行病流行的紧急情况下，可能需要强制性治疗或疫苗接种。如果有充足的理由相信，在这种情况下进行治疗或疫苗接种不仅有利于接受治疗或疫苗接种的个体，而且从更广泛的角度来看，更有利于公共卫生，那么是否应该更主动地强制性要求接受治疗或免疫接种而不是采取另一种被动的态度呢？

对教员的要求：在案例研究讨论中提出这些问题。

 ## C. 案例研究

约翰琼斯（John Jones）最近被诊断为 MDR-TB。医生给他开了二线药物[11]进行治疗（门诊就诊）并建议他采取标准感染控制措施。对他肺部的分离菌株做了进一步检测，显示他感染的菌株可能（甚至很有可能）是一种罕见的、新出现的广泛耐药的结核分枝杆菌，具有特殊的毒性和传染性。因此，公共卫生机构决定隔离约翰琼斯并做进一步的检查、观察和治疗。然而，当他们试图联系病人时，却无法联系上。根据他们既往与病人接触的经验来看，他们有理由相信病人是害怕有可能被隔离（他重复说："我不想被关起来……请不要把我关起来！"），因而可能躲藏起来。1周后仍未能找到他，有人建议将他的名字和

---

11 抗结核病一线药物是用于治疗普通结核病分枝杆菌菌株的药物。二线药物用于治疗耐药菌株。

照片发给主要媒体机构（如报纸和电视新闻机构）并发布公共警告，还说明如果在任何地方看到他，要报告相关机构。

讨论的问题

- 应该将约翰琼斯的名字和照片公之于众吗？

- 还有别的方法来处理这种情况吗？

- 有些人可能认为约翰琼斯的行为不道德，因此侵犯他的隐私或自主权问题不大。如果他真的躲藏起来，就不道德吗？他行为的道德与这种情况下他的隐私或自主权是否允许被侵犯的问题是否相关？

- 假设在决定公布他的照片之前，进一步检测显示感染同种菌株的其他人通常每月平均感染一位人员，那么公布他照片的理由是否充足？如果感染同种菌株的其他人通常每 2 个月，或者每 6 个月，或每 12 个月感染一位人员，那又会怎么样？其他人的平均传染率要达到多少才可以允许公布他的照片？或者不管传染率有多高，都不允许公布他的照片？

- 如果最后找到约翰琼斯，（如果有隔离的话）伦理上允许强制隔离他多久？

 D. 总结

促进和保护更大社会利益的公共卫生措施有时会干涉个体的权利和自由，尤其会干涉自主权。虽然自主权在伦理上很重要，但是自主权不是绝对的。保护自主权必须与其他合法的社会价值观（如公共卫生）相权衡。只有当公共卫生的风险很高时（当需要采取强制措施来预防最大危害时），当个体被强制去做他们在道德上有责任去做的事情时，以及当强制措施不仅会给被强制人，而且还会给整个社会带来好处时，才认为违反自主权的强制措施是非常合法的。制定强制措施的计划应该确保隔离区安全、适宜居住并具备人性化的措施，包括提供基本的生活必需品。

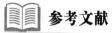 **参考文献**

Brock D (1998) Quality of life measures in health care and medical ethics. In: Brock D, editor. Life and death. New York: Cambridge University Press; 268–324.

Dworkin R (1978) Taking rights seriously. Cambridge, Massachusetts: Harvard University Press.

Harris J, Holm S (1995) Is there a moral obligation not to infect others? Br Med J 311:1215–7.

Mill JS (1859) On liberty. Indianapolis, Indiana: Hackett, reprinted 1979.

Selgelid MJ (2007) Ethics and infectious disease. Bioethics 21(4):218–29.

（陈　浩译　邹　艳校）

核心能力 4：
在应急响应期间研究和临床试验中确定公共利益与个体自主权冲突的能力

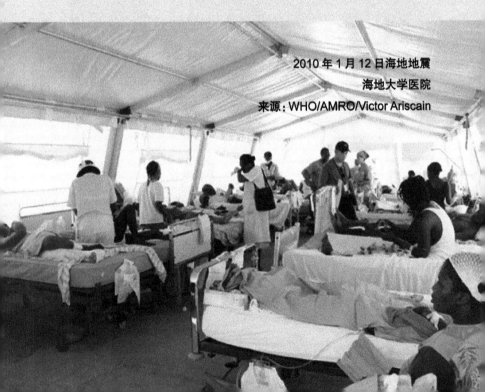

2010 年 1 月 12 日海地地震
海地大学医院
来源：WHO/AMRO/Victor Ariscain

核心能力4：在应急响应期间研究和临床试验中确定公共利益与个体自主权冲突的能力

　　研究随时准备成为对有公共卫生后果的突发事件应急响应的组成部分。然而，就像其他公共卫生活动一样，除了给个人和社区带来预期的益处之外，公共卫生研究也可能造成伤害。这个问题在学习目标4.1中进行讨论。为了从伦理观点评估潜在的危害和益处，重要的是要充分了解伦理的理论和框架。学习目标4.2中对此做了简要介绍。学习目标4.3关注的是知情同意问题以及对开展研究可能是不必要的条件。在传统社区或低收入环境中工作会让研究者很难完成找到真正知情同意者并参加研究的任务。学习目标4.4讨论了这种情况下在突发事件期间改善知情同意所需的流程。

 学习目标

4.1　确定在突发事件期间进行研究给个体和社区带来的潜在危害和益处。

4.2　讨论伦理理论并确定适用于突发事件期间研究的框架。

4.3　解释在重症监护机构开展研究可以豁免知情同意的目前规范，并评估这些规范何时可以用于突发事件期间的研究。

4.4　解释改善紧急情况下研究的知情同意所需的流程，尤其要考虑传统社区和资源匮乏地区。

学习目标 4.1：确定在突发事件期间进行研究给个体和社区带来的潜在危害和益处

Lisa Schwartz

 课程时间表（60 分钟）

1～15 分钟 （15 分钟）	16～25 分钟 （10 分钟）	26～35 分钟 （10 分钟）	36～50 分钟 （15 分钟）	51～60 分钟 （10 分钟）
介绍	幻灯展示和 班级讨论	小组讨论	案例研究和 讨论	总结和结论

 教学方法

1. 教员将学员分为多个小组，每组 3 人至 4 人。
2. 教员要求一半小组讨论在突发事件期间进行研究对个人和社区带来的潜在危害。教员要求另一半小组讨论在突发事件期间进行研究对个人和社区带来的潜在益处。

   对教员的要求：在章节 B 主题部分讨论潜在的益处和危害。
3. 教员要求每个小组指定一位报告人来汇总小组的意见。

   对教员的要求：要求即将汇报的小组只报告其他小组还没有提过的内容。如果教员觉得内容切题，则可以播放下面两部 YouTube 视频中的一部：
   - 1918 年流感大流行（http：//www.youtube.com/watch？v=rbYwNOcKqqc）（2 分 37 秒）
   - 1918 年大流行（高中生制作）（http：//www.youtube.com/watch？v=5ftqWGaFVXg）（3 分 10 秒）
4. 在要求小组讨论下述问题之前，教员简要描述相关的伦理学概念和原则。

- 你认为讨论的清单完整吗？应删除一些原则或概念吗？
- 如果这些原则或概念中有两个或以上出现矛盾，怎么办？

对教员的要求：虽然没有肯定和明确的选择方法，但对于为什么每一项都很重要，都有相关性；哪一项可以妥协或者优先考虑，应该公开辩论原则的冲突。还应该讨论这样做的得失。你可能无法在学习班期间解决这个问题，但辩论是学习的重要部分。目的并非要达到完全统一，有时候一项原则会优先于另一项原则。目标不是让所有内容得到统一，而是要理解用于支持一项原则优先于另一项原则的前提条件。

5. 教员将班级分为三个小组，要求每个小组讨论下述三段引文中的一段所涉及的不同价值观。

- "公共卫生活动必须针对提高整个人群健康水平的目标。这个目标可能与总是将个体的权利和需求置于社会之上的愿望相矛盾。"(Benatar，2006)
- "下个世纪的伦理会逐渐认识到必须要牺牲某些病人的利益来履行对其他人的义务——要么是为他人谋取利益的义务，要么是其他义务，如遵守诺言、如实告知，特别是促进正义。"(Veatch，2000)
- "任何医生都没有理由将科学或公共福利放在首位，而将对个体（他的病人或研究对象）承担的义务放在第二位。任何医生，不管他的能力多么强或思维多么创新，都无权为科学或公共利益寻找殉难者。"(Pappworth，1967)

6. 教员要求每个小组指定一名报告人来汇总小组的意见。

7. 教员询问其余学员每个报告人的报告有无遗漏什么内容。

8. 教员介绍两个案例研究。

9. 教员将学员分成 8 个小组，并要求每个小组根据两个案例研究中的一个的观点来讨论下述问题中的一个。

- 这个案例遵守（或破坏）了哪项原则？哪些需要优先考

虑？哪些需要妥协？

- 在这个突发事件期间研究者期望获得哪些益处？哪些个体可能受益最多？
- 这项研究会涉及哪些风险？谁承担风险最多？
- 怎样让风险负担变得最低（或处理得更好）？

对教员的要求：要求早已完成的各组要根据案例研究的观点来处理其余问题。

10. 教员要求每个小组指定一名报告人来汇总小组的讨论意见。

11. 教员询问其余学员每个报告人的报告有无遗漏什么内容。

12. 教员总结课程，并欢迎学员自由讨论。

 ## A. 背景

在应急响应期间公平而有依据地采取干预措施需要在发生事件期间或之后收集大量相关的证据。有许多明确的突发公共卫生事件的实例显示，研究有助于改善结果。一个实例是 SARS 暴发。在 SARS 暴发期间通过研究确认了病毒，从而减缓疾病发生大流行的进程（Naylor et al., 2003）。然而，其他实例也显示，在突发公共卫生事件中的研究也涉及风险和伤害。在一些研究中，伤害还包括永久性残疾和死亡（Nyika，未标明日期）。这些伤害的威胁引起了重要的伦理学考虑，这些考虑是研究所有步骤[从制定研究的议程（包括资金的分配和项目的优先顺序）到研究的实施]所固有的。伦理学考虑包括"为了对突发事件作出快速应对，我们愿意牺牲哪些科学原则（如果有的话）？""使用未经许可的治疗对谁的风险最大？"；"在突发事件时，哪个项目对突发事件高危人群产生积极结果的可能性最大？"以及"我们如何决定谁会最早获得最新开发的稀缺治疗？"

对潜在受试者提供有效知情同意的障碍问题是另一个重要的考虑因素，尤其是那些来自传统社区或低收入地方的受试者

（见学习目标 4.4），因在这些地方文化水平的差异、妇女签署表格的问题、在某些社会签署表格的符号和情景胁迫可能都有影响（National Collaborating Centre for Aboriginal Health，2012）。

在上述伦理考虑因素中，研究伦理的核心是公平地分配研究的利益和负担问题。在应急响应中，当人们可能变得更脆弱时，这也被认为是最重要的内容，也是一种权力转移的平衡问题（O'Mathúna，2010）。当资源紧张时，为谁的利益服务和谁会承担最大牺牲的风险这个双重问题就会变得更加严重，紧急情况下的情况往往就是如此。一个基本的伦理学考虑是制订突发事件期间的研究议程，并决定哪些人将参与讨论。如何将用于研究的资源进行分配？我们如何确保研究的结果符合公共利益？如何将更广泛的公共利益与边缘化脆弱人群的利益进行权衡？我们如何确信剥削的利益没有占主导地位？当研究给参与者带来高风险或者需要公共资金的投入时，最后一个问题是非常重要的。

这些伦理学的考虑通常在伦理教育中进行讨论，而伦理教育往往关注与研究相关的问题。要记住公共卫生研究的重要利益和开展能产生这些利益的研究的道德义务，这一点也非常重要。因此，确定潜在的危害以及紧急情况下研究的潜在利益是非常重要的。

 B. 主题

给个体和社区带来作为突发公共卫生事件研究结果的潜在生理的和社会心理的伤害和益处的非完全列举的清单如下。公共卫生监测的潜在危害和益处已在学习目标 3.1 中讨论，其中有些内容也可适用于研究。

紧急情况下研究对个体和社区的潜在益处

● 快速获取

获取新的试验性药物或促进已批准药物的标识外使用能加速获得治疗。当预后很差时，如 SARS 或埃博拉病毒病，这一点可能尤其重要。尽管健全的科学评价仍然很重要，但是快速地获取药物有赖于研究者和规划者富有想象力的研究设计。虽然自然试验以及低阈值的证据会提示一些可能的解决方法，但是应该持续寻找其他创新的、可靠的研究设计（Edwards，2013）。

- 更好地了解情况

研究（不管是基于流行病学、实验室，还是临床）可进一步了解情况（包括病因、传播和最佳治疗）。应用这些知识可帮助控制疾病、改善医疗结果和促进开发新的治疗。

应急状态下的研究对个体和社区的潜在危害

- 不良反应

紧急状况下的研究仍然包含风险，其不良反应可以非常严重。在这个定义中讨论的案例研究显示紧急状况下的研究如何导致严重的不良事件。一定要注意研究干预是安全的，不要太仓促开始干预，不要为了"实施干预"而忽略潜在的严重风险。

- 效率低

在发生突发事件时，人力和后勤资源会很稀缺。如果把用于医疗的资源重新调配给研究，那么一些病人就得不到他们原先会得到的医疗。

当在时间严重受限情况下安排研究的优先事项时，可能会丧失一些机会。项目和拨款的优先顺序会影响公共或个体利益的获得。不理想的资源分配会间接引起危害。例如，通常观察微小效果所需的大规模研究不仅拖延时间，而且还易于导致完全控制病人，让他们无法参加其他更有前途的干预研究，从而研究的整个流程也会减速。可以说在这种情况下，获得临床相关后果的重要研究成果的"更大利益"与更快地获得有效的干预所产生的个体利益相一致。因此，有些学者认为用小规模的预试验来观察大的效果会更好（Horrobin，2003）。

违反权利

即使个体的自由被践踏，研究所获得的预期利益会比个体利益更有意义吗？如果认同"给最多的人谋取最大的利益"所带来的功利性利益，那么这一点是公正的。如果这样是公正的，那么在一些情况下更关注公众的大利益而忽略个体利益就符合伦理。可以认为这种权衡应该透明地执行，还应该给予那些被故意或无意违反权利的个体一定程度的照顾。

不必遭受的风险

必须注意要确保参与活动不能让个体遭受不必要的风险。在设计试验时，可以调整研究方法来发现较大或较小的效果。发现较小效果的研究设计需要较大的样本和更多的时间，以及包括对对照组更严格的要求。如果研究的设计不好，为了达到发现效果，就可能需要更多的参与者接受干预措施。

紧急状态下研究行为的伦理概念和原则

伦理学原则可以通过帮助确保他们考虑相关的价值观和承诺来帮助决策者。例如，可以根据伦理学原则来评估预期危害和益处的权衡是否正确。换句话说，伦理学概念可用于回答下述问题："研究项目的正当理由是带来"更大好处"，研究者（也可能是健康专家）的义务是关照受试者的利益，这两者之间如何权衡？"。文献提示新近达成了有关紧急状态下公共卫生研究伦理的一系列概念和原则。

对教员的要求：下述列表来自多个来源，可能并不完整。如果你有时间，可以与学员一起回顾列表，并与个体或全体学员一起讨论这些原则是否恰当。

- 自主权：尊重个体和他们的自由，例如通过知情同意和保护秘密的形式来表达
- 受益：保证研究对象的福利
- 关心福利：保护病人、受试者和人群的利益（Canadian Institutes of Health Research，2010，Chapter 1，section B）
- 平等：公平地获取卫生相关的资源，如治疗
- 效率：通过这种方法使用资源从而希望获得的最多结果和最少损失

- 公正程序：达成包容的、负责任的和知情的决策的途径（Daniels & Sabin，1997）
- 全球正义：社会中公正和负责任做法的概念
- 互惠：相应的相互作用的关系（World Health Organization，2007）
- 责任：对人们行动的后果负责的意愿
- 社会正义：社区和机构内公正的和负责任的做法之概念
- 团结：超越了"我们"和"他们"的各种不同类别的全面统一的伙伴关系（Baylis et al.，2008）
- 透明：提供关于理由和决策的可靠和可用的信息

 C. 案例研究

1. 尼日利亚的 Trovan 试验 Stephens J（2000）. Where profits and lives hang in balance，WashingtonPost，17December2000（http：//www.washingtonpost.com/wpdyn/content/article/2008/10/01/AR2008100100973_pf.html）.

   也可参见 http：//www.pfizer.com/files/news/trovan_fact_sheet_final.pdf.

2. 多伦多的 SARS

框2　加拿大 SARS 暴发（Naylor et al.，2003，Chapter 2 ）

"2003 年 2 月，中国广东一位治疗过非典型肺炎病人的 65 岁医生到香港参加其侄子的婚礼。当他登记入住 Metropole 酒店时，感到身体不适。这位医生感染了来自不同国家的至少 12 位客人和拜访者，包括一位 78 岁的加拿大妇女，K S-C 女士"。

K 女士在 10 天香港之行结束后，于 2003 年 2 月 23 日回到多伦多。到达多伦多后 2 天，K 女士出现高热。2 月 28 日，她到家庭医生处就诊时，主诉肌肉痛和干咳。K 女士的病情持续恶化。2003 年 3 月 5 日，她死于家中。家庭成员不愿意尸体解剖，验尸官也觉得没有必要。在死亡证明上，验尸官将死因归为心脏病发作。"

K夫人去世后不久,其儿子也出现相似症状,并在不久后去世。病毒很快传给急诊室候诊的人们及医院的就诊者,当然还有医院员工。后来医院发病员工占了所有感染SARS病人的40%。

SARS对多伦多的整个市政系统产生了巨大冲击。人们因为被要求自我隔离和自我监测而误工;卫生人员对于他们所暴露的风险感到担忧;由于一位学生被发现感染了SARS病毒,整个学校停课;医院因感染控制措施未落实而暂停运行。

"数名受访者都诉说大量服务被取消,并提示卫生服务活动取消所带来的间接危害从未被全面评估过。其他的危害,包括对家人探视其他疾病(非SARS)住院病人的限制所带来的困难,更加难以测量。

在多伦多,疾病暴发期间对监测和研究可能最有争议。人们对难以收集资料和难以索取SARS病例资料感到担忧。由于部分医生不了解省级隐私立法适用于个人健康信息的情况,导致资料不能顺畅地传递。当局是否会为了公共卫生监测目的而无视这些法律尚且不确定,更何况研究。

危机的性质和程度意味着最有资格的医生由于忙于治疗病人而没有时间从事研究。也许可以解决流行病学、临床和生物学问题的协议仍然需要资金支持和研究伦理委员会的批准。"治疗病人和提出科学建议的责任、缺乏资料、暗斗式获取资料、研究经费有限以及需要获得多所机构的伦理批准,这些都拖了加拿大研究者的后腿。"

然而,在暴发期间加拿大研究者的确发表了一些文章。然而,"2003年7月26日,《柳叶刀》杂志上发表了一篇由多国作者共同撰写的重要文章,为新的SARS相关冠状病毒已经符合被认定为这种新疾病病原体的标准这一观点提供了支持性资料。文章中的病人资料来自6个国家和地区:中国香港、新加坡、越南、德国、法国和英国。在22个作者中没有一个加拿大的作者,也没有加拿大的病人被纳入研究样本中。"

 D. 总结

在紧急情况下进行研究会有真正的社会利益,包括给治疗提供更好的证据。正如本单元所讨论的一样,这种研究也有潜在的个体利益,包括更好地获取资源。然而,支持者必须记住,紧急情况下的研究也会对个体和社区带来风险和危害。案例研究显示，这种危害包括违反隐私和自由，以及快速且不安全的实验干预带来的风险。

　　本单元讨论的原则和伦理学概念，为紧急状态下研究的伦理审查提供了材料。然而，当应用于这两个案例时，显而易见尽管他们很有用，但是也需要进行谈判。因为只有当别的原则妥协了，这些原则才能被优先考虑，所以会产生道德方面的挑战。一般来说，如果会对个体或社会造成危害，则基于"更大利益"据理力争开展研究和实施公共卫生干预的理由是值得商榷的。尽管我们都是社区中相互依存的成员，但是所有的社会都会有不公正的结果，原因是健康的社会决定因素让一些成员变得脆弱和边缘化。依赖于"更大利益"理由的公共卫生研究必须明白谁将承受损失（例如谁将变得更脆弱），以及如何最大程度地降低风险。在后面的单元中就会逐渐清楚，在应急情况下的研究中，知情同意是增加保护的一个重要部分。

 ## 参考文献

Baylis F, Kenney N, Sherwin S (2008) A relational account of public health ethics. Public Health Eth 1(3):196–209.

Benatar S (2006) Facing ethical challenges in rolling out antiretroviral treatment in resource-poor countries: comment on "They call it 'patient selection' in Khayelitsha". Cambridge Q Healthcare Eth 15:322–30.

Canadian Institutes of Health Research, Natural Sciences and Engineering Research Council of Canada, Social Sciences and Humanities Research Council of Canada (2010) Tri-Council policy statement: ethical conduct for research involving humans (TCPS2), December 2010. Ottawa (http://www.pre.ethics.gc.ca/eng/policy-politique/initiatives/tcps2-eptc2/Default/).

Daniels N, Sabin JE (1997) Limits to health care: fair procedures, democratic deliberation, and the legitimacy problem for insurers. Philosophy Public Affairs 26(4):303–50.

Edwards SJL (2013) Ethics of clinical experimentation in a public health emergency: drug discovery at the bedside. Am J Bioeth 13(9):3–14.

Horrobin DF (2003) Are large clinical trials in rapidly lethal diseases usually unethical? Lancet 361:695–7.

Naylor D, Basrur SH, Bergeron MG, Brunham RC, Butler-Jones D, Dafoe G, et al. (2003) Learning from SARS: renewal of public health in Canada. A report of the National Advisory Committee on SARS and Public Health. Ottawa: Health Canada (Publication No. 1210).

Nyika A (undated) The Trovan trial case study: after profits or to save lives? Dar es Salaam: African Malaria Network Trust, Tanzania Commission for Science and Technology (http://www.slideserve.com/bluma/the-trovan-trial-case-study-after-profits-or-to-save-lives-available at amanet-trust, accessed 25 November 2014).

O'Mathúna DP (2010) Conducting research in the aftermath of disasters: ethical considerations. J Evid Based Med 3(2):65–75.

Pappworth MH (1967) Human guinea pigs. Boston, Massachusetts: Beacon Press.

National Collaborating Centre for Aboriginal Health (2012) Population and public health ethics: cases from research, policy, and practice. Prince George, British Columbia (http://www.nccah-ccnsa.ca/en/publications.aspx?sortcode=2.8.10&publication=86#sthash.f3o1A5Zk.dpuf).

Shah S (2002) Globalizing clinical research. The Nation, 13 June 2002 (http://www.thenation.com/article/globalizing-clinical-research?page=full).

Veatch RM (2000) Doctor does not know best: why in the new century physicians must stop trying to benefit patients. J Med Philosophy 25(6):701–21.

World Health Organization (2007) Ethical considerations in developing a public health response to pandemic influenza. Geneva (EPR Publications) (http://www.who.int/csr/resources/publications/WHO_CDS_EPR_GIP_2007_2c.pdf).

 其他读物

BBC (2001) Nigerians sue Pfizer over test deaths. News 30 August 2001 (http://news.bbc.co.uk/2/hi/business/1517171.stm).

BBC (2010) Pandemic: a Horizon guide [video] (http://www.youtube.com/watch?v=H_OyT6clx1s&feature=related).

Bosely S, Smith D. (2010). As doctors fought to save lives, Pfizer flew in drug trial team. The Guardian, 9.12.2010. http://www.theguardian.com/business/2010/dec/09/doctors-fought-save-lives-pfizer-drug (12.09. accessed 12 September 2014).

Calain P, Fiore N, Poncin M, Hurst SA (2009) Research ethics and international epidemic response: the case of Ebola and Marburg hemorrhagic fevers. Public Health Eth 2(1):7–29.

Hien TT, Ruiz-Palacios GM, Hayden FG, Farrar J (2009) Patient-oriented pandemic influenza research. Lancet 373:2084–5.

Médecins sans Frontières (2011) Statement: Pfizer promoted misleading and false accusations of MSF's involvement in unethical drug trials the company conducted in Nigeria in 1996, http://www.msf.org/article/statement-pfizer-promoted-misleading-and-false-accusations-msfs-involvement-unethical-drug.

Murray S. (2007). Anger at deadly Nigerian drug trials. BBC news website, 20.06.2007. (http://news.bbc.co.uk/2/hi/africa/6768799.stm)

Okonta, Patrick I. (2014) Ethics of clinical trials in Nigeria. Niger Med J; 55:188-94.

（陈　浩　译　邹　艳　校）

学习目标 4.2：讨论伦理理论并确定适用于突发事件期间研究的框架

Michael J. Selgelid

 课程时间表（60 分钟）

0～15 分钟 （15 分钟）	16～25 分钟 （10 分钟）	26～55 分钟 （30 分钟）	56～60 分钟 （5 分钟）
展示幻灯片 2～5 和讨论	展示幻灯片 6～7	展示幻灯片 8 和 讨论	总结和结论

教学方法

　　对教员的要求：本课程应根据提供的幻灯片举办互动式、以讨论为导向的研讨会

1. 教员描述主要的伦理学框架（幻灯片 2～5），并引导学员提出有关将其用于突发事件情况下研究的意见。

　　对教员的要求：在讨论期间，获取学员关于框架的优点、限制和潜在缺点的反馈意见并找出理论间的关系。

2. 教员解释多元方法的动机（幻灯片 6～7）。

　　对教员的要求：自己要熟悉 Selgelid 的文章（2009）。

3. 教员展示幻灯片 8，用 4～5 分钟描述每项原则，并主持一次简短的讨论。这个讨论是关于每项原则有什么要求以及为什么它可能是合理的。

　　对教员的要求：对于每项原则，包括下述主题：

- 其伦理的合理性
- 其合法性可以感知（可知其合法性）

- 在突发事件期间研究的情况下应用原则的实用性和含义
  对学员建议的改进或修改意见进行增删。
4. 教员总结课程，并欢迎学员自由讨论。

 ## A. 背景

不同的伦理学理论强调不同的价值观。根据实用主义，正确的行动或政策可望功用（如社会成员享有的幸福或健康的程度）最大化。根据平均主义，人类的平等尤其重要，政策的目标应该是纠正社会的不平等。例如，Rawls（1999）认为公平要求最大程度地改善社会底层人民状况的政策。根据自由主义，个人自由尤其重要，不应该为了改善平等或总体实用性而被干扰。根据基于权力的理论，应该尊重并促进人权［如被国际公约（如世界人权宣言）所记载］。

虽然这些理论性方法强调的实用、平等、自由和人权的价值观都很重要，但是他们有时可能会出现矛盾。因此，关于行动过程或追求的政策，不同的伦理学理论有时会提供相互矛盾的指导。在某些案例中，为了实现功用最大化，所需的政策需要牺牲自由、平等或人权。例如，当可以提供大量信息并能让许多人受益时，我们就考虑不需要知情同意就收集血液或信息。在其他情况下，要最大程度地保护自由的政策，可能需要牺牲实用性或平等性。例如，我们通常不会隔离感冒患者，即使人群可能会出现更高的发病率。

上述四个理论框架都优先考虑某些价值观，但是从常识或制定政策的角度来看，不管它们被削弱的程度如何，所有这些价值观都不应该否决其他的价值观。为了预防功用的巨大损失，需要稍微侵犯自由权，这种侵犯可能是合理的。例如，如果需要避免大灾难（见学习目标3.5），在疾病流行期间使用强制性社交隔离措施（如检疫）可能是合理的。然而，我们不应该为了要给整个社会提供益处（不管有多少）而在任何场合和在每个场合都干扰个体的权利和自由。

现有的公共卫生伦理框架（Kass，2001；Upshur，2002；Gostin，2006；Selgelid，2009）为某些情况提供了指导。例如，在疾病流行或其他紧急情况下，为保护社会的更大利益，使用侵犯自由的措施可能是合理的。虽然制定这些框架旨在指导公共卫生实践，但这些框架所提倡的许多原则也可以应用于紧急情况下的研究行为。

 B. 主题

伦理原则

● 证据

证据原则是基于这个想法，即我们不应强制采取限制自由的措施（如检疫），除非有很好的理由让人相信这样做将有效地保护公共卫生。

对教员的要求：关注这一事实，即可能会提出有关需要多少证据，以及如果证据有限且会发生不可避免的情况（如一种知之甚少的新的流行病），应该怎么办等这些问题。

询问学员这项原则如何应用于紧急情况下的研究。例如，在研究的背景下，应用这项原则可能需要接受新的限制自由的干预措施的方案在理论上是合理的（基于经验性知识）。

● 最小限度措施

这项原则是基于这一想法，即侵犯自由不能超过达到公共卫生目的所需的程度。

对教员的要求：关注这一事实，即当各种替代措施的效果还不清楚，或更严格的措施比不严格的措施可能更有效时，可能会提出问题。例如，如果强制性和自愿性隔离检疫可望都有公共卫生益处，但是强制性隔离检疫可望有更大的益处，应该怎么办？

　　询问学员这项原则如何应用于紧急情况下的研究。例如，在紧急情况下进行研究时，最小限度措施原则可能要求调查不能过多侵犯受试者的隐私。

- 比例

　　比例原则认为在侵犯自由的程度与需要证明侵权合理的程度之间必须保持平衡。此外，这还意味着避免有限的不良后果成为对自由侵犯很小的理由，但不能成为对自由侵犯很大的理由。不应该采用极端的侵犯自由的方法，如隔离和检疫，除非不实施这些措施会导致严重的后果。

　　对教员的要求：关注这一事实，即可能会提出有关预期公共卫生利益必须有多大才可认为侵犯某种程度的自由是合理的这些问题。

　　询问学员这项原则如何应用于紧急情况下的研究。想法可能是：在面临突发事件时，我们不应该在任何场合和在每个场合都开展侵犯自由的研究。例如，如果正在考虑的研究会严重侵犯隐私，则这个风险会太大。

- 公平

　　公平原则认为侵犯自由的干预措施应该以公平（如非歧视）的方式实施，当被考虑需采取限制措施的对象是来自社会底层的人员时，实施这项措施的起点应该是最高的（就所需的证据或受到威胁的公共性而言）。因此，社会中的脆弱人群需要获得特殊的保护。

　　对教员的要求：要求学员思考为了保护公共卫生以及其他事情（如预期的公共卫生利益）平等，与相对富裕者相比，更不愿侵犯穷人和弱势群体自由权的合法性这一问题。

　　询问学员这项原则如何可以应用于紧急情况下的研究。当用于紧急情况下进行的研究时，公平原则反映了对脆弱性的惯常关注以及对危害和利益的合理分配。

- 最小危害措施

　　这项原则认为出于公共卫生目的而侵犯自由应该尽可能

少。例如，被隔离的个体应该获得基本必需品（如食品和卫生保健），使其尽可能舒适，避免遭到歧视和蒙受耻辱的伤害。

对教员的要求：请注意这样的事实：目前尚不清楚社会将如何不顾一切去遵守这项原则，尤其是处境特别困难时，例如整个区域都可能被检疫的情况下。

提出有关这项原则如何可以应用于紧急情况下研究的问题。例如，在紧急情况下公共卫生研究的时间受限这一特性不应该被用来说明让受试者承担不必要风险的理由。

● 补偿

补偿原则是基于互惠的理念：社会应该把从人群中获得的东西归还给这个人群。自由被侵犯的人们被认为是受到伤害的，因为他们牺牲了自主权。如果他们在检疫期间或被要求宰杀牲畜后不能工作，他们也可能承受经济损失。如果整个社会从侵犯自由中获益，则应给那些为了实现社会利益而承受伤害的人一定的补偿。

对教员的要求：关注这一事实，即在尝试应用这项原则时，建立适宜水平的补偿将是一项重要的难题。应询问学员紧急情况下的研究如何导致伤害并需要补偿。

● 正当（法律）程序

可以说为了公共卫生保护而限制自由应该按照正当（法律）程序，包括限制自由情况下上诉的权利（Gostin, 2006）。最好是在计划准备阶段就应该解决法律和法规问题。正当程序的原则是为了预防权力滥用和对自由无理的侵犯。

对教员的要求：关注这一事实，即由于可能要迅速作出决策且上诉可能不可行，因此在严重紧急情况下可能难以确立法律程序。

询问学员这项原则如何可能应用于紧急情况下的研究。一个实例是不管什么时候（如在人们接受研究性干预之前），要尽可能获得知情同意的要求（详见学习目标4.3）。同样，人群层面的研究可能需要政府的批准。

- 民主和透明

在公共卫生领域互相矛盾的价值观之间权衡利弊有许多方法，这条原则认为政策制定应该包含民主化过程，使决策与公民的价值观相一致，或者至少要以透明的方式做出这些决策，使其背后的明确的理由公开化。民主和透明对于改善对公共卫生的信任至关重要。反过来，信任被公认为对公共卫生体系的成功至关重要。

对教员的要求：要求学员思考民主和透明原则所需的要求以及在紧急情况下进行研究的过程中满足这些要求的可行性。请考虑下述问题：试验性干预埃博拉病毒病的安慰剂对照试验的伦理可接受性是否有赖于这些试验被要开展这些试验的社区所接受。

 C.总结

上述讨论的四项主要伦理理论（功用主义、平等主义、自由主义和基于权利的方法）考虑了不同价值观的优先顺序。公共卫生伦理框架主要基于在限制个体权利和自由可能是合理的情况下可用的一些原则。尽管这些原则一般是为了公共卫生伦理而制定，但是他们可以应用于紧急情况下的研究。然而，关于这些原则是否合适，是否合法以及如何实施，还需要进一步思考。

 参考文献

Gostin L (2006) Public health strategies for pandemic influenza: ethics and the law. JAMA 295:1700–4.

Kass NE (2001) An ethics framework for public health. Am J Public Health 91:1776–82.

Rawls J (1999) A theory of justice. Cambridge, Massachusetts: Belknap Press.

Selgelid MJ (2009) A moderate pluralistic approach to public health policy and ethics. Public Health Eth 2(2):195–205.

Upshur R (2002) Principles for the justification of public health intervention. Can J Public Health 93:101–3.

其他读物

Schaefer GO, Emanuel EJ, Wertheimer A (2009) The obligation to participate in biomedical research. JAMA 302(1):67–72.

Selgelid MJ (2009) Pandethics. Public Health 123:255–9.

Tansey CM, Herridge MS, Heslegrave RJ, Lavery JV (2010) A framework for research ethics review during public emergencies. Can Med Assoc J 182(14):1533–7.

United Nations Commission on Human Rights (1984) The Siracusa principles on the limitation and derogation provisions in the International Covenant on Civil and Political Rights; Article 58 (E/CN.4/1985/4). New York (http://www.unhcr.org/refworld/docid/4672bc122.html).

（陈　浩译　邹　艳校）

学习目标 4.3：解释在重症监护机构开展研究可以豁免知情同意的目前规范，并评估这些规范何时可以用于突发事件期间的研究

Lisa Schwartz

 课程时间表（75 分钟）

1～10 分钟 （10 分钟）	11～25 分钟 （15 分钟）	26～40 分钟 （15 分钟）	41～60 分钟 （20 分钟）	61～75 分钟 （15 分钟）
小组讨论	大组讨论	幻灯展示	案例研究和讨论	总结和结论

教学方法

1. 教员将学员分为多个小组，每组 3～4 名学员。

2. 教员要求一半小组查找证据来说明"没有知情同意就不应该许可开展研究"这一观点的理由，要求另一半小组查找证据说明"如果没有知情同意开展公共卫生研究也会产生更好结果"这一观点的理由来反驳对方（10 分钟）。

3. 教员要求每个小组指定一位报告者来汇总小组的讨论意见（15 分钟）。

   对教员的要求：要求即将汇报的小组只报告其他小组还没有提过的内容。

4. 根据小组提出的意见，教员主持主题为"在什么情况下没有知情同意也可以允许研究？"的讨论。

5. 教员简要解释目前豁免知情同意被认可的规范。

6. 教员展示学习目标 4.1 中的案例研究，并询问学员下列与知情同意相关的问题：

- 所描述的情况能满足豁免知情同意需求最小风险的条件吗?
- 在 Trovan 的研究中如何处理知情同意?那么在 SARS 研究案例中又如何处理?
- 所描述的流程是否反映了"最小风险"研究的伦理责任?
- 所有公共卫生干预都需要知情同意吗?

对教员的要求:Trovan 案例提出了许多伦理问题。据称研究者可能已给父母提供有关研究、试验药物和其他替代治疗方法的详细信息,他们可能已获得父母为其孩子作出决定的支持。虽然这是由代理决策者作出的代理知情同意,但代理决策人承受着巨大压力,并可能未充分了解该试验的情况。然而,我们通常认为父母是孩子的决策者。此外,尽管可能很难获得知情同意,但是这并不意味着不可能。因此,这个案例并不符合豁免知情同意的认可标准。

SARS 案例也是非常复杂的,但是有一个问题是明显的,即对获取个人健康档案缺乏透明性,从而阻碍了相应的监测和研究。这种监管缺口给负责病人健康档案的人员制造了伦理冲突。在这个案例中,因为研究符合最低风险的三大研究理事会标准(详见下述),所以研究伦理委员可能会同意豁免知情同意。研究很可能会带来巨大好处,并且相关人员也已认识到如果他们能为控制 SARS 提供个人信息,则研究的危害风险较小,而潜在的好处较多。

7. 教员总结课程,并欢迎学员自由讨论。

 A. 背景

为了允许在紧急情况下开展研究,对受试者的招募必须公平,他们的利益必须得到保护。所有关于人类研究的伦理的陈述都强调保护受试者,并引用知情同意作为实现这一目标的手段之一。但是,如果需要个体知情同意,因难度太大而无法获得，或干预措施需要完整的数据集，则被认为会产生很多潜在益处的研究就无法进行，那么会发生什么情况呢？

在重症监护中有一个在某些情况下不需要获得知情同意的一贯做法。这个做法往往受到法律的保护。不要求病人提供知情同意的情况通常涉及对神志不清病人的紧急干预处理。因为治疗被认为既符合病人的最大利益，也是普通人所希望的，所以法律框架允许在没有知情同意情况下进行这种治疗。它通常包括基于可获得的最好证据所能获得的最好治疗或措施。

一些法律框架也允许在某些情况下研究性干预措施可豁免知情同意的要求。通常这种豁免仅限于风险极低的研究，但是也可适用于紧急情况下为支持基于证据的实践而设计的研究。在这些案例中已接受的准则是：如果研究不能以任何其他方式进行，则豁免知情同意的要求是有可能的（见下框）。

 B. 主题

哪种类型的研究可能需要豁免知情同意？

需要豁免知情同意的研究实例包括回顾性资料的收集和基于庞大人群最可能完整数据集的观察性流行病学研究。重症监护的实例包括需采取紧急干预措施、没有时间获取知情同意而对病人无危害、病人神志不清、找不到代理决策者等的研究。在事故现场或另一个引发伤害事件的情况下可以开展这些研究。

什么时候允许豁免知情同意的要求？

应该考虑国家法律。数个研究伦理法规都包括了豁免个体知情同意的指引。一般而言，这些表述要求研究者说明该研究可能会带来的好处，但在建议的环境下获取知情同意是不现实的。加拿大三大研究理事会政策声明（Canadian Institutes of Health Research et al., 2010）提供了这样一个最小风险研究标准的示例。从题为"违背知情同意的一般原则"一节中摘录的内容，见框 3。

框 3　最小风险研究中知情同意的变更

（Canadian Institutes of Health Research et al., 2010）

"第 3.7 条 当研究伦理委员会（REB）感到满意，研究又符合所有下述条款时，研究伦理委员会可能会批准研究而不需要研究者获得受试者的知情同意［……］：

"（a）研究对受试者的风险极低；

"（b）缺少受试者的知情同意不会对受试者的利益造成不利影响。

"（c）就研究设计而言，如果在研究之前需获得受试者的知情同意，则开展研究并正确地回答研究的相关问题是不可能或不切实际的。

"（d）如有可能和必要，参与研究之后或在研究的后期，受试者会听取汇报，接受额外的相关信息［……］，在这些时间点上，他们都有机会拒绝参与研究［……］；

"（e）研究不涉及治疗性干预措施，或其他临床或诊断性干预措施。"

什么时候这些标准与紧急情况相关？

尽管这些标准在理论上与紧急情况相关联，但是在这种情况下的研究干预措施可能不符合通常最小风险的设想。在这种案例中，可以根据上述条件（c）和（d）争取获得豁免知情同意要求的允许。这种理由的正确性是基于一种假设，即应该根据具体情况评估风险：与对这个病已被认可的标准治疗相比，有风险的试验干预措施可能并不会给需要紧急治疗的个体带来更大的风险。

最小风险意指与日常生活中，或在常规身体检查、心理检查或检测期间所遇到的风险相比，研究预期的伤害或不适的可能性和程度本身并未增加（Institute of Dental and Craniofacial Research，2013）。

在紧急情况下相同标准也是有意义的。如果相对危险性经评估是可接受的，则该研究被认定会给受累社区带来足够的利益，该研究不能通过任何其他方法进行，而且如有可能还为继续研究去争取知情同意，则可以同意豁免知情同意。在紧急情况下，所有这些条件都可以得到满足。然而，为了让利益冲突最小化，豁免知情同意要求应该由与建议研究无关的伦理审查委员会所决定。

 ## C. 总结

并非一定能获得个体的知情同意，尤其在紧急情况下的研究。在某些情况下，严格执行这项要求会干扰具有潜在利益的研究。然而，知情同意是尊重自主权和保护受试者利益的最好方法。因此，获取个体受试者的知情同意应该被认为是实践的标准。对任何例外必须要说明理由，必须显示符合豁免知情同意的严格标准。在这种情况下，有资格审查研究的研究伦理委员会可以许可豁免知情同意。

 ## 参考文献

Canadian Institutes of Health Research, Natural Sciences and Engineering Research Council of Canada, Social Sciences and Humanities Research Council of Canada (2010) Tri-Council Policy Statement: ethical conduct for research involving humans (TCPS2), December 2010. http://www.pre.ethics.gc.ca/eng/policy-politique/initiatives/tcps2-eptc2/Default/National

Institute of Dental and Craniofacial Research (2013) Minimal risk protocol template (last updated July 2013). Bethesda, Maryland (http://www.nidcr.nih.gov/Research/ToolsforResearchers/Toolkit/MinimalRisk ProtocolTemplate.htm).

 ## 其他读物

Burns KEA, Zubrinich C, Marshall J, Cook D (2009) The "consent to research" paradigm in critical care: challenges and potential solutions. Intensive Care Med 35(10):1655–8.

Fost N (1998) Waived consent for emergency research. Am J Law Med 24(2–3):163–83.

Kompanje EJO (2007) "No time to be lost!" Ethical considerations on consent for inclusion in emergency pharmacological research in severe traumatic brain injury in the European Union. Sci Eng Eth 13(3):371–81.

Lecouturier J, Rodgers H, Ford GA, Rapley T, Stobbart L, Louw SJ, et al. (2008) Clinical research without consent in adults in the emergency setting: a review of patient and public views. BMC Med Eth 9(9): doi:10.1186/1472-6939-9-9.

Lurie N, Manolio T, Patterson AP, Collins F, Freiden T (2013) Sounding board: research as a part of public health emergency response. N Engl J Med 368:1251–5.

Richmond TS, Ulrich C (2007) Ethical issues of recruitment and enrolment of critically ill and injured patients for research. Adv Crit Care 18(4):352–5.

Silverman HJ, Lemaire F (2006) Ethics and research in critical care. Intensive Care Med 32(11):1697–705.

（陈　浩译　邹　艳校）

学习目标4.4：解释改善紧急情况下研究的知情同意所需的流程，尤其要考虑传统社区和资源匮乏地区

Caroline Clarinval

 课程时间表（90分钟）

0～15分钟（15分钟）	16～25分钟（10分钟）	26～45分钟（20分钟）	46～65分钟（20分钟）	66～85分钟（20分钟）	86～90分钟（5分钟）
介绍	幻灯展示	阅读	小组工作	讨论	总结和结论

 教学方法

1. 教员介绍学习目标（15分钟）。
2. 教员展示幻灯片（10分钟）。详见 http://www.who.int/ethics/topics/outbreaks-emergencies/en/

 对教员的要求：需要介绍的主要议题是知情同意与招募、贫穷、突发事件造成的伤害、紧急情况下的教育和文化之间的关系。

3. 教员分发 Trovan 案例研究及其相关的三条其他新闻条目，要求学员阅读这些内容（20分钟）。

4. 教员将学员分成 3 个小组，要求每个小组讨论下述问题中的一个问题（20分钟）：

- 一般而言，在传统社区或资源匮乏地区开展研究的伦理学挑战是什么？

 对教员的要求：获取知情同意的要求一直是毫无疑问的。

然而，由于语言、文化和其他障碍，获取知情同意可能会有困难。在任何场合参与者可能不了解研究相关信息的性质，但在许多潜在参与者可能未接受正规教育的情况下，这一点尤其具有重要意义。也可以探索其他方法，如获取社区的许可。其他可能的伦理学问题包括有限制参与者自主权的风险以及社区间和社区内遭受歧视的风险。资源匮乏地区的人群尤其容易被研究者胁迫和剥削。尤其在紧急情况下，两组的脆弱层级可能会增加。

● 资助者如何避免这种错误的做法以及所导致的丑闻（如果有的话）？

对教员的要求：在这个案例中，研究者没有披露所有必需的信息，且受试者未能提供知情同意。一些原则（如自主权、受益和公正）遭到挑战，而且由于他们特别脆弱、死亡率和患病率很高以及当地卫生保健系统难以满足需求，从而导致人们被剥削。此外，研究者滥用权力以及辜负当地人们对他们的信任。资助者本来可以通过遵守获取脆弱人群知情同意的最佳实践（包括确保充分披露信息，如给受试者提供所有所需的相关信息以便作出知情的选择）来避免丑闻的发生。资助者本来可以与当地社区讨论紧要问题来获得社区的允许（Diallo et al., 2005）。资助者应该采取所有相关的措施来确保对这些脆弱受试者的保护。

5. 教员要求每个小组报告各自的结论，所有学员要参与讨论。
6. 教员总结课程，并欢迎学员自由讨论。

 A. 背景

即使在资源充分地区非紧急情况下，获得研究的真正知情同意也是困难的，如在资源匮乏地区和传统社区，则更具挑战性。主要的困难是语言、研究素养和能力、授权不足和贫穷

（Ekunwe & Kessel，1984；Benatar，2002）。然而，在紧急情况下还会再增加 层复杂性。本研究月目标将介绍处理这些不同层级问题所需的流程。本单元补充以前对紧急情况下自主权的假设造成挑战的内容（学习目标 3.5）。本学习目标所讨论的案例以及贫困人群的其他试验显示，难以获取知情同意是如何让传统社区和资源匮乏地区的人群遭受伤害的风险。Bhutta（2004）和 Marshall（2006）指出，现有获取知情同意的指南不能为紧急情况下获取脆弱人群的知情同意提供足够的指导。因此，在紧急情况下传统社区和资源匮乏地区的人们有可能符合另一层级的脆弱性要求（Luna，2009）。

在"决定"参与研究时要考虑各种外部因素。可能影响自愿性和自主性的因素（Molyneux et al.，2005；Ganguli Mitra，2012）包括：

- 治疗误解（见学习目标 7.2）
- 金钱鼓励
- 药物的可获得性
- 寻求与社区的信任关系
- 担心权力的差异
- 担心交换和公平。

因此，对研究的许多"文化"反应显然来自"传统"的理念或教育的缺乏，这些反应实际上是对贫穷和政治或经济不稳定有意义的反应。换言之，不能满足卫生保健（如足够的庇护所、充足的食物和安全的饮用水）的需求会加剧个体的脆弱性。

居住在资源匮乏地区的人们可能会面临额外的挑战。在某些情况下，尽管他们可能充分知情并同意参加，但是他们可能因为面临着困难的情况才这么做。因此，脆弱性不只是一种知情同意或者伤害的事件。当充分了解潜在风险后，他们可能会做出某些选择。研究者不应该假设知情后的选择会保护他们：脆弱的人群可能"发生额外的或更大的错误概率明显增加"
（Hurst，2008）。除非人们获得全民医疗保险或其他社会安全网
的保障，否则他们就更可能冒着被剥削的风险同意参加研究，
也就是参加了研究但并未从中获益（Ganguli Mitra，2012）。在
资源匮乏地区从事研究的研究者应该考虑驱使人们参与研究的
各种原因。

案例研究的目的以及建议的问题是为了对假设提出问题，
并要求学员讨论有关造成危害的可能风险的问题（如权力和经
济的不平等、紧急状态下的研究）。

 B. 主题

尽管已经建立了很好的获取知情同意的标准流程（National
Commission for the Protection of Human Subjects of Biomedical
and Behavioral Research，1979；Council for International
Organizations of Medical Sciences，2002），但是在应急情况下
这些流程用于传统社区的受试者和资源匮乏地区的人群可能
会特别有挑战性。除了上述讨论的因素之外，其他的现实情
况可能会危及真正的知情同意。例如，在当地人群与侨民的
或国家的研究团队之间在技术、知识和地位的不同可能会有
很大的障碍。传统社区尤其容易卑微地接受外国人的治疗
（Beauchamp et al.，2014）。因此，他们不太可能以有助于了解
紧急问题的方式来获得所需信息。此外，由于文化程度在资
源匮乏地区参差不齐，对人们签署的知情同意书作为保护性
措施表示担忧。研究者必须要对可能出现的额外的脆弱层级
保持警惕，并使用预防性措施来避免受累人群和个体暴露于额
外伤害。

在紧急情况下，获得传统社区的知情同意需要什么程序？

当研究的主要风险与整个社区（而不是个体成员）有关时，

社区咨询可能就会特别适宜。在传统社区，国际研究伦理指南要求的知情同意程序可能不适合于当地的传统。尽管指南要求所有的社区成员都能够参与，而不管他们的社会经济背景如何（Vreeman et al.，2012），因而要求受试者和社区代表都要提供知情同意，但是社区代表更有可能根据当地传统作出决定和排除某些个体。因此，研究者可能不得不采取额外的预防措施来保护脆弱人群，避免不必要的伤害（Molyneux et al.，2005）。

如果社区要在研究中真正起到作用，则他们必须尽早收集数据，以便能影响项目的设计。如果社区可能不同意所有或者部分建议，应该考虑重新对其进行修改。这个问题已经在一些文件（如"利益相关者参与的美好合作蓝图"（good participatory blueprint for stakeholder engagement）（AVAC，2014）中得到解决。

一般而言，咨询社区领导人至关重要，这样可以显示对当地习俗的尊重。当他们是主要的切入点时，应该召开预备会议，并通过适宜的方式来讨论研究的目的、方法和预期。在与社区领导人的协商和见面过程中，研究者必须确保社区的知情同意不能取代个体的知情同意（Dresden et al.，2003）。即使在紧急情况下，社区知情同意通常不应该被认为是对参与研究的个体提供知情同意的豁免。

在传统社区工作的研究者必须通过与他们交谈来了解其需求和期望。对于受试者和研究者之间观念上的差异，研究者应该保持警惕，增进信任和促进尊敬。研究者应通过下列方法避免以恩赐态度对待传统社区来获取知情同意：

- 在研究开始之前调查文化敏感性；
- 应注意人群的需求，如果情况不允许开展调查，那么就对调查进行重新考虑；
- 当地人员和翻译人员要参与研究，以确保社区和个体咨询的顺利进行；

- 加强社区的参与,并将其作为研究的一部分。社区应参与协议的起草和研究的真正实施(Vreeman et al., 2012);
- 在没有完全了解研究的含义前,应确保个体不被剔除和不被强迫参与研究;
- 在设计获取知情同意方式时,应仔细考虑民族或社会团体的文化习俗;
- 通过对拒绝同意的认可,来尊重个体作出的决定;
- 避免给个体和社区施加任何心理或经济的压力;
- 在决策时考虑社区结构(Vreeman et al., 2012)。

在资源匮乏地区紧急情况下获取知情同意需要什么程序?

上述许多问题也适用于资源匮乏地区的居民,他们可能会拒绝参与研究或缺乏提供知情同意所需的适当信息。此外,社区中的某些个体可能会比其他人更加脆弱而被剔除,剥夺了提供知情同意的权利。

由于获取收入的能力有限,资源匮乏地区的人群可能特别容易受到胁迫和剥削。尤其在紧急情况下,卫生系统超出自身的承受能力而无法满足受试者的卫生医疗需求。因此,研究者和救助机构应该合作以确保以下几项:

- 在整个研究项目期间,不管他们参与与否,都要满足所有个体生存的基本需求;
- 人群有获取基本卫生保健的机会;
- 研究小组不能为了研究而耗尽所有卫生保健资源,从而剥夺当地人群的卫生保健权利。

一旦这些问题得到解决,关于是否参加研究,"作为主人翁的"人群就有了真正的选择。这是知情同意有效的必要条件。

如果有剥削受试者的风险,即使研究有潜在的益处,也不能进行。根据互惠原则,直接从研究中获利的研究者、公司和组织有义务寻找办法来支持为研究奉献的参与者,或加强当地的卫生系统(Ganguli Mitra, 2012)。

C. 案例研究

尼日利亚的 Trovan 试验

Stephens J（2000）. Where profits and lives hang in balance，Washington Post，17 December 2000（http：//www.washingtonpost.com/wp-dyn/content/article/2008/10/01/AR2008100100973_pf.html）.

也可以参见 http：//www.pfizer.com/files/news/trovan_fact_sheet_final.pdf.

 D. 总结

在开展研究项目期间，传统社区和资源匮乏地区的居民会面临不同的文化，有时面临技能和知识的不平衡。这些可能会导致由研究者以恩赐的态度对他们进行治疗。即使有被剥削的风险，贫穷、政治不稳定和缺乏全民健康保险会促进这些社区的人们参与研究。在紧急情况下，他们的需求可能会超出卫生保健的范围，从而进一步加剧他们的脆弱性。

研究者必须要权衡给未来病人和人群带来的潜在好处与保护研究相关人员的利益之间的关系（Ganguli Mitra，2012）。研究者必须记住，在紧急情况下开展研究在道德上可能是不可以接受的。因此，必须要仔细权衡社区的利益和研究的需求（Dawson & Kass，2005）。研究者的责任是绝不能给传统社区和资源匮乏地区居民带来进一步伤害，但应分享任何利益。这种责任在紧急情况下是最重要的。

总之，应该召集社区代表，召开预备会议来解释研究的风险和益处。研究者必须努力获取个体的知情同意。他们必须要确保社区的知情同意不能取代个体的知情同意。在某些情况下，在紧急情况出现前就应该获得知情同意。为减少遭受强制和剥削的风险，在资源匮乏地区工作的研究者可以联络现场的其他机构来确保满足人群的基本需求。

 ## 参考文献

AVAC: Global Advocacy for HIV Prevention (2014) GPP blueprint for stakeholder engagement. Good participatory Practice tools. New York (http://www.avac.org/sites/default/files/resource-files/GPPBlueprint_%202014.pdf).

Benatar SR (2002) Reflections and recommendations on research ethics in developing countries. Soc Sci Med 54:1131–41.

Bhutta ZA (2004) Beyond informed consent. Bull World Health Organ 82(10):771–7.

Beauchamp TL, Walters L, Kahn JP, Mastroianni AC (2014) Contemporary issues in bioethics. 8th Edition. South Melbourne, Victoria: Cengage Learning; 180, 556, 558.

Bosely S, Smith D (2010) As doctors fought to save lives, Pfizer flew in drug trial team. The Guardian, 9 December 2010 (http://www.theguardian.com/business/2010/dec/09/doctors-fought-save-lives-pfizer-drug, accessed 12 September 2014).

Council for International Organizations of Medical Sciences (2002) International ethical guidelines for biomedical research involving human subjects. Geneva.

Dawson L, Kass NE (2005) Views of US researchers about informed consent in international collaborative research. Soc Sci Med 61:1211–22.

Diallo DA, Doumbo OK, Plowe CV, Wellems TE, Emanuel EJ, Hurst SA (2005) Community permission for medical research in developing countries. Clin Infect Dis 41(2):255–9.

Dresden E, McElmurry BJ, McCreary LL (2003) Aproaching ethical reasoning in nursing research through a communitarian perspective. J Prof Nurs 19(5):295–304.

Ekunwe EO, Kessel R (1984) Informed consent in the developing world. Hastings Center Rep 14:22–4.

Ganguli Mitra A (2012) Off-shoring clinical research: exploitation and the reciprocity constraint. Dev World Bioeth 13:111–8.

Hurst SA (2008) Vulnerability in research and health care: describing the elephant in the room? Bioethics 22(4):191–202.

Luna F (2009) Elucidating the concept of vulnerability: layers not labels. Int J Feminist Approaches Bioeth 2(1):121–39.

Marshall PA (2006) Informed consent in international health research. J Empirical Res Human Res Eth 1(1):25–42.

Médecins sans Frontières (2011) Statement: Pfizer promoted misleading and false accusations of MSF's involvement in unethical drug trials the company conducted in Nigeria in 1996. Geneva (http://www.msf.

org/article/statement-pfizer-promoted-misleading-and-false-accusations-msfs-involvement-unethical-drug, accessed 12 September 2014).

Molyneux CS, Peshu N, Marsh K (2005) Trust and informed consent: insights from community members on the Kenyan coast. Soc Sci Med 61(7):1463–73.

Murray S (2007) Anger at deadly Nigerian drug trials. BBC News, 20 June 2007 (http://news.bbc.co.uk/2/hi/africa/6768799.stm, accessed 12 September 2014).

National Commission for the Protection of Human Subjects of Biomedical and Behavioral Research (1979) The Belmont report: ethical principles and guidelines for the protection of human subjects of research. Washington DC: Department of Health, Education, and Welfare.

Nyika A (undated) The Trovan trial case study: After profits or to save lives? Dar es Salaam: African Malaria Network Trust, Tanzania Commission for Science and Technology (http://www.slideserve.com/bluma/the-trovan-trial-case-study-after-profits-or-to-save-lives-available-at-amanet-trust, accessed 25 November 2014).

Okonta P (2014) Ethics of clinical trials in Nigeria. Niger Med J 55(3):188–94.

Vreeman R, Kamaara E, Kamanda A, Ayuku D, Nyandiko W, Atwoli L, et al. (2012) A qualitative study using traditional community assemblies to investigate community perspectives on informed consent and research participation in western Kenya. BMC Med Eth 13:23.

 其他读物

Bosely S, Smith D. (2010). As doctors fought to save lives, Pfizer flew in drug trial team. The Guardian, 9.12.2010. http://www.theguardian.com/business/2010/dec/09/doctors-fought-save-lives-pfizer-drug (12.09. accessed 12 September 2014).

Doumbo OK (2005). It takes a village: medical research and ethics in Mali. Science 307:679–81.

Fitzgerald DW, Marotte C, Verdier RI, Johnson WD Jr, Pape JW (2002) Comprehension during informed consent in a less-developed country. Lancet 360:1301–2.

Médecins sans Frontières (2011) Statement: Pfizer promoted misleading and false accusations of MSF's involvement in unethical drug trials the company conducted in Nigeria in 1996, http://www.msf.org/article/statement-pfizer-promoted-misleading-and-false-accusations-msfs-involvement-unethical-drug.

Merritt MW, Labrique AB, Katz J, Rashid M, West KP, Pettit J (2010) A field training guide for human subjects research ethics. PLoS Med 7(10):e1000349.

Murray S. (2007). Anger at deadly Nigerian drug trials. BBC news website, 20.06.2007. (http://news.bbc.co.uk/2/hi/africa/6768799.stm)

Oduro AR, Aborigo RA, Amugsi D, Anto F, Anyorigiya T, Atuguba F, et al. (2008) Understanding and retention of the informed consent process among parents in rural northern Ghana. BMC Med Eth 9:12.

Okonta, Patrick I. (2014) Ethics of clinical trials in Nigeria. Niger Med J; 55:188-94.

（陈　浩　译　邹　艳　校）

核心能力 5：
解释公共卫生监测或紧急情况下研究与出版伦理之间关系的能力

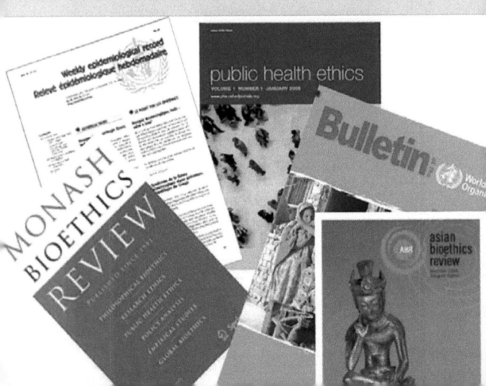

核心能力 5：解释公共卫生监测或紧急情况下研究与出版伦理之间关系的能力

当产生的新知识是为了保护在紧急情况下的公众时，就有道德义务在适当的时候分享和发布相关的发现。这样的科学知识可以在常规监测中获得。因此，在这种情况下不需相应的伦理监督就可以开始收集数据，但重要的是应该明确将收集的数据作为科学知识来传播的条件（学习目标 5.1）。

此外，重要的是，公共卫生人员要牢固掌握各种出版偏倚的意义，这个问题将在学习目标 5.2 中进行讨论。最后，与数据所有权捆绑的义务必须明确，因为这种所有权可能对科学证据的质量或花费多少财力在有争议的技术干预上可能产生巨大影响。该主题将在学习目标 5.3 中讨论。

 学习目标

5.1 解释公共卫生监测或常规临床治疗期间收集的资料可以作为科学知识发表的条件。

5.2 解释什么是"发表偏倚"以及它如何影响对突发事件的应对。

5.3 解释研究人员、公共卫生人员和出版商对科学数据所有权的伦理义务。

学习目标 5.1：解释公共卫生监测或常规临床治疗期间收集的资料可以作为科学知识发表的条件

Philippe Calain

 课程时间表（75 分钟）

0~15 分钟 （15 分钟）	16~35 分钟 （20 分钟）	36~40 分钟 （5 分钟）	41~60 分钟 （20 分钟）	61~75 分钟 （15 分钟）
课程介绍	阅读	角色扮演和展示	小组讨论	总结和结论

 教学方法

1. 教员介绍单元，并列出数据作为科学知识在伦理上可以传播的条件。

2. 教员分发 Balasegaram 等（2006 年）撰写的文章，要求学员阅读，特别是前面的 2 页。

   教员：向学员解释他们应该忽视文章发表的事实，想象这是提交给期刊的论文草稿。他们应该考虑是否获准出版。

3. 教员扮演技术人员的角色，要求文章在提交给同行审查的期刊前获得伦理审批。

   教员：发挥技术人员的作用，运用 Gollogly（2006）以及任何其他相关的人提出的论点。

4. 教员将学员分为多个组，每组 4 人或 5 人，要求他们讨论技术人员的要求，决定是否应给予出版的事后伦理审查。

5. 教员要求每个小组指定一名报告人来总结他们的讨论。

   教员：要求即将报告的小组仅提出其他组还未提到的内

容。应该讨论的问题包括：患者是试验的一部分，但未被告知；以前未经过伦理审查；如何解决对人的尊重与在批准研究结果的发布带来的社会效益之间的冲突。

6. 教员总结活动，并欢迎学员自由讨论。

 A. 背景

当产生的新信息可以在突发事件中有益于个人和公众时，则有足够充分的道德义务尽快分享和公开这些信息（（Langat et al.，2011）。由于这些科学信息可以来自于常规临床或监测活动期间，数据收集在没有伦理监督或个人同意的情况下可能已经开始（见学习目标3.2）。

本课程涉及对作为项目监测、公共卫生监测或"操作性研究（operational research）"部分获得的回顾性数据进行汇编、分析和出版而进行的伦理审查。最初，由于可能在紧急情况下，没有经过伦理监督或个人同意，不管正确与否，就已收集数据（Calain et al.，2009）。例如，在一个人道主义项目期间开展的操作性研究，该单元引入伦理计算的概念，来计算公共卫生重要的数据出版之重要性是否超过没有事先同意或伦理审查的重要性。

国际医学期刊编辑行为准则（International Committee of Medical Journal Editors，2009；Committee on Publication Ethics，2011）参考《赫尔辛基宣言》，并引用个人保护作为医学出版的先决条件。赫尔辛基宣言2013版（World Medical Association，2013，paragraph 36）这样指出：研究人员、作者、赞助商、编辑和出版商都有出版和传播研究结果的伦理义务。研究人员有公布人体受试者研究结果的义务，并对报告的完整性和准确性负责。各方应坚持公认的伦理报告指南。阴性和不确定的结果以及阳性结果必须公布或者以其他方式公开。资金来源、隶属机构和利益冲突必须在出版物中声明。对不符合该宣言原则的研究报告不应出版。

在该单元中,参与者将严格审查在公共卫生监测或临床管理过程中产生的数据出版的必要条件。

 B. 主题

对日常收集的下列数据进行出版的伦理审查的标准是基于作者的工作和经验(也参见 Schopper et al.,2009)。

活动类型

当确定是否对作为非正式研究项目部分获得的数据进行传播时,应该确定数据收集的活动类型,因有些类型(如操作性研究)可允许豁免标准伦理审查。但是诸如操作性研究的活动可能很难界定。例如,Balasegaram 等(2006)将在人道主义行动期间进行的研究认为是操作性研究,而其他人认为操作性研究是改善卫生系统的各类研究中的一种(Remme et al.,2010)。

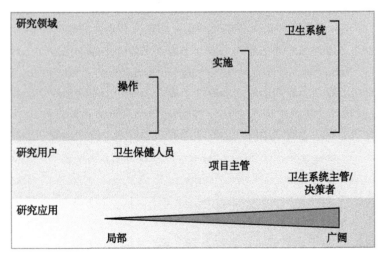

图 1　改善卫生系统的研究(Remme et al., 2010)

数据相关性

必须对所收集数据的相关性进行评估。在紧急情况下，往往最容易并且首先要收集的是常规的临床监测数据。决定发布这些数据应考虑从出版获得的潜在利益是否比收集数据之前不征求同意这一事实更为重要。例如，如果在收集数据的地方工作可继续，或者利益相关者可使用数据来实施和倡议改进治疗方案，这将是特别重要的。

科学有效性

在公共卫生监测或常规临床管理期间收集的数据，与根据科学有效性审查的正式研究项目方案收集的数据相比，可能不太严格。当数据收集活动的科学价值值得商榷时，明确承认有局限性是特别重要的。

保密性

学习目标 3.3 涵盖了紧急情况期间的保密问题。正如定义所述，保密是确保可识别身份的信息不被他人知晓的原则。在基于公共卫生监测或临床管理的出版物中，对个人的所有可识别身份的信息有保密的义务，因此应该被删除。

风险最小化

保密标准有助于确保数据传播给参与者和社区带来的风险最小化。然而，如在学习目标 3.1 中所讨论的一样，如果公共卫生活动揭示与普遍不赞同的行为相关的疾病流行率高，则社区、团体或个人可能会遭到羞辱。因此，可能需要更加努力以尽量减少因出版数据而泄露个人信息的风险。即使风险预计很小，研究人员也必须明确承认这些风险。

许可与合作

在提交或传播前，如果相关的国家和地方卫生部门直接参与数据收集，则必须被告知并同意公布数据。同样，应当在合理可行的情况下，寻求与地方利益相关方的出版前合作。例如，与社区机构代表接触，如果可能的话，应寻求以地方部门或合作伙伴作为作者身份。

可用性与可获取性

在合理可行的情况下，数据分析的结果应以适当、可及的形式提供给患者和社区。

如果对考虑出版的数据收集活动没有获得伦理批准，就不能同意此后的伦理批准。调查人员和出版者在作出出版决定时，应对上述所有问题承担伦理责任。

 ## C. 总结

正如 Gollogly（2006）所讨论的一样，对于在公共卫生监测或常规临床管理中收集的数据应作为科学信息发布的情况，存在"灰色地带"。本单元探讨的一个问题是，作为受试者的患者可能没有提供适当的知情同意（参见学习目标 3.2）。另一个令人担忧的问题是，相关领域缺乏先验的伦理批准。当调查人员和出版商在争论是否应公布数据时，他们应该权衡出版可能造成的伤害与预期的收益（Public Health Ontario，2011）。这样做的一种方法是使用本章节所列的标准清单。在学习目标 5.2 和5.3 中将提出与出版伦理有关的其他伦理问题。

 ## 参考文献

Balasegaram M, Harris S, Checchi F, Hamel C, Karunakara U (2006) Treatment outcomes and risk factors for relapse in patients with early-stage human African trypanosomiasis (HAT) in the Republic of the Congo. Bull World Health Organ 84(10):777–82.

Calain P, Fiore N, Poncin M, Hurst SA (2009) Research ethics and international epidemic response: the case of Ebola and Marburg hemorrhagic fevers. Public Health Eth 2(1):7–29.

Committee on Publication Ethics (2011) Code of conduct and best practice guidelines for journal editors. London (http://publicationethics.org/files/Code_of_conduct_for_journal_editors_1.pdf).

Gollogly L (2006) Ethical approval for operational research. Bull World Health Organ 84(10):766.

International Committee of Medical Journal Editors (2009) Recommendations for the conduct, reporting, editing, and publication of scholarly work in medical journals: roles and responsibilities of authors, contributors, reviewers, editors, publishers, and owners: protection of research participants. Rockville, Maryland: Institute of Medicine (http://www.icmje.org/roles_e.html).

Langat P, Pisartchik D, Silva D, Bernard C, Olsen K, Smith M, et al. (2011) Is there a duty to share? Ethics of sharing research data in the context of public health emergencies. Public Health Eth 4(1):4–11.

Public Health Ontario (2011) An ethical framework for public health projects, discussion paper, Toronto.

Remme JHF, Adam T, Becerra-Posada F, D'Arcangues C, Devlin M, Gardner C, et al. (2010) Defining research to improve health systems. PLoS Med 7(11):e1001000.

Schopper D, Upshur R, Matthys F, Singh JA, Bandewar SS, Ahmad A, et al. (2009) Research ethics review in humanitarian contexts: the experience of the independent ethics review board of Médecins Sans Frontières. PLoS Med 6(7):e1000115.

World Medical Association (2013) Declaration of Helsinki. Ferney-Voltaire (http://www.wma.net/en/30publications/10policies/b3/).

 ## 其他读物

Banatvela N, Zwi A (2000) Public health and humanitarian interventions: developing the evidence base. BMJ 321:101–5.

Council for International Organizations of Medical Science (2009) Commentary on guideline 4 (pp. 42–44). International ethical guidelines for epidemiological studies. Geneva.

Ford N, Mills EJ, Zachariah R, Upshur R. (2009) Ethics of conducting research in conflict settings. Conflict Health 10(3):7.

Zwi A, Grove N (2006) Challenges to human security: reflection on health, fragile states and peace building. In: Health and conflict prevention, 3rd Edition. Brussels: Madariaga College of Europe Foundation; 119–39.

Zwi AB, Grove NJ, MacKenzie C, Pittaway E, Zion D, Silove D et al. (2006) Placing ethics in the centre: negotiating new spaces for ethical research in conflict situations. Global Public Health 1(3):264–77.

（潘会明 译　张　皓 校）

学习目标 5.2：解释什么是"发表偏倚"以及它如何影响对突发事件的应对

Maxwell J. Smith

 课程时间表（90分钟）

0~20分 （20分）	21~40分 （20分）	41~55分 （15分）	56~85分 （30分）	86~90分 （5分）
介绍	阅读	视频与小组讨论	案例研究与讨论	总结与结论

 教学方法

1. 教员提供发表偏倚的背景信息及其对突发事件准备和应对的影响。

   对教员的要求：留出时间用于提问和讨论。

2. 教员向学员分发由 Godlee 和 Loder（2010）以及 Cohen（2009）撰写的文章，给他们 20 分钟阅读材料。如果可能的话，教员可以在上课前给学员提供文章。

   对教员的要求：由 Godlee 和 Loder 撰写的评论强调出版偏倚的意义以及减轻其影响的重要性。Cohen 的文章为本单元要讨论的案例研究提供背景资料。

3. 教员播放一段关注抗病毒药物达菲的视频（四频道新闻，2009 年）（12 分钟）。

4. 教员介绍案例研究。

5. 教员将大组分成几个小组，给每小组 10 分钟，从下列问题中挑选一个进行讨论：

- 该案例研究有提示发表偏倚吗？为什么有或为什么没有？该案例中可能存在哪种发表偏倚？

对教员的要求：确定可能存在的偏倚类型，检查所有利益相关方的利益，考虑研究结果会如何受到影响（如果有的话）。

- 在该案例中可以做些什么来防止或减轻潜在的发表偏倚？

对教员的要求：根据推荐的方法来解决发表偏倚，可以考虑下列认可的一些方法。

- 该案例如何影响突发事件的应对？

对教员的要求：有与资助和使用公共卫生措施相关的机会成本，如果措施不力，这些成本可能被认为缺乏理由。

6. 如果时间允许，教员可以决定把框 4 的一些问题分给学员，并主持讨论。

7. 教员总结会议，并欢迎学员自由讨论。

 A. 背景

关于如何做好准备和应对突发事件的决定，很可能基于研究产生的证据来提供依据。这反映了在公共卫生政策和实践方面做出的决定是基于证据或以证据为前提的一种趋势（Banatvala & Zwi，2000；Kohatsu et al.，2004；Bowen and Zwi，2005）。证据表明，为公共卫生决策提供依据的证据可以多种形式出现，如纯粹的研究、系统综述或许多研究的 Meta 分析等。因此，出版什么以及决策的证据由哪些部分组成，都有偏倚的可能性（Knox Clarke & Darcy，2014）。

偏倚是指"在推断的任何阶段和任何过程中往往产生与事实有系统性误差的结果或结论"（Sackett，1979，p.60）。虽然偏倚可发生在研究的任何阶段，如在抽样或测量时，但是本单元关注的重点是在研究出版阶段的偏倚。当出版的信息不能系统地代表现有数据时，就出现了"出版偏倚"（Rothstein et al.，

2005）。如果仅选择纯粹研究中的数据或结果来出版，或者研究的部分数据被禁止披露，或者研究数据没有被出版，便会出现出版偏倚。例如，据报道，在流感大流行病毒株出现后2年，在73个注册的甲型H1N1流感疫苗随机对照试验中，只有21个在同行评议期刊上发表（Ioannidis et al.，2011）。由于这一主题只有少数试验报告，已出版的内容是否准确地代表所有证据尚不清楚。

因此，由于出版偏倚，要确定纯粹研究能否准确地反映所收集的数据，或者是否仅根据综述或Meta分析就认为是所有现有的研究，则是非常困难的。虽然可将系统综述和Meta分析结合起来，对许多研究的结果进行对比以试图找出某些模式，但由于研究未完成、未出版，或未报告而缺乏可用性，从而损害了研究的有效性（Rothstein et al.，2005）。

最后，出版偏倚的结果是证据的失真（Egger & Smith，1995）。因此，如果决定是基于可获得的证据，那么作出的决定最终将基于不完整或不准确的信息。这就对研究人员和决策者提出了至少两个实际挑战：首先是当证据存在潜在偏倚时如何做出决策，其次是今后如何防止或减少出版偏倚。

 B. 主题

下面讨论各种形式的发表偏倚。

"阳性结果偏倚"

当研究中有统计学显著意义的阳性结果比支持零假设的结果或者不确定的结果（称为"阴性"结果）更容易出版，就出现了"阳性结果偏倚"（Hopewell et al.，2009）。虽然这种偏倚可能涉及结果的选择性报告，根据这些结果的趋势和统计学显著意义，可以被认为是属于所谓的"结果报告偏倚"（Dwan et al.，

2008）。由于有统计学显著意义的阳性结果更可能被提交出版，更可能被编辑、期刊和同行评议者接受，更容易被多次发表，更容易被别人引用，更容易快速出版，因此会出现阳性结果偏倚（Stern & Simes，1997；Hopewell et al.，2009）。

阳性结果偏倚的后果可能是应对突发事件时所采取的某些措施（如使用抗病毒药物进行预防或治疗）的有效性被夸大。另外，阳性结果偏倚可能提示治疗作为一项公共卫生措施是有效的，可是实际上却没有效果，或者效果实际上达不到响应目标。这可能导致将稀缺资源用于作为应急响应的干预措施，其价值值得商榷。此外，如果有统计学意义的阳性结果能更加容易和快速地发布，则在突发公共卫生事件期间开始的研究，如产生阴性或不确定的结果直到应急响应结束后也不会被发表，从而对未来响应的知识库产生影响。此外，对已深入研究的项目，研究可能继续被资助，并继续进行，但结果却不会被公布。

"热点偏倚（Hot stuff bias）"和"缺乏兴趣（lack of interest）"偏倚

对于突发事件的重大偏倚被称为"热点偏倚"（Sackett，1979）。当某主题在科学界或更广泛的公共领域流行时，会导致对该主题出版的兴趣增加，从而出现这种偏倚。除发表和不发表有价值的研究所产生的固有差异外，由于急于出版这个主题的内容，这种偏倚还可能导致出版初步的，甚至"不可靠"的结果（Sackett，1979）。在突发事件期间要努力加快出版研究结果，为响应的决策提供依据。由于在这段时间内迅速出版和传播研究成果和信息的重要性，有可能会出版初步的或"不可靠"的结果。此外，可能会在压力下公布早期阳性结果，而不公布出现的阴性结果。公共卫生机构和政府部门急于与公众沟通应急准备和响应的信息，因此会存在加快出版，从而可能产生出版偏倚的风险。

相反，可能由于从事研究和出版的人员缺乏兴趣而导致偏倚（Sackett，1979）。例如，研究人员对某个研究问题可能失去兴趣，并选择放弃出版，使得数据未能发表。由于突发事件可能是短暂的，在响应阶段开始的研究可能在之后会被忽视，因为从开始研究到撰写论文发表期间的一段重要时间已经过去。此外，虽然对某项研究课题如流感大流行计划感兴趣，但在数年后研究人员可能会对完成课题研究或者追求结果出版失去兴趣，期刊和编辑可能会由于"主题疲劳"而不愿出版这样的研究。

对所谓"热点偏倚"稍微不同的解释与研究人员的职业兴趣有关。鉴于出版原创研究以及在"高影响因子"期刊上发表论文的压力，如果他们有一个相互排斥的提升职业生涯选项，能给研究的作者带来更多声誉的形式或场所发布，则研究人员可能对相关的、时间敏感的研究结果提供给更广泛的科学界或公众动力不足。在这种情况下，对公众健康有直接正面影响的结果可能（至少暂时）被禁止出版。考虑在哪里出版原创研究可能会影响何时和以什么形式发表；如果研究者有机会在质量不高但"影响因子"较高的刊物上发表，那些可以通过快速审查和开放获取的期刊可能会被忽略。与各种应急准备和响应相关的研究所产生的证据，具有高度的时间敏感性。原创性研究更愿意发表在影响因子高的期刊上，而不是接受更广泛的科学审查并最终让公众受益，这也是一种发表偏倚（参见学习目标5.3）。

发表偏倚的其他形式

当研究结果与研究者或研究赞助人的兴趣、期望或假设相匹配时，就可能存在"确认偏倚"（Mahoney，1977）。对有利结果有一些既得利益（包括经济或其他方面利益）的企业所赞助的研究，这种偏倚可能特别明显。商业的参与可能会影响突发事件期间的研究和活动（Delva，2013）。在这种情况下，确认偏倚可能与通常被称为"资助偏倚"或"赞助偏倚"有关联,而"资助偏倚"或"赞助偏倚"的研究往往支持赞助商的利益。确认偏倚是出版以外的研究问题,导致的偏倚在于出版的内容。

其他类型的偏倚包括"语言偏倚"(用英文选择性出版研究),"所有完好的文献偏倚"(选择性出版争议少的论文),"片面参考文献偏倚"(作者在论文中仅选择支持其观点的参考文献),"可获得性偏倚"(选择性出版研究人员可获得的研究)、"熟悉偏倚"(选择性发表作者自己学科的研究成果)和"成本偏倚"(选择在免费或较低费用的期刊发表研究成果)(Sackett,1979;Rothstein et al.,2005)。解决发表偏倚的挑战之一是确定和解释这些偏倚。

出版偏倚的解决方法

现已提出了许多建议以防止或减少发表偏倚,其中一些建议主张能够公开访问数据,从而对拥有数据的人、可以获取数据的人以及利用数据的人提出质疑。

出版过程的透明化可能会减少发表偏倚,但仍需实施更严格的问责制。例如,同行评议的透明化可能需同时报告同行评议者的姓名和发布他们的评论,从而阻止或至少能更好地识别与同行评议相关的偏倚。此外,出版物的"开放获取"可方便研究人员、医师和决策者识别和检索在其他地方可能还难以获得的重要数据和结果。

现有多种方法(如漏斗图)来处理 Meta 分析中的发表偏倚,可用相关技术来确定未发表的研究(Hopewell et al.,2009)。已成立临床试验注册机构以帮助跟踪人类受试者的实验,而不管其结果如何(Hopewell et al.,2009)。虽然所讨论的发表偏倚主要是在临床试验方面,但也可发生在其他类型研究的报告,包括与临床试验方法不同的研究,如定性研究。因此也必须找到防止或减轻出版偏倚的相应方法。

C. 案例研究

2003 年发表了一篇有关奥司他韦（商品名：达菲）治疗对流感相关的下呼吸道并发症和住院的影响的论文，该项研究结果由 霍夫曼 - 罗氏有限公司（F. Hoffmann-La Roche Ltd）赞助。这篇文章报道用奥司他韦治疗流感能降低高危成人和其他成人的下呼吸道并发症、减少抗生素使用、减少住院数和住院率（Kaiser et al., 2003）。

这项研究涉及由霍夫曼 - 罗氏有限公司赞助的 10 个独立的Ⅲ期随机对照试验的分析，其中只有 2 个已发表在同行评议期刊上。随后一份 Cochrane 综述（Jefferson et al., 2009）宣称，如果不包括原先论文中提及的 8 篇未发表的研究数据，就没有充分的证据来确定奥司他韦能否有效减少下呼吸道并发症、抗生素使用和住院天数。然而，公共卫生决策者根据论著的证据以及许多其他相关出版物，来说明推荐奥司他韦作为抗击流感（包括流感大流行的流感病毒株）治疗药物的理由（Godlee & Clarke, 2009），从而导致大量储备奥司他韦以供流感大流行期间使用。

Cochrane 综述的作者指出，存在出版偏倚是可能的，尤其是如同我们知道的未发表和未见到的 8 个试验结果一样。其偏倚方向可能倾向于夸张治疗效果（Jefferson et al., 2009, p.6）。

框 4　进一步讨论的问题

1. 是什么从根本上推动出版？在突发事件期间其动机有什么不同？
[提示：考虑公共卫生（和其他）利益、职业兴趣和经济利益]

2 根据显示的出版偏倚，公共卫生干预的可疑效益证据是如何影响采用公共卫生干预措施的合理性的（例如，在应对如 SARS 等传染病开展的隔离措施）？（提示：见 simon & Upshur, 2007 for discussion on this topic）。

3 发表偏倚是否会出现在有关应急准备和响应伦理的论文中？对困难的伦理问题有明确结论的论文会更容易或更快出版吗？（提示：一篇在伦理立场方面有明确主张的论文是否比一篇仔细考虑不同伦理的可取之处而无明确结论的论文更容易被发表？）

4　如果出版偏倚降低了基于数据作出决策之证据的可信性,应如何作
　　出决策?(提示:这个问题是要求学员如何在不确定情况下能够或
　　应该作出决策。一方面,如果决策机构知道他们所依赖的证据存在
　　某一特定方向的偏倚而作出决策,则他们可能受到批评;另一方面,
　　即使他们的决策是基于可能有偏倚的证据(换句话说,这是他们掌
　　握的唯一证据,也就是他们所获得的最理想的证据),而没有对公共
　　卫生问题采取行动而受到批评。
5　同行评议者或杂志编辑(或一些其他单位)应该有机会审查研究数
　　据吗?(提示:这个问题解决了是否会减少发表偏倚的问题)。

 D. 总结

　　用于突发事件准备和应对的措施主要是根据在紧急情况之前、期间和之后进行的研究而产生的证据。在大多数情况下,这种证据是通过学术刊物传播的。发表的内容以及依据数据作出决策的证据内容,都可能会存在偏倚。出版偏倚的后果是证据基础的失真,可能影响对公共卫生措施的支持和使用,从而导致对公共卫生应急准备、响应和恢复的效果出现夸大,缺少,甚至相反。

　　在突发事件期间,出版商、公共卫生官员和公众都渴望那些为规划和应对工作提供信息的研究。这种兴趣的增加可能反过来影响研究的质量、性质甚至研究结果,并可能影响要出版哪些研究和哪些证据。努力减少发表偏倚是有效的伦理应对所必需的,但是这些不能解决用于应急准备和应对的当前数据之偏倚问题。为了公众健康的利益而被迫作出决定的决策机构可能需要使用不完整的证据。当他们知道他们的决定所基于的证据可能有偏倚时,他们可能会因作出的决定而受批评,但即使他们的决定是基于可能有偏倚的证据,由于不对公共卫生问题采取行动也会遭受指责。

　　为了减少出版偏倚，必须检查所有利益相关者的利益，以确定其影响研究效果的方式。进一步减少偏倚的技术包括使数据更容易获取，并寻找研究注册和证据合成的新技术。特别是出版商、研究人员和研究赞助商在突发事件期间必须共同合作，以便在传播对响应和恢复至关重要的数据时，将公众的健康作为优先事项。

 参考文献

Banatvala N, Zwi AB (2000) Public health and humanitarian interventions: developing the evidence base. Br Med J 321:101–5.

Bensimon CM, Upshur REG (2007) Evidence and effectiveness in decision-making for quarantine. Am J Public Health 97:S44–8.

Bowen S, Zwi AB (2005) Pathways to "evidence-informed" policy and practice: a framework for action. PLoS Med 2(7):e166.

Channel 4 News (2009) New doubts about Tamiflu. London (http://www.channel4.com/news/articles/science_technology/new+doubts+over+tamiflu/3454737.html).

Cohen D (2009) Complications: tracking down the data on oseltamivir. BMJ 339:b5387.

Delva V (2013) Do commercial interests impact clinical science during a public health emergency? Am J Bioeth 13(9):25–6.

Dwan K, Altman DG, Arnaiz JA, Bloom J, Chan A-W, Cronin E, et al. (2008) Systematic review of the empirical evidence of study publication bias and outcome reporting bias. PLoS One 3(8):e3081.

Egger M, Smith GD (1995) Misleading meta-analysis. Br Med J 310:752–4.

Godlee F, Clarke M (2009) Why don't we have all the evidence on oseltamivir? BMJ 339:b5351.

Godlee F, Loder E (2010) Missing clinical trial data: setting the record straight. Urgent action is needed to restore the integrity of the medical evidence base. BMJ 341:c5641.

Hopewell S, Loudon K, Clarke MJ, Oxman AD, Dickersin K (2009) Publication bias in clinical trials due to statistical significance or direction of trial results (review). Cochrane Library 1:1–26.

Ioannidis JPA, Manzoli L, De Vito C, D'Addario M, Villari P (2011) Publication delay of randomized trials on 2009 influenza A (H1N1) vaccination. PLoS One 6(12):e28346.

Jefferson T, Jones M, Doshi P, Del Mar C (2009) Neuraminidase inhibitors for preventing and treating influenza in healthy adults: systematic review and metaanalysis. BMJ 339:b5106.

Kaiser L, Wat C, Mills T, Mahoney P, Ward P, Hayden F (2003) Impact of oseltamivir treatment on influenza-related lower respiratory tract complications and hospitalizations. Arch Intern Med 163:1667–72.

Knox Clarke P, Darcy J (2014) Insufficient evidence? The quality and use of evidence in humanitarian action. London: Active Learning Network for Accountability and Performance in Humanitarian Action (ALNAP, Overseas Development Institute.

Kohatsu ND, Robinson JG, Torner JC (2004) Evidence-based public health: an evolving concept. Am J Prev Med 27(5):417–21.

Mahoney MJ (1977) Publication prejudices: an experimental study of confirmatory bias in the peer review system. Cogn Ther Res 1(2):161–75.

Rothstein HR, Sutton AJ, Borenstein M (2005) Publication bias in meta-analysis: prevention, assessment and adjustments. Chichester: John Wiley & Sons.

Sackett DL (1979) Bias in analytic research. J Chron Dis 32:51–63.

Stern JM, Simes RJ (1997) Publication bias: evidence of delayed publication in a cohort study of clinical research projects. Br Med J 315:640–5.

World Health Organization (2007) WHO Rapid Advice Guidelines on pharmacological management of humans infected with avian influenza A (H5N1) virus. Geneva (http://www.who.int/medicines/publications/WHO_PSM_PAR_2006.6.pdf?ua=1)

World Health Organization (2013) WHO Model List of Essential Medicines. Geneva (http://www.who.int/medicines/publications/essentialmedicines/en/

（张　皓　译　潘会明　校）

学习目标 5.3：解释研究人员、公共卫生人员和出版商对科学数据所有权的伦理义务

Maxwell J. Smith

 课程时间表（120 分钟）

0～20 分钟 （20 分钟）	21～50 分钟 （30 分钟）	51～65 分钟 （15 分钟）	66～110 分钟 （45 分钟）	111～120 分钟 （10 分钟）
课程介绍	阅读	视频和小组讨论	案例研究与讨论	总结和结论

 教学方法

1. 教员提供研究者、公共卫生人员和出版商对数据所有权、数据共享以及相应伦理责任的背景信息。

   对教员的要求：为提问和讨论留出时间。

2. 教员将 Langat 等（2011）and Crowcroft 等（2014）的论文分发给学员，并给他们 30 分钟的阅读时间。如果可能的话，教员可以在上课前将这些论文分发给学员。

   对教员的要求：这些文章描述研究者、公共卫生人员和出版商对突发事件期间科学数据所有权的潜在伦理责任。

3. 教员播放一部关注抗病毒药物达菲的录像（4 频道新闻，2009）（12 分钟）

4. 教员介绍案例研究。

5. 教员将班级分为两组，给每组 20 分钟准备关于紧急情况下有关数据所有权的辩论。

   对教员的要求：一组被要求赞成严格的数据所有权和控制权，另一组被要求赞成更开放的数据共享和访问。要求每个小

组尽可能多地提出论据来支持其立场。

6. 教员要求每个小组选出一个代表来陈述他们的论点。

7. 教员主持双方论点的讨论。

对教员的要求：这一步骤的目的是使学员对在突发事件期间数据共享政策中应包含什么内容提出初步想法。

8. 教员就案例研究向学员提出下列问题：

- 该案例中的冲突是什么？支持和反对可获得有争议数据的中心论据是什么？

对教员的要求：有数据所有权与公共利益的利益冲突。

- 在流感大流行准备和应对方面，不能完全获得奥司他韦效果的所有数据有哪些影响？

对教员的要求：如果措施无效，与资助和采用公共卫生措施相关的机会成本可能被认为缺乏正当理由。此外，应考虑可能会出现的健康影响。

- 在这个案例中下列群体在何种程度上可以访问所有研究数据？哪些人群的访问应受到限制？为什么是或为什么不是？
  - 研究人员
  - 科研机构
  - 研究赞助者
  - 出版者
  - 医师
  - 公众

- 在你看来，下列每个人群对数据所有权和数据共享分别负有什么责任？
  - 研究人员
  - 科研机构
  - 研究赞助商
  - 出版者

— 医师

— 公众

— 其他人

● 如果监管机构、公共卫生机构和其他政府机构对突发事件应对措施（如奥司他韦）的安全性和有效性都要负责（无论负什么责任），那么他们应在多大程度上对基于所有数据作出的安全性和有效性的决定负责？如果并非所有数据都可以访问，则这些机构在制定决策时应承担哪些职责？

对教员的要求：这个问题的目的是让学员参加在不确定情况下如何能够或应该做出决策的讨论。决策机构可能因为没有充分证据就做出决策而受到批评，但也可能因为缺乏所有数据而不得不作出决策，由于不能对公共卫生问题采取行动而受到批评。

9. 如果时间允许，教员可以决定将框 5 中的一些问题分给学员并主持讨论。

10. 教员总结课程，并欢迎学员自由讨论。

 A. 背景

研究中产生或收集的数据在公共卫生实践和政策中起关键作用（Kohatsu et al., 2004）。因此研究数据的可获得性和可及性在决定是否以及在何种程度上通过公共卫生研究人员、医师和决策者使用数据来促进和保护公众健康方面起重要作用。由于限制性的政策和实践限制了研究数据的获取，并且在研究中可能存在的偏倚（包括出版偏倚，见学习目标 5.2），如果不是对所有数据进行审查，则对于如何确定公共卫生措施效果的"真实"性感到非常担忧。如同本单元讨论的案例研究一样，对达菲应对大流行流感的效果的真实性尚不清楚，至少部分原因是不能完全获取相关研究的数据。

如果在突发事件期间可以获得研究数据，则对应对能力有显著影响（World Health Organization, 2007；Langat et al.,

2011）。由于应对突发事件的范围广、具有迫切性和合作需求，研究人员和他们收集的数据对于防范或应对未来突发事件而提供时间敏感的信息是必不可少的。

并不奇怪的是，不能获取数据可能会限制对突发事件的有效应对。例如，在 2003 年加拿大应对 SARS 期间，各级政府之间缺乏共享数据的协议，以及数据所有权的普遍不确定性造成系统缺陷（National Advisory Committee on SARS and Public Health，2003）。2009-2010 年甲型 H1N1 流感大流行期间发生过类似的挑战，当时缺乏及时全面披露疫苗接种的研究数据和调查结果，导致公众和决策者的困惑（Langat et al.，2011）。因此，必须提出有关研究人员、公共卫生人员和出版商与更广泛的研究界、卫生部门和政府机构以及公众在管理和共享研究数据方面的伦理责任问题。在应对突发事件的情况下，许多因素对数据所有权和数据共享是非常重要的（包括数据管理系统的法律协议、注意事项和技术规范），本单元重点讨论研究者、公共卫生人员和出版商的伦理义务。

 B. 主题

"［…］当病人的问题由未发表的、无法获得的研究结果所致时，医生则处于一种进退维谷的境地。临床医生无法评价研究，对病人的治疗决策仅基于不确定的结果，充其量也不过是重复别人公开发表的意见（Stanbrook & Hébert，2010）"。

为什么共享数据？

研究的益处取决于用研究数据到底做什么。如果数据没有发布或数据分析受到限制，则不会产生由数据所能提供或应该提供的最大益处。

有关涉及人类受试者研究伦理行为的原创性文献，要求研究具有社会价值或科学价值（Emanuel et al.，2002）。这一要求被用来支持有利于数据共享的论据，限制对数据的访问可被看作是与研究的社会价值或科学价值相违背（Vanderpool，1996；Langat et al.，2011）。例如，对研发诊断性试验、疫苗和其他应对突发事件的公共卫生措施等重要的数据，如要对其限制访问，可能对降低发病率和死亡率，并最终产生一些社会价值会有所限制（World Health Organization，2007）。

虽然一些健康机构和部门支持数据共享（National Institutes of Health，2003；World Health Organization，2007），但对公共卫生数据共享在很大程度上仍然是奢望（Pisani & AbouZahr，2010）。在公共卫生之外的领域（如基因组学）对数据共享限制较少，从而可以减少重复研究，促进科学进步，甚至为研究人员创造更多的就业机会（Pisani，2010）。此外，限制访问研究数据可能会阻碍这些数据的进一步使用，而使数据可以获得和访问，可让研究人员确定已有哪些数据以及未来研究的方向（Taylor，2007）。因此，一些人认为，为了拥有（或提升）科学价值，数据生产者有分享数据的伦理责任（Langat et al.，2011）。

数据共享的挑战与障碍

鉴于发布原创性研究以及在高影响因子期刊上发表论文的压力，研究者向更广泛的科学界或公众提供可获得的相关的时间敏感的研究数据或结果的积极性不高。例如，如果研究作者决定对他们来说是以最有声望的形式或场所发表，可能对公众健康产生直接、积极影响的研究数据（如病毒标本）或结果会（至少暂时）不予发布（即提升自身学术竞争力）（Chan et al.，2010）。考虑在哪里发表原创性研究，可能会影响发布的时间和形式（见学习目标5.2）。

如果仅依靠在同行评议期刊发表研究文章来提升职业发展和获得资助，则会阻碍其他研究人员获得研究数据（Pisani et al.，2010）。当其他研究人员获得数据时，他们可以根据数据集发表其他论文，这可能意味着数据生产商没有（或很少）获得利益。

　　此外，研究，也许特别是企业赞助的药学研究，可能有商品驱动利益而需要对数据保密（Taylor，2007）：研究数据可被认为是研究赞助商的知识产权，对获取和使用数据需要获得许可或付费（Langat et al.，2011）。这些问题对制定科研人员、公共卫生人员和出版商对科学数据的广泛认可的伦理义务政策提出了挑战。

C. 案例研究

　　2003 年发布了一篇由罗氏公司（F.Hoffmann-La Roche Ltd）赞助的关于奥司他韦（商品名：达菲）治疗对流感相关的下呼吸道并发症和住院影响的研究结果报告。这篇文章报告用奥司他韦治疗流感能降低下呼吸道并发症、减少抗生素使用、减少高危成人和其他成人的住院（Kaiser et al.，2003）。

　　这项研究涉及由罗氏公司赞助的 10 个独立的 III 期随机对照试验分析，其中只有 2 个已发表在同行评议的期刊上。随后一篇 Cochrane 综述（Jefferson et al.，2009）宣称，由于原先论文中提到的 8 篇未发表论文的数据未包括在内，还没有足够证据来确定奥司他韦能否有效减少呼吸道并发症、抗生素使用和住院。然而，公共卫生决策者根据原创性研究，以及许多其他相关出版物的证据，来提出推荐奥司他韦作为治疗流感（包括大流行流感病毒株）选项的理由（Godlee & Clarke，2009），从而导致储备奥司他韦以供流感大流行期间使用。

　　Cochrane 综述的作者（Jefferson et al.，2009）认为，尽管他们试图将所有数据纳入到综述中，但仍无法获取关键数据来支持罗氏公司资助的原创性研究的结果。

框 5　需进一步讨论的问题

1. 在考虑某种公共卫生措施是否应该用于应对突发事件时，应使用什么数据？是否应该尝试包括由研究人员、研究赞助商或研究机构未发表的或严格控制的数据？

对教员的要求：这个问题的目的是让学员参与讨论能否在所有现有数据缺失的情况下作出公共卫生决策。如果要尝试纳入甚至未公布的数据，则学员应探讨如何反映研究人员提供的数据的义务。

2. 如果研究伦理委员会受命进行的工作是权衡所建议的人类受试者参与研究的利益和风险，则如果数据所有权和数据保密对公共利益制造了障碍，是否可以说他们已经履行了这一义务？

对教员的要求：这个问题涉及研究的伦理批准和研究监督，以及研究伦理委员会的义务。如果人类受试者在研究中承受压力或遭受伤害，但是研究的结果可能产生显著利益，则研究仍可能被认为在伦理上是合理的。但是，如果利益取决于研究成果的传播，有人可能会认为，这些委员会有责任确保数据得到充分传播。

3. 如果大型研究机构和公众无法访问该数据，公共卫生研究也可以说有科学价值和社会价值吗？

对教员的要求：不发表的或以其他方式传播的研究是浪费资源，因而是不道德的吗？

4. 研究人员、公共卫生人员和出版商是否对不同类型的数据[例如，原始数据与有效数据（cleaned data），定性观察数据和定量实验数据]共同承担不同的责任？如果是的话，这些责任有何不同？鉴于每个利益相关者的不同需求和限制，要考虑不同利益相关者必须遵循的途径来分享数据。

对教员的要求：这个问题应该让学员参与讨论不同类型研究数据的价值，以及数据是否可以转换以消除潜在的共享障碍。

5. 在突发事件期间产生的研究数据传给其他研究人员和公众是否比在非突发事件期间产生的研究数据传播具有更高的优先级？

对于教员：有些人可能会认为，由于潜在严重程度和突发事件的时间敏感特性，数据共享可能对制定或实施有效的公共卫生措施具有更高的优先级。根据学习目标 5.2 中有关出版偏倚的信息，如何阻碍或促进这样的优先级设置？

6. 出版要求和共享数据之间有直接冲突吗？

对教员的要求：职业发展往往取决于在高影响因子期刊上发表原创性文章，这就需要大量的资金和人力投入，这与数据共享有冲突或成为其障碍吗？如果是这样，这就是政策和实践的变化对数据共享产生积极影响的领域吗？

7. 谁应该负责制定数据共享协议？

　对教员的要求；责任人可以是研究的资助者、赞助商、大学、研究者个人或专业组织。

 ## D. 总结

公共卫生决策机构希望根据最充分的证据做出决策。缺乏可获得的和可用的研究数据会明显影响他们的决定，这是不足为奇的。例如，如果不是对所有数据进行审查，则限制访问研究数据的限制性政策和实践可引发对如何确定公共卫生措施有效性的"真相"的担忧。然而，当新出现的紧急情况下研究数据易于被利用并对应急响应和恢复能力有重大影响时，则在突发事件期间又增加了一层复杂性。

如果研究数据尚未发布或受到其他限制，则在应急计划和响应方面做出决策时可不考虑研究数据。因此，有人认为，以透明的方式分享研究活动中产生的任何数据可以提高科学价值，数据生产者和出版商对此负有伦理责任。鉴于发表原创性研究和在高影响因子期刊上发表的压力，以及考虑企业赞助药物研究和商品驱动的利益，研究人员和出版商可能对时间敏感的研究数据或结果提供给更广泛的科学界和公众使用的积极性并不高。

这就提出了研究人员、研究赞助商、公共卫生人员和出版商与更广泛的研究界、卫生和政府机构和公众在管理和分享研究数据方面的伦理责任问题。鉴于突发事件的潜在严重性和时间敏感性，为了及时制定或实施有效的公共卫生措施，可能还有额外的共享数据责任。

 ## 参考文献

Chan M, Kazatchkine M, Lob-Levyt J, Obaid T, Schweizer J, Sidibe M, et al. (2010) Meeting the demand for results and accountability: a call for action on health data from eight global health agencies. PLoS Med 7(1):e1000223.

Channel 4 News (2009) New doubts about Tamiflu. London (http://www.channel4.com/news/articles/science_technology/new+doubts+over+tamiflu/3454737.html).

Crowcroft NS, Rosells LC, Pakes BN (2014) The ethics of sharing preliminary research findings during public health emergencies: a case study from the 2009 influenza pandemic. Euro Surveill 19(24):pii=20831.

Emanuel EJ, Ezekiel J, Wendler D, Grady C (2002) What makes clinical research ethical? JAMA 283:2701–11.

Godlee F, Clarke M (2009) Why don't we have all the evidence on oseltamivir? BMJ 339:b5351.

Jefferson T, Jones M, Doshi P, Del Mar C (2009) Neuraminidase inhibitors for preventing and treating influenza in healthy adults: systematic review and metaanalysis. BMJ 339:b5106.

Kaiser L, Wat C, Mills T, Mahoney P, Ward P, Hayden F. Impact of oseltamivir treatment on influenza-related lower respiratory tract complications and hospitalizations. Arch Intern Med 163:1667–72.

Kohatsu ND, Robinson JG, Torner JC (2004) Evidence-based public health: an evolving concept. Am J Prev Med 27(5):417–21.

Langat P, Pisartchik D, Silva D, Bernard C, Olsen K, Smith M, et al. Is there a duty to share? Ethics of sharing research data in the context of public health emergencies. Public Health Eth 4(1):4–11.

National Advisory Committee on SARS and Public Health (2003) Learning from SARS: renewal of public health in Canada. Ottawa (http://www.phac-aspc.gc.ca/publicat/sars-sras/pdf/sars-e.pdf).

National Institutes of Health (2003) Final NIH statement on sharing research data. Bethesda, Maryland (http://grants.nih.gov/grants/guide/notice-files/NOT-OD-03-032.html).

Pisani E, AbouZahr C (2010) Sharing health data: good intentions are not enough. Bull World Health Organ 88:462–6.

Pisani E, Whitworth J, Zaba B, Abou-Zahr C (2010) Time for fair trade in research data. Lancet 375:703–5.

Stanbrook MB, Hébert P (2010) Disseminate time-sensitive research faster. Can Med Assoc J 182(1):9.

Taylor PL (2007) Research sharing, ethics and public benefit. Nature Biotechnol 25(4):398–401.

Vanderpool HY (1996) The ethics of research involving human subjects. Frederick, Maryland: University Publishing Group.

World Health Organization (2007) Avian and pandemic influenza. Best practice for sharing influenza viruses and sequence data. Geneva (http://apps.who.int/gb/ebwha/pdf_files/WHA60/A60_ID1-en.pdf).

 其他读物

Jefferson T, Doshi P, Thompson M, Heneghan C, Cochrane Acute Respiratory Infections Group (2011) Ensuring safe and effective drugs: who can do what it takes? BMJ 342:148–51.

（李芳芳 译　张　皓 校）

病人治疗

核心能力6：
确定应急响应期间检伤、资源分配和治疗规范的伦理相关标准的能力

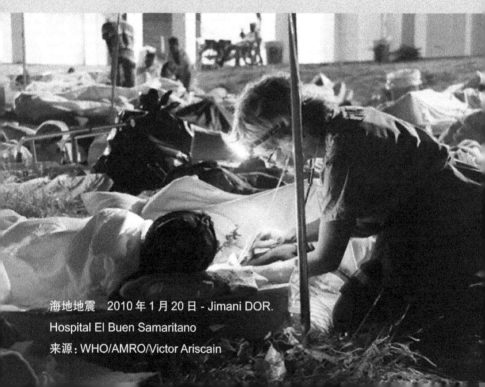

海地地震 2010 年 1 月 20 日 - Jimani DOR.
Hospital El Buen Samaritano
来源：WHO/AMRO/Victor Ariscain

核心能力 6：确定应急响应期间检伤、资源分配和治疗规范的伦理相关标准的能力

　　检伤和分配通常是突发事件危机响应的核心。对这些活动已经制定了具体标准和总的框架，见学习目标 6.1。接下来讨论三个相关的公平问题。首先是令服务提供者和接受者烦恼的问题，即治疗规范可以随着不同紧急情况而改变（见学习目标 6.2）。其次是过去几年备受争议的与开展公共卫生监测的社区分享利益的问题，如社区提供样本，为国际社会制定下一个流感疫苗计划（见学习目标 6.3）。第三，在疾病流行或灾难期间开展研究项目时提供治疗也备受争议。对这一问题的思考见学习目标 6.4。

 学习目标

6.1　讨论在突发事件期间检伤和分配的伦理框架和标准。

6.2　了解在突发事件期间如何改变治疗规范的标准。

6.3　确定在公共卫生监测情况下如何与社区分享利益的问题。

6.4　确定在突发事件响应期间开展研究时对获得未经证实的治疗的公平性问题。

学习目标 6.1：讨论在突发事件期间检伤和分配的伦理框架和标准

A M. Viens

 课程时间表（90 分钟）

0～15 分 (15 分钟)	16～20 分 (5 分钟)	21～35 分 (15 分钟)	36～45 分 (10 分钟)	46～70 分 (25 分钟)	71～80 分 (10 分钟)	81～90 分 (10 分钟)
介绍	小组讨论	大组讨论	大组讨论	阅读	讨论	总结和 结论

教学方法

1. 教员介绍单元，并提供检伤和分配的背景信息，包括可用于突发事件的标准。

2. 教员对学员分组，并给每个小组提供下列问题中的一个或几个。在再次召集会议前，给予每组 5 分钟讨论。

   - 在突发事件时必须分配的重要资源有哪些？

   - 在突发事件期间应当由谁做出检伤决定？如果在不同层面或按人的不同分类作出这些决定，是否使用相同的标准？

   - 在分配卫生保健资源时是否有一些因素（如人口学因素）从未被考虑在内？

   - 在紧急情况下，对最严重的受伤病人因得救的概率最低而可能放弃治疗，因为他们的治疗需要大量资源和人力。这也是公共利益和病人个体利益之间的矛盾。在突发事件期间检伤时还可能出现其他哪些冲突？

   - 检伤通常用于最大限度地增加挽救生命的数量。但是我们要增加挽救生命的数量还是挽救生命年的数量？如果

> 这会造成某种歧视（如"对老年人的歧视"），怎么办？

- 检伤模型中也应考虑生活质量和生命年的问题。根据生命质量和生命年来决定资源分配是否合适？
- 我们经常寻求公平公正地分配医疗资源。我们的公平和正义观念在突发事件期间会有所不同吗？或者伦理原则还与平常一样吗？

3. 教员给学员分发 Smith 和 Viens 的文章（即将介绍），并询问以下问题：
- 你认为在这种情况下应该采用什么检伤标准？
- 如果使用你选择的检伤标准，哪种实质性和（或）程序性伦理原则最能支持你的决定？举例说明理由。

4. 教员给学员分发 Melnychuk 和 Kenny（2006）以及 Persad 等（2009）的文章，并提供阅读时间。

5. 教员欢迎学员自由讨论。

6. 教员提供不同伦理原则的背景资料，以及这些原则如何用于制定伦理框架，为突发事件期间临床病人的检伤决策提供依据。

对教员的要求：留出时间供提问和讨论，确保学员理解伦理原则是什么，如何用于选择检伤的过程，以及如何选用不同的伦理原则可导致不同的检伤决定。

7. 教员分发"为您站岗（Stand on guard for thee）"（University of Toronto Joint Centre for Bioethics Pandemic Influenza Working Group，2005）的第3~8页和第15~16页，并给学员15分钟时间阅读。

8. 教员要求学员根据下列问题审查案例研究：

对教员的要求：如果可能的话，试图引导学员参考所讨论的伦理原则，并要求他们阐述使用这些原则为他们所推荐的行动过程提供辩护的理由和依据。

- 在确定优先事项和分配资源时，根据分配标准或基于标准的分配原则是否会更有成效？
- 如果一个或多个伦理原则发生冲突，怎么办？例如，如果公平原则要求对病人进行检伤是为了平等获得资源,而保护病人免受伤害原则要求对病人进行检伤是为了拯救大多数人生命,这个矛盾如何解决?最终我们应该如何检伤病人?

- 在突发事件期间,人们对于应该使用哪些实质性伦理原则来选择病人检伤的程序可能不一致。是否能充分确保所选择的检伤方法符合伦理?也就是我们选择病人检伤的过程是否符合程序的伦理原则(如这个过程是否透明,是否有问责等)?

- 我们一定要使用相同的原则来分配资源或检伤病人吗?你能想到在什么情况下我们有理由根据不同伦理原则来选用不同的分配标准或策略?

- 这一目标所概述的伦理原则与你在专业实践中使用的原则匹配程度如何?是否还有遗漏的原则?

9. 教员总结课程,并欢迎学员自由讨论。

 A. 背景

在突发事件期间,医疗人员和公共卫生人员的主要目标之一是尽量减少发病和死亡。然而,由于时间和资源所限,他们这么做的能力有限,必须寻找一种方法来决定哪个病人接受什么治疗。有效的资源和人力的计划及管理会明显影响突发事件的持续时间和严重程度,同时也会对确定优先事项和公平分配资源带来重要的伦理问题。

资源管理的方式有多种。一个程序是检伤,是指在不能为每个人提供足够的即时治疗和诊断干预措施时,将某些病人使用稀有医疗资源作为优先事项。有效的检伤应帮助决定先治疗谁以及采用何种治疗措施。换言之,检伤包括通过评估特定个人发病或受伤的性质和严重程度来决定他们的健康状况和是否可以得救以及利用这些信息来确定优先次序和给予处置的类型。检伤还应根据非医疗因素,如社会经济状况和社会效用,来决定给予谁优先。除确定治疗外,检伤也包括对个人接受进一步治疗的运输及医疗设施要优先安排。检伤不仅适用于医疗资源和人力不足而不能同时为每个人提供必需的医疗保健的情况，而且也适用于事故处置和急诊室治疗。

第二种有效的资源管理是分配，包括个体因经济原因而拖延或拒绝即时治疗。分配与检伤一样，不仅适用于突发事件期间，如大多数医疗保健机构每年对髋关节置换术的数量进行分配，因为并没有足够的资源来治疗每一位病人。

检伤和分配可同时使用。例如，一年中髋关节置换术的数量配给4500人。一旦确定这个限值，就要可以获得髋关节置换术的4500个病人作出决定。做出这个决定应根据一套标准来筛选哪些病人可以获得髋关节置换术。检伤和分配都是因为资源短缺，但不能将其混为一谈。

本次学习的重点目标是检伤，特别是可用哪些标准来解决突发事件期间的资源短缺。本单元还包括依据这些标准对一些伦理原则进行审查，并提供独立的方法来说明紧急情况下如何对受害者检伤的理由。标准和原则的结合可以形成一个决策框架，用于确定紧急情况下的优先事项和稀缺资源分配。

确定优先事项和分配资源可以使用不同的标准，例如，可以以每人都有平等的机会来获得的方式来分配资源。即使使用标准的协议，也可能有一种以上的方法可以满足这一标准（如彩票系统，其资源是随机分配的，给每个个体一个公正和平等的选择机会）。根据伦理原则来说明选择在特定环境下最适用的选择标准和方法之合理性。例如，可以说，彩票是一种随机的分配方法，给每个人获得资源的机会是平等的，这符合机会公平和平等的考虑因素。

 B. 主题

检伤的层级

检伤有三个层级：一级（如在现场）、二级（如在急诊室）和三级（如在手术室）。每个层级可以使用不同的或者更特殊的标准以及不同的医务人员可以使用不同的检伤规程，这要根据他们的功能和介入的层级而定。例如，医护人员在地震现场所用的标准可能不同于医师在医院接收患者或者公共卫生机构决定优先服务的人群之标准。

在每个层级，所考虑的因素如病人和工作人员的安全、医疗需求程度，人力资源限制因素和治疗方案等各有不同，而这又反过来改变了要做出伦理学决定的性质。

检伤标准

有不同的检伤方案，且每种方案有其特定的伦理理由。

- 拯救尽可能多的人

这个标准指引我们在做分配决定时要优先分配给可以拯救生命最多的一类人。这通常包括根据病人预后和维持生命所需的资源和人员数量来分配资源。

- 先到者先服务

这个标准指引我们在做分配决定时要将资源优先分配给先接触到的人，而不管医疗需求程度或他人的需求。这个标准是基于每个人获得相关资源的能力是平等的这一假设，这个假设在突发事件期间是有问题的。

- 保护最脆弱人群

这个标准指引我们在做分配决定时要优先分配给紧急情况下最脆弱的一类人。根据紧急情况的特点，最脆弱的人群可包括婴儿、老人、孕妇或者特殊疾病（如肥胖）的患者。如果选择这个标准，我们应该优先给脆弱者采取拯救生命的措施。

- 机会平等

这个标准指引我们在做分配资源时给每个人（或者至少是相似的人群）平等的机会来获取资源的利益，或者至少有获得利益的平等机会。如果选择这个标准，任何人都没有比别人优先，每个人与其他人一样重要，所有人都有相等的权利来获得资源。这个标准不同于先到者先服务的标准，因为平等标准旨在为尽可能多的人提供平等的权利，而不是给先到者先服务。

这个标准的另一个版本是如果不能给予平等获得，也应给予获得利益的平等机会；例如，通过彩票的方法随机抽取接受资源的人。

- 最重要者优先

这个标准指引我们在分配资源时要确保对社会最重要的人优先获得资源。通常可根据谁对社会稳定和保护社会的贡献最大（如现场急救人员、医护人员）来推断个人的重要性。如果选择这个标准，被判定为有社会功能的个人则优先于无社会功能的个体。

检伤的其他标准

可以使用一些基于非资源的方法来缓解资源匮乏或人员缺少。这些方法包括病人提早出院，将非急诊病人转介到其他医疗机构以及取消选择性外科手术、诊断程序或实验室测试。然而，这些方法并不是伦理上中立的检伤替代方法，反而是这些方法本身提出了重要的伦理问题。

伦理原则

伦理原则可以归类为实质性或程序性原则。实质性伦理原则包括要考虑解释为什么某项政策或行动过程在伦理上是正当的。程序性伦理原则概括的这种方式为如果这些原则被认为在伦理上是正当的，应如何做出决定或采取行动。这两种伦理原则对决定如何在突发事件期间对人进行检伤是非常重要的。这里讨论的原则来源于指定的阅读材料（University of Toronto Joint Centre for Bioethics Pandemic Influenza Working Group，2005，pp.6–8）。

十个实质性伦理价值观

- 个人自由：在紧急情况下，限制个人自由对保障市民免受严重伤害可能是必要的。对个人自由的限制应当是恰如其分的，必要的，重要的，应尽可能少限制，要公平地使用。

- 保护公众不受伤害：为了保护公众不受伤害，卫生保健组织和公共卫生当局必要时应采取有违个人自由的行动。决策者应该考虑服从的必要性，为采取公共卫生措施促进依从性和建立审查决定的机制提供理由。

- 相称：相称是指对个人自由的限制和采取保护公众免受伤害的措施，不应超过应对社区实际风险水平或满足社区重要需求所需的程度。

- 隐私：在医疗过程中个人有隐私权。在紧急情况下，可能需要否决这种权利，以保护公众免受重大损害。

- 提供治疗的责任：提供医疗保健和解除痛苦的责任是卫生保健人员的所有伦理准则中所规定的。卫生保健人员必须权衡他们职业角色的要求与其他对自身健康以及亲朋好友的竞争性义务。而且，卫生保健人员在资源配置、工作范围、职业责任和工作条件方面会面临巨大挑战。

- 互惠：互惠是指社会应支持那些在保护公共利益方面面临严重负担并需尽最大可能采取措施来减少负担的人。保护公共利益的措施可能会对卫生保健人员、患者及其家庭构成严重的负担。

- 公平：在正常情况下所有患者都有同等的权利来接受他们所需的医疗服务。在大流行期间，对于哪些健康服务要保持，哪些要推迟，需要做出艰难的决定。根据事件的严重性，不仅要缩减择期手术，而且也要削减紧急援助或者其他必要的服务。

- 信任：信任是临床医生与患者、工作人员及其机构、公共卫生保健人员或者机构以及卫生系统机构内各部门之间关系的一个重要组成部分。在不断变化的突发事件期间，在采取各种控制措施的同时，决策者将面临维护利益相关者的信任的挑战。坚持这些程序价值观可以明显增强信任感。

- 团结：正如全球所知道的一样，在 SARS 暴发期间，发生流感大流行需要各国团结的新愿景。大流行能挑战国家主权、安全或领土的传统观念。还需要医疗机构之间和内部的团结。团结要求卫生保健人员、服务或机构抛开自身利益或属地的传统价值观,开展合作。

- 管理职责:受委托负有管理职责的人应遵循管理工作理念。信任、伦理行为和良好决策等理念是管理职责所固有的。这意味着在流感大流行的独特情况下对资源作出决定的目的是达到最佳的病人健康及公共卫生结果。

五大程序价值观

- 合理:做出的决定应有理由(如证据、原则和价值),且利益相关者能够一致认为这些理由与疾病大流行紧急情况下满足健康需求密切相关。应该由可信任的和负责任的人做出决定。
- 公开和透明:做出决定的过程必须要接受审查,做出决定的依据应该是可公开访问的。
- 包容性:作出决定时应明确考虑到利益相关者的意见,利益相关者应有机会参与决策过程。
- 回应:应该有机会来重新审查决定,因为突发事件期间会有新的信息出现。应该有解决争端和投诉的机制。
- 负责:应该有相应的机制来确保决策者对他们的作为和不作为负责。对作为和不作为的辩护,应根据所讨论的 14 个其他伦理价值观要求。

 C. 案例研究

Smith 和 Viens 的文章(即将发放)

 D. 总结

检伤是根据某些人群的受伤性质和严重程度的信息来决定

对他们处理的类型和优先顺序的过程。根据检伤进行分配的决策可以遵循一些伦理原则，但是也应考虑资源数量、获得新资源的难度、对资源的需求和现有分发和（或）管理资源的人员。这些因素将确定检伤措施取得成功的程度。虽然可能有策略来减少检伤的必要性，但采用这些策略也会引发伦理问题。不管选择何种检伤方案，重要的是伦理的辩护理由要明确。

 ## 参考文献

Melnychuk RM, Kenny NP (2006) Pandemic triage: the ethical challenge. Can Med Assoc J 175(11):1393–4.

Persad G, Wertheimer A, Emanuel EJ (2009) Principles for allocation of scarce medical interventions. Lancet 373:423–31.

Smith MJ, Viens AM (forthcoming) Critical care triage during a pandemic. In: Barrett DH, Bolan G, Dawson A, Ortmann L, Reis A, Saenz C, editors. Global perspectives on public health ethics: a casebook. Berlin: Springer.

University of Toronto Joint Centre for Bioethics Pandemic Influenza Working Group (2005) Stand on guard for thee: ethical considerations in preparedness planning for pandemic influenza. Toronto: University of Toronto Joint Centre for Bioethics (http://www.jointcentreforbioethics.ca/people/documents/upshur_stand_guard.pdf).

 ## 其他读物

Baker R, Strosberg M (1992) Triage and equality: an historical reassessment of utilitarian analyses of triage. Kennedy Inst Eth J 2(2):103–23.

Barnett DJ, Taylor HA, Hodge JG, Links JM (2009) Resource allocation on the frontlines of public health preparedness and response: report of a summit on legal and ethical issues. Public Health Rep 124:295–303.

Caro JJ, DeRenzo EG, Coleman CN, Weinstock DM, Knebel AR (2011) Resource allocation after a nuclear detonation incident: unaltered standards of ethical decision making. Disaster Med Public Health Preparedness 5(Suppl 1):S46–53.

Childress JF (2004) Disaster triage. Virtual Mentor 6(5): doi: 10.1001/virtualmentor.2004.6.5.ccas2-0405.

Christian MD, Hawryluck L, Wax RS, Cook T, Lazar NM, Herridge MS, et al. (2006) Development of a triage protocol for critical care during an influenza pandemic. Can Med Assoc J 175(11):1377–81.

Emanuel EJ, Wertheimer A (2006) Public health. Who should get influenza vaccine when not all can? Science 312:854–5.

Gostin LO (2006) Medical countermeasures for pandemic influenza: ethics and the law. JAMA 295:554–6.

Kinlaw K, Barrett DH, Levine RJ (2009) Ethical guidelines in pandemic influenza: recommendations of the Ethics Subcommittee of the Advisory Committee of the Director, Centers for Disease Control and Prevention. Disaster Med Public Health Preparedness 3(Suppl 2):S185–92.

Levin D, Cadigan RO, Biddinger PD, Condon S, Koh HK, on behalf of the Joint Massachusetts Department of Public Health–Harvard Altered Standards of Care Working Group (2009) Altered standards of care during an influenza pandemic: identifying ethical, legal, and practical principles to guide decision making. Disaster Med Public Health Preparedness 3(Suppl2):S132–40 (http://www.dmphp.org/cgi/reprint/3/Supplement_2/S132).

Lina JY, Anderson-Shawa L (2009) Rationing of resources: ethical issues in disasters and epidemic situations. Prehosp Disaster Med 24(3):215–21.

Merin O, Ash N, Levy G, Schwaber MJ, Kreiss Y (2010) The Israeli field hospital in Haiti—ethical dilemmas in early disaster response. N Engl J Med 362(11):e38.

Moskop JC, Iserson KV (2007) Triage in medicine, part II: underlying values and principles. Ann Emerg Med 49(3):282–7.

Repine TB, Lisagor P, Cohen DJ (2005) The dynamics and ethics of triage: rationing care in hard times. Mil Med 170(6):505–9.

Silva DS, Nie JX, Rossiter K, Sahni S, Upshur RE (2010) Contextualizing ethics: ventilators, H1N1 and marginalized populations. Healthcare Q 13(1):32–6.

Smith, GP (2009) Re-shaping the common good in times of public health emergency: validating medical triage. Ann Health Law 18(1):1–34.

Thompson AK, Faith K, Gibson JL, Upshur REG (2006) Pandemic influenza preparedness: an ethical framework to guide decision-making. BMC Med Eth 7:12.

Veatch RM (2005) Disaster preparedness and triage: justice and the common good. Mount Sinai J Med 72(4):236–41.

Winslow GR (1982) Triage and justice: the ethics of rationing life-saving medical resources. Berkeley, California: University of California Press.

World Health Organization (2007) Ethical considerations in developing a public health response to pandemic influenza. Chapter 3: Priority setting and equitable access to therapeutic and prophylactic measures. Geneva (WHO/CDS/EPR/GIP/2007.2) (http://www.who.int/csr/resources/publications/WHO_CDS_EPR_GIP_2007_2c.pdf).

World Health Organization (2008) Addressing ethical issues in pandemic influenza planning. Discussion papers. Discussion paper I: Equitable access to therapeutic and prophylactic measures. Geneva (WHO/HSE/EPR/GIP/2008.2) (http://www.who.int/csr/resources/publications/cds_flu_ethics_5web.pdf).

World Health Organization Regional Office for Europe (2007) Eleventh Futures Forum on the ethical governance of pandemic influenza preparedness. Chapter 3: Principles for ethical decision-making in pandemic influenza planning. Copenhagen (http://www.euro.who.int/__data/assets/pdf_file/0008/90557/E91310.pdf).

Wynia MK (2006) Ethics and public health emergencies: rationing. Am J Bioeth 6(6):4–7.

(邹 艳 译 周祖木 校)

学习目标 6.2：了解在突发事件期间如何改变治疗规范的标准

Philippe Calain, Renaud F.Boulanger

 课程时间表（90 分钟）

0～10分 （10分钟）	11～15分 （5分钟）	16～30分 （15分钟）	31～35分 （5分钟）	36～75分 （40分钟）	76～90分 （15分钟）
介绍	阅读	视频和小组讨论（案例研究 1）	阅读	评论和小组讨论（案例研究 2）	总结和结论

 教学方法

对教员的要求：在开始上课前要确保熟悉案例研究（见 C 部分和框 7）。

1. 教员通过描述检伤和资源分配的区别（见学习目标 6.1）和调整治疗规范来介绍单元（10 分钟）。

2. 教员给学员分发 Fink（2009）的文章第 1-2 页，并要求每个学员阅读（5 分钟）。

3. 教员播放视频"坦诚相见"（Eye to Eye: Dr. Anna Pou"）（CBS News，2006）作为补充读物（4 分 30 秒）。

4. 教员要求学员回答下列问题（10 分钟）：

- Pou 医生的伦理困境是什么？
- 你们当中谁同情 Pou 医生？谁认为她"有罪"？请说出理由。
- 在这个案例中，你所说的"有罪"是什么意思？道德责任和法律责任之间是否有差异？

5. 教员分发 Levin 等（2009）撰写的场景 2 和场景 5 材料，要求学员写下简要的个人想法（15分钟）。

6. 教员将学员分成多个小组，每组3人或4人，并要求每组指定一名报告者。

7. 教员要求每组讨论案例，并确定Smith医生应该做什么（如执行操作是否违反了医院的规定），并说明原因（10分钟）。

8. 教员要求每个报告者报告小组的结论（15分钟）。

   对教员的要求：此时不要期待达成共识。

9. 教员简单介绍最初场景设计和Levin等检验的情形，并揭示在调查中"利益相关者"的意见（框6）（5分钟）。

10.教员总结课程，并欢迎学员自由讨论（15分钟）。

 ### A. 背景

检伤和资源分配的概念已经在学习目标6.1中介绍。这些概念不同于本单元已调整的治疗规范的概念。治疗规范是指对某种疾病合适的被同行专家共同认可的处理。从医疗来看，这个概念同时具有伦理和法律上的含义。法律上，需要卫生保健人员提供治疗规范或者因处置不当而被起诉的风险。从伦理上看，治疗规范根据具体情况（如卫生保健系统的资源和资源的可获得性）而改变，这是否可以接受值得讨论。在紧急情况下，医生可能通过检伤或者分配而被迫选择病人，或者为了更公平地分享资源而降低所有人的治疗规范。毋庸置疑，这可能会引发争议、追究责任或道德冲突。检伤和治疗规范的概念不一定是互相排斥的：检伤也可以用来决定谁应接受已调整的治疗规范，并且调整治疗规范可能是分配有限资源的一种手段。

在紧急情况下过度消耗资源和能力而损害医疗服务金标准时，可能会对外部资助的研究产生严重的影响。在事态发展并非令人满意时，如果治疗规范标准被降低，要进行的临床试验成本会更低，而且由于用于对照组的治疗更加简单，则外部的利益相关者可能觉得调动试验所需的必要资源更加容易。很显然，开展研究工作不能以降低治疗规范标准为代价。当医疗资源有限，治疗标准规范降低时，一般认为将已经从人力资源的稀少资源转移到研究的物品，从而成为再次降低治疗规范标准的理由是不道德的。而且，普遍认为应避免纯粹的"机会主义"的研究或对当前突发事件的受害者并未带来直接利益的研究（Calain et al.，2009）。在国际医学研究中治疗规范应该是什么仍是一个颇有争议的话题，特别是有关比较性治疗试验中对照组选择的问题（Selgelid，2005）。然而，很显然，当人们对研究结果有利益冲突时，降低治疗规范标准的决定应避免受到影响。

本单元讨论的两个案例阐明了因突发事件的压力而不得不改变治疗规范时，临床医生可能面临的伦理困境。在某种程度上，这两个案例说明了同一道德困境的不同方面。Pou 医生擅自决定改变治疗规范，但后来被起诉；而 Smith 医生面对医院管理者，拒绝执行在大流行中期强加的新的治疗规范。在讲到这些案例之前，了解一些对治疗标准定义有影响的因素或许有益。

 B. 主题

改变突发事件期间治疗标准可能影响因素的非详尽清单如下。

后勤的限制

后勤因素可能是为个体提供改变治疗规范的最直接因素。当药品的需求大，药品生产能力不足时，不能采用一般认可的治疗规范。在这种情况下，应建立替代的治疗规范。有类似结果的其他后勤限制因素包括提供治疗规范所需的进口和出口产品有困难或者因缺少培训或者人员数量受限而缺少提供全程治疗所需的人力资源。

未经证实的治疗可获得性增加

在突发事件期间，由于在人类的实验治疗还没有准备好或者其效果还不明确，可以用其他方面受限的方案为病人进行试验性治疗。当治疗规范所带来的结果并不理想（如缺少有效的治疗）时，卫生当局和公众可能会同意改变已有治疗规范的可能性，而不是探索有待考虑的方案。如果突发事件持续发生，随着更多药剂竞相参加试验以寻找治疗方法，药物来源可能迅速增多。

风险规避的变化

由于权衡了利益最大化和伤害最小化，风险规避在定义治疗规范中起重要作用。在正常情况下，一个令人满意的治疗规范在治疗时不能将病人置于高风险中。然而，在突发事件时，风险的概念可能发生变化。各个病人及其照料者可能更倾向于冒更大的风险，从而事实上改变了治疗规范（的范围）。

对照组的研究

在很多紧急情况下，必须对治疗规范做出权衡，使有限的人力资源能应付待处理案件之数量。在紧急情况下的研究中，对于为对照组人群提供最高和最低的治疗规范标准要提出理由。在研究伦理中，这个辩论已有漫长的历史，在文献和媒体中曾报道过一些引人注目的案例。关注研究中使用调整的治疗规范并非完全是误导：如果实验性的治疗低于金标准，则在危机环境范围之外的药物疗效难以确定。尽管如此，为对照组提供最低治疗规范标准可以促进研究，因为在后勤和财政方面的负担可能不大。

公共部门覆盖范围的变化

随着突发事件的进展，政府可能会试图遏制这种威胁，或者限制所导致的危害。因此，公共卫生部门确信的处置方法可能会发生变化。在特定情况下这可能会影响潜在的或实际的治疗规范：如果政府决定资助一种该国原先还没有的昂贵药物，必然要改变对该病的治疗规范。

 C. 案例研究

案例研究 1. Pou 医生与美国新奥尔良"卡特里娜"飓风

背景材料包括 Fink（2009）的文章和视频（CBS News，2009）。

案例研究 2. Smith 医生和流感大流行（Levin et al.，2009）

流感大流行已经持续 6 周，卫生保健系统已经超负荷运转，每家医院的病床都已住满，每一个呼吸机都在使用，所有卫生保健人员在加班。因此需增加病床数量，以满足流感病人激增的需求，所有已安排的手术推迟 2 周。推迟的手术包括胰腺癌、卵巢癌和恶性脑肿瘤病人的诊断性手术和姑息性手术。很多这样的病人预期生存时间小于 6 个月，但是由于没有立即手术，他们可能会在 2 周内死亡。作为大流行的结果，医疗资源匮乏，对通常需要这些手术的急救治疗则不能提供给所需的全部病人。全国的医院都各自作出决定，修改急救治疗规范，为很多额外病人提供有限的干预和方法。

医院 A 决定根据通常的先到者先服务标准提供急救治疗。医院 B 决定仅为预期存活时间 6 个月以上的病人提供重要的急救治疗。

外科医生 Smith 很反对医院 B 的决定。这个新的规则需要 Smith 医生取消本周晚些时候半段肠梗阻手术的安排。如果不做这个手术，一位有三个子女的患有卵巢癌的 36 岁母亲作为他的病人，将在 2 周内死亡。Smith 医生正在考虑是否违反医院的规定而开展手术，但这可能会冒着威胁他职业生涯的风险。因为与医院的最近政策有分歧，Smith 医生在使用技术和专业知识来帮助病人的职业使命与遵守单位规定的责任之间面临困难抉择。

框 6　案例 2 的额外信息（Levin et al., 2009）

为了获得不同观众的反馈意见，作者招募了马萨诸塞州的居民来审议所提出的方案以及他们提出的问题。2006 年 7 月举办了两个会议，一个是针对消费者，另一个是针对卫生保健人员，每个会议有约 15 名居民参加。每个会议持续 4 小时，消费者参加了 5 场专业上易于理解的讨论，最后汇总于文章的一个表格中。

尽管两组都认识到卫生保健人员充当病人的倡导者很重要，但卫生保健人员反对违反医院的政策，因外科医生决定不服从医院的规定，会牵连到其他人。然而，他们认为如果引入管理急救治疗干预的分配规则，则医院需要更好的系统支持医生，包括免责和精神卫生支持。

本篇文章说明可能没有唯一正确的行动方案，以及不同利益相关者对要做出的决定可有不同的看法。

 D. 总结

建立治疗规范一直是个挑战，即便在非紧急状况下也是如此。然而，在紧急状态期间，这可能是引起热烈讨论的来源。在此等情况下很难界定合适的治疗规范，因在考虑有限资源的同时，病人的尊严也要得到尊重（我们应该最不愿意达成妥协的价值观）。面对紧急情况下的资源缺乏，医生可能不得不采取检伤方法或者降低治疗规范标准。

如果治疗规范标准降低，不把资源用于治疗而开展研究可能是不适当的。

对紧急情况下治疗规范可接受的调整达成共识具有重要的伦理学意义，不仅有助于保护病人，而且也明确了同期开展的健康研究中可用哪种对照组的预期。

 参考文献

Calain P, Fiore N, Poncin M, Hurst SA (2009) Research ethics and international epidemic response: the case of Ebola and Marburg hemorrhagic fevers. Public Health Eth 2(1):7–29.

CBS News (2006) Eye to Eye: Dr. Anna Pou, 26 September 2006 (http://www.cbsnews.com/videos/eye-to-eye-dr-anna-pou/).

Fink S. The deadly choices at Memorial. New York Times Magazine, 25 August 2009:28–46 (http://www.nytimes.com/2009/08/30/magazine/30doctors.html).

Levin D, Cadigan RO, Biddinger PD, Condon S, Koh HK, on behalf of the Joint Massachusetts Department of Public Health–Harvard Altered Standards of Care Working Group (2009) Altered standards of care during an influenza pandemic: identifying ethical, legal, and practical principles to guide decision making. Disaster Med Public Health Preparedness 3(Suppl 2):S132–40.

Selgelid M (2005) Module four: standard of care and clinical trials. Dev World Bioeth 5(1):55–72.

 其他读物

Annas GJ (2010) Standard of care—in sickness and in health and in emergencies. N Engl J Med 362(22):2126–31.

Chong S, Capps BJ, Subramaniam M, Voo TC, Campbell AV (2010) Clinical research in times of pandemics. Public Health Eth 3:35–8.

Department of Health and Human Services (2005) Altered standards of care in mass casualty events. Bethesda, Maryland: Agency for Healthcare Research and Quality (http://www.ahrq.gov/research/altstand).

Ezeome ER, Simon C (2010) Ethical problems in conducting research in acute epidemics: the Pfizer meningitis study in Nigeria as an illustration. Dev World Bioeth 10:1–10.

Gebbie KM, Peterson CA, Subbarao I, White KM (2009) Adapting standards of care under extreme conditions. Disaster Med Public Health Preparedness 3(2):111–6.

London AJ (2009) Clinical research in a public health crisis: the integrative approach to managing uncertainty and mitigating conflict. Seton Hall Law Rev 39:1173–202.

Nossiter A (2007) Grand jury won't indict doctor in hurricane deaths. New York Times 25 July 2007 (http://www.nytimes.com/2007/07/25/us/25doctor.html?scp=1&sq=Grand%20Jury%20Won%92t%20Indict%20Doctor%20in%20Hurricane%20Deaths&st=cse)

Okie S (2008) Dr Pou and the hurricane—implications for patient care during disasters. N Engl J Med 358:1–5.

（邹　艳 译　周祖木 校）

学习目标 6.3： 确定在公共卫生监测情况下如何与社区分享利益的问题

Dónal O'Mathúna

 课程时间表（105 分钟）

0～20分（20分钟）	21～35分（15分钟）	36～40分（5分钟）	41～55分（15分钟）	56～65分（10分钟）	66～70分（5分钟）	71～100分（30分钟）	101～105分（5分钟）
介绍	个人思考	阅读	大组讨论	班级讨论	案例展示	案例讨论	总结和结论

 教学方法

1. 教员介绍单元并提供分享利益的概念和历史演变的简要背景材料。
2. 教员向学员提问以下问题，并给学员 5 分钟时间写下简要答案：

   联合国教科文组织的生命伦理学和人权宣言第 15 款（UNESCO，2005）阐明利益分享不应该采取非伦理诱导的方式。你认为公共卫生监测应该如何区分是参与的适当利益还是不适当诱导？
3. 教员要求每个学员与小组分享观点。
4. 教员分发 Simm（2007）的文章，并给学员 5 分钟时间阅读。
5. 教员要求学员分为多个小组，每组 3 人或 4 人，讨论公共卫生监测中如何应用 Simm（2007）提出的利益分享的观点。

6. 教员要求各组总结讨论，并将结果向大组报告。

对教员的要求：要求后来汇报的各组汇报其他组还没有提到的内容。

7. 教员讲解案例研究，并要求各组讨论下列问题；

- 如何解释 Supar 医生认为印度尼西亚应保留禽流感样本的观点在伦理上是合理的？
- 如何用伦理学的语言来说明一个国家完全有责任参加全球病毒监测（包括分享病毒样本）这一观点的理由？
- 关于疫苗生产商有义务与研发产品的人分享产品的利益这一观点，如何用伦理学的语言来说明其理由？

8. 教员向学员询问下列问题，并给他们 5 分钟时间写出简要答案：

你认为上述最后两个观点在伦理学上如何权衡？

9. 教员让每名学员与小组其他学员分享他们的观点。

10. 教员总结课程，并欢迎学员自由讨论。

 A. 背景

利益分享的原理是 20 世纪 70 年代为应对一些因素（如人类的共同遗产、基因资源的使用和临床研究的全球化）而提出的。尽管对利益分享原理的确切定义及其实际意义仍有很多争议（Dauda & Dierickx，2013），但近来在研究伦理学中利益分享不是主要的话题。即使最近对利益分享有所关注，但关注度仍然不如研究伦理方面的许多其他问题那么高。

共同财产的概念在说明有分享利益的义务的合理性方面发挥了关键作用。共同财产概念的核心是认为某些资源分布如此广泛，以致于任何一个人、组织或国家垄断、占有或拥有这些资源是不合适的。常见的例子包括海洋、月亮、某些生物物种和人类基因组。由于移除了所有权，人类共同财产的概念最初被看作是减少国家贫富差距的一种方法。然而,权力和财富分配的差距迅速引发担忧,即共同财产的概念事实上会助长剥削和生物剽窃(Dauda & Dierickx,2013)。例如,被视为有药用前景的植物可能被富裕国家的开发人员从低收入国家带走;如果那些植物被认为是人类共同遗产的一部分,开发人员可能认为并没有必要获得移除植物的许可或者没有必要补偿当地社区。很明显,共同财产的观念必须更加明确地与分享共同资源的义务公平地结合起来。

1992 年批准的生物多样性公约更加明确地描述了利益分享的概念(United Nations Environment Programme,1992)。在基因资源(植物、微生物、动物和人类)的环境下,利益分享意味着准许获得资源的人有权从使用或开发资源的人那里获得利益。换言之,利益分享与公平相关,在某种意义上从开发共同财产资源所产生的效益应提供给所有人,特别是不太富裕的群体(Schroeder,2007)。在阐明和强化公约的法律依据方面已经花了一些时间。这个过程中的一个转折点是 2010 年通过了公约的名古屋议定书,这是将法律确定性和透明度用于基因资源的利益分享的一个事件(United Nations Environment Programme,2010)。该协议指出,利用遗传资源所产生的利益应该以公正和公平的方式来共享。

在健康研究领域,利益分享也越来越广泛地被接受。研究的国际化趋势不断增长直接引发对健康研究的益处应该如何与研究参与者和其他人分享的关注。20 世纪 90 年代许多引人注目的临床试验引发了对富裕的制药公司在低收入国家开展临床试验的伦理学争议(Nuffield Council on Bioethics,2002)。这些临床试验引发的伦理学问题之一是参与研究所获得的一些利益是否应该惠及受试者自己(例如以继续医疗的形式)或者他们所在的社区(例如以较低的价格提供新产品)。

《生命伦理与人权普遍宣言》(UNESCO,2005)明显赞同利益分享，并将其作为生命伦理的基本原则之一，该宣言第 15 条规定："来自科学研究及其应用所带来的利益应与全社会和在国际社会内共享，特别是要与发展中国家共享。"利益分享有很多方式，包括为参加研究的受试者提供特殊帮助，支持卫生保健服务和构建发展中国家的研究能力。同时，宣言规定不应当将利益作为鼓励参与研究的不恰当手段。

虽然根据利益分享的原则，受试者有权从研究中获益，但对要分享利益的程度和性质仍有激烈争论（Nuffield Council on Bioethics，2005）。

 B. 主题

定义

利益分享的定义一直备受争议。其中一个定义根据人类遗传物质（Schroeder，2007）并结合许多主要方面：

"利益分享是通过使用人类遗传资源而获得的一部分好处和利益给予资源提供者以达到公平交换的行为，并特别强调要将利益给予那些可能缺乏合理获得医疗产品和服务的人群，且不得提供非伦理的诱导"。

这个定义强调了一种方向，即利益分享与其说是一种哲学思想，倒不如说是公平分配的工具。

道德理由

基于大量理由，利益分享在伦理上是合理的（Simm，2007）。每种方法都受到所使用环境的影响，而且一种方法可能不一定适用于另一种环境，这就是为什么没有一个单一的定义得到广泛认可的部分原因。

在植物和动物遗传方面，利益分享首先应该是基于财产权的考虑。如果当地的常识认为某种草本植物有药用价值，并且当地人有种植和收获这种植物，则财产权的概念会认为，这些人理应分享由草本植物变成商业性医药产品所产生的任何利益。

在临床研究方面，所有权通常不是相关的论据。相反，由于受试者冒着把自己暴露于实验干预的风险，利益分享的理由是合理的。这种观点认为，因为他们承担了风险，所以应该获得一些回报。因此，最近修订的"赫尔辛基宣言"认为，临床试验的受试者在试验结束后应接受有益的干预（World Medical Association，2013）。

另一个理由是基于与人类同胞在一起和全球公正的概念，并据此建议研究应惠及最需要的人，即使较富裕的实体承担了其费用也应如此。

利益分享和公共卫生监测

对利益分享原则的日常应用仍存在争议，特别是在公共卫生监测方面。本单元所用的案例研究就被安排在这个不断争议的情况下。

50年来世界卫生组织合作实验室已从很多国家采集了病毒样本，并对这些样本进行了分析。2005年以来，"国际卫生条例"已要求WHO成员国承诺通过审查和执行健全的监测策略参与到全球监测网络中，从而有助于全球暴发情报工作（Sedyaningsih et al，2008）。多个国际机构捐赠基金以便在低收入国家建立监测网络，并由这些国家向WHO提供生物学样本（包括病毒）以确定诊断和有助于全球风险评估。

监测被认为对监视病毒变异和开发未来病毒疫苗至关重要（Garrett & Fidler，2007）。根据对哪些菌（毒）株最有可能蔓延的预测，生产商每年生产相应的疫苗。然而，生产商制造的大多数疫苗剂数被高收入国家的人所使用，部分原因是因为疫苗成本，也因为生产的疫苗数量和疫苗分配的方式。由于对最终发生大流行流感暴发的害怕,很多国家开始担忧供人群所用的流感疫苗的可获得性。一些国家已建议,由于他们贡献了病毒样本,应有权更多地分享所生产的疫苗,这可被认为监测行动的"利益"。[12]

在争议的另一方,疫苗生产厂家可能认为生产的疫苗可以最低价格供应,但他们无法免费提供疫苗,即使在有些国家只有极少数人才能以目前的价格购买疫苗。他们的论据是这已是公司在可承受的最低成本范围内所能提供的最大利益了。

Sedyaningsih 等(2008)总结僵局如下:

"遭受疾病严重袭击的国家,必须承担疫苗、治疗和其他产品的费用,而这些产品的货币和非货币福利大多转移到工业化国家的生产商[…].病毒共享是全球致力于大流行准备和全球卫生安全的关键部分。因此,全球社会应继续努力,以创建各国认可的病毒获得和利益分享的机制"。

2011 年,WHO 通过了新的"大流行流感防范框架"(World Health Organization, 2011)。主要目的是具有流行可能的流感生物材料(而且不是简单的季节性流感病毒)与获得疫苗、抗病毒药物及其他利益分享方案在平等的基础上进行交换。

 C. 案例研究

印度尼西亚报告了 2005-2007 年世界范围内发病数最多的人类甲型流感(H5N1)病例。在 116 例病例中,94 例(81%)死亡。印度尼西亚 33 个省中有 31 个报告家禽中发生病毒性暴发(Sedyaningsih et al, 2008),80% 的家禽关在小后院里,其余家禽在工业化养殖场饲养。根据世界贸易组织协议,如果全国性

---

12 与提出伦理问题颇为类似的例子是关于对到美国的黑人非洲裔移民遗传信息的收集和储存的研究(Buseh et al., 2013)。这可导致产生可能惠及人类和未来非洲裔社群的信息和产品,但担忧这些益处可能不能与这些社群分享。

禽群中出现高致病性感染,则家禽不能出口。

2007 年,印度尼西亚宣布将不再把禽流感样本送到 WHO 合作中心(Fidler, 2010)。许多国家认为,贫困国家为开发人流行流感疫苗贡献了病毒样本,而没有获得任何利益,因为生产的疫苗难以获得或无法负担。他们宣称高收入国家从这些协议中获益,并利用捐赠的病毒发展生物武器(Holbrooke & Garrett, 2008)。

虽然有论点认为,病毒属于人类的共同财产,并应与人类的其他人分享其利益,当时的印度尼西亚卫生部部长 Siti Fadilah Supari 博士使用"病毒主权"的概念来支持他的观点(Holbrooke & Garrett, 2008)。生物多样性公约支持本土植物和植物性药材的国家所有权和专利,Supari 博士声称病毒就属于这一类,并指出国际卫生条例(2005)只需要共享信息和事实,而不是生物样本。另一些人宣称,病毒不同于其他生物资源,因为他们会超越国界自然蔓延。而且,全球大流行带来危害的潜在风险超越任何"病毒主权"的概念。

有人提出印度尼西亚对人类的其他人应承担义务,印度尼西亚官员反驳说,全球社会应该对印度尼西亚人民承担义务,因为任何大流行可能会严重影响其他各国。

 D. 总结

利益分享是研究伦理中一个不断发展的原则,之所以备受争议,且仍然是概念分析的对象,部分原因是其具有新颖性。与早先的构想不同,原则目前趋向于与公正和公平有明显关联。

在一般情况下,所谓利益分享就是从资源使用中获得的一部分利益返回给那些能提供资源的人,这些人不能以其他方式合理地获得产品以及由使用这些产品所带来的服务。例如,基于天然产物的传统制剂可开发出有效、可赚钱的药品。这个利益分享原则提示可能声称拥有天然产品的人应从天然产品的使用中公平地获益。在某些情况下，可能整个人类声称拥有所有权。

然而，对于哪些利益可以共享仍有很大争议。当该资源是用于开发疫苗的生物材料并需昂贵的投入时，这尤其具有挑战性。虽然利益共享的原则在伦理上是令人信服的，但由于权力不平衡和商业压力的存在，使其应用具有高度争议。然而，当利益分享被明确纳入法律文书和公约（如生物多样性公约）时，可望使用共同遗产资源带来的益处应得到更公平地分配。

 参考文献

Buseh AG, Underwood SM, Stevens PE, Townsend L, Kelber ST (2013) Black African immigrant community leaders' views on participation in genomics research and DNA biobanking. Nurs Outlook 61(4):196–204.

Dauda B, Dierickx K (2013) Benefit sharing: an exploration on the contextual discourse of a changing concept. BMC Med Eth 2013;14(1):36.

Fidler D (2010) Negotiating equitable access to influenza vaccines: global health diplomacy and controversies surrounding avian influenza H5N1 and pandemic influenza H1N1. PloS Med 7(5):e1000247.

Garrett L, Fidler DP (2007) Sharing H5N1 viruses to stop a global influenza pandemic. PLoS Med 4(11):e330.

Holbrooke P, Garrett L (2008) "Sovereignty" that risks global health. Washington Post, 10 August 2008 (http://articles.washingtonpost.com/2008-08-10/opinions/36864341-1).

Nuffield Council on Bioethics (2002) Research in developing countries: the ethics of research related to healthcare in developing countries. London (http://www.nuffieldbioethics.org/research-developing-countries).

Nuffield Council on Bioethics (2005) Research in developing countries: follow-up. 2005. London (http://www.nuffieldbioethics.org/research-developing-countries-follow).

Schroeder D (2007) Benefit sharing: It's time for a definition. J Med Eth 33(4):205–9.

Sedyaningsih ER, Isfandari S, Soendoro T, Supari SF (2008) Towards mutual trust, transparency and equity in virus sharing mechanism: the avian influenza case of Indonesia. An Acad Med Singapore 37:482–8.

Simm K (2007) Benefit sharing: a look at the history of an ethics concern. Nature Rev Genet 8:496.

UNESCO (2005) Universal Declaration on Bioethics and Human Rights. Paris (http://www.unesco.org/new/en/social-and-human-sciences/themes/bioethics/bioethics-and-human-rights/).

United Nations Environment Programme (1992) Convention on Biological Diversity. Montreal, Quebec (http://www.cbd.int/).

United Nations Environment Programme (2010) Nagoya Protocol on Access and Benefit-sharing. Montreal, Quebec (http://www.cbd.int/abs/).

World Health Organization (2011) Pandemic influenza preparedness framework for the sharing of influenza viruses and access to vaccines and other benefits. Geneva (http://www.who.int/influenza/pip/).

World Medical Association (2013) Declaration of Helsinki. Ferney-Voltaire (http://www.wma.net/en/30publications/10policies/b3/).

 ## 其他读物

Calain P (2007) From the field side of the binoculars: a different view on global public health surveillance. Health Policy Plann 22(1):13–20.

Resnik DB (2013) H5N1 avian flu research and the ethics of knowledge. Hastings Center Rep 43(2):22–33.

Yamada T (2006) Poverty, wealth and access to pandemic influenza vaccines. N Engl J Med 361(12):1129–31.

（邹　艳 译　周祖木 校）

学习目标 6.4：确定在突发事件响应期间开展研究时获得未经证实疗效的治疗公平性问题

Philippe Calain, Renaud F. Boulanger

 课程时间表（60 分钟）

0～15 分 （15 分钟）	16～30 分 （15 分钟）	31～45 分 （15 分钟）	46～60 分 （15 分钟）
介绍	阅读	辩论	总结和结论

 教学方法

1. 教员介绍本单元材料。
2. 教员将案例研究分发给学员阅读。

 对教员的要求：该案例描述中部非洲埃博拉出血热暴发期间暴露后预防的可获得性，这说明生成研究性干预的可靠数据与基于同情心的紧急救命需要之间存在冲突。研究性干预对暴露于致命病毒的个体可能增加生存概率，这个案例阐明该干预可获得性的伦理困境。一方面，需要精心设计来评估未经证实的疗效和安全性。在这个案例中，潜在的受益者（特别是采用安慰剂对照试验）是未来下一代的受害者，而不是目前的受害者。另一方面，对暴露于高致命性疾病而立即威胁到生命者，需要立即抢救，但不要求有严格的试验计划。

 2014 年，随着世界上迄今已知最严重的埃博拉病毒病暴发的扩散，提出和获得治疗性研究的问题成为科学界和媒体关注的中心。在 2014 年 8 月，WHO 针对使用未经注册的埃博拉病毒病干预措施的伦理问题召开了小组讨论会（World Health Organization，2014）。会议达成的共识是，在目前流行的特殊情况下，提供未经证实的、效果和不良反应不明的干预措施作为潜在的治疗和预防手段是符合伦理的。

3. 教员把学员分为7个小组，并要求每组回答以下问题之一。

- 汉堡的科学家提供研究性治疗是基于哪些伦理依据？是否出于同情心？

- 是否可以提出"人道主义"理由来支持运送加拿大的暴露后疫苗？如果可以，互惠是道德标准吗？（"这位科学家做出了牺牲，她冒着生命危险选择研究高致命性病原体。作为回报，如果发生意外暴露，社会应作出努力以挽救其生命"）？

- 埃博拉病毒病在非洲暴发期间，当地卫生保健人员暴露于针刺伤，他们是否可以有相同的机会获得可能挽救生命的治疗？是否采用相同的道德标准（如"他们是值得互惠或不值得互惠)？

- 如果在暴发期间可以获得研究性药物，是否应限定在明确的临床试验范围内使用？或者是否应该如同汉堡科学家的例子一样基于同情心，提供研究性药物？

- 对教员的要求：当确认了意外暴露，富有同情心的做法可能是恰当的；如果大规模人群持续处于暴露之中，临床试验可能是适当的。

- 如果试验是唯一可接受的解决方案，应使用何种设计？例如，是历史性比较的一系列连续试验还是安慰剂对照试验？

- 最终，谁是丝状病毒感染治疗研究的主要受益者或预期受益者？

4. 教员要求每组指定一名报告者，对其讨论内容进行总结。

5. 教员总结课程，并欢迎学员自由讨论。

📖 A. 背景

突发事件应对期间的资源分配是备受争议的主题（见学习目标 6.1）。在开发新的治疗方法来应对突发事件的情况下，这个问题变得更加困难。正如在学习目标 6.3 中讨论的一样，利益分享原则要求收集数据带来的利益中一部分要返还给那些其数据被利用的人，如获得被开发的药物治疗。然而，在突发事件应对情况下开发新的治疗，利益共享原则可能不一定适用，其主要原因有两个。一是寻求的"利益"与知识的积累（如开发时间敏感性较低的药物的情况）相关不大，而与降低人群遭受伤害的程度的相关较大，特别是当这些努力被舆论主导时。二是流行病和自然灾害的紧急性可用以证明这一情况——无论合适或不合适——即如果涉及大量人群且产品生产能力仍有限，大规模采取被证明是有益的干预措施可能是不现实的。

对迅速致命或者致残的疾病进行研究性治疗，几十年来一直是一个有争议的问题。20 世纪 80 年代为获得抗反转录病毒治疗而奋斗就是一个著名的例子（Schuklenk, 2013）。在某些领域，如肿瘤学，人们普遍认为在有些"天衣无缝"的试验中可同时检验治疗的安全性和有效性（Wages & Tait, 2014）。最近关于英国医学创新法案（*Medical Innovation Bill*）（俗称 Saatchi 法案）的争论也备受关注。该法案要改变法律使医生可以使用研究性治疗方法来治疗绝症病人，而不是等待机会参加正式的临床试验。然而，关于使用研究性治疗方法的传统争论并没有提出当整个人群受到暴发威胁时要做什么这一重要问题。

在讨论应对突发事件过程中研究期间开展研究性治疗的公平性问题时，可以设想至少有四种情况。首先是医生使用许多部门赋予的专业权限开具标识外使用药物引发的公平性问题。在这种情况下，病人本身并未被视为研究对象，因此可能不享有因正式参加研究项目而期望得到的那种保护，如科学和研究伦理审查委员会对治疗方案的审查。关于可公平获得的关注是由医生来把关,有些个体可能是接受未经测试的治疗的合适候选者,却不能获得治疗。第二,研究事实上按照既定的国际研究伦理准则进行,即使病人认为有接受研究中的药物治疗之合法权利,但是有些病人不能(或不愿意)参加研究(Edwards,2006)。第三,影响生产流程的因素(如生产能力受限)制约了获得的问题。在这种情况中,公平问题可能因有限资源的分配而产生(见学习目标 6.1)。最后,关于还没有广泛获得但已被认为至少相对有效的创新治疗,可引发公平获得治疗的问题。本单元讨论的埃博拉病毒病案例研究阐明了这个情况。

因此,在评价公平获得研究性药物前,必须首先要确保获得研究性药物。本单元在讨论公平性之前,探索突发事件应对期间增加获得性的可能机制。计算可接受的风险:在使用未经效果证实的干预措施来控制高致命性疾病情况下的利益比不在本单元的讨论范围之内。

 B. 主题

提高可获得性的途径

减少监管限制

只有在研究性药物已被证明有效和安全后,国家管理机构通常才会批准使用这些药物。正如 Edwards(2006)指出的一样,说明这种情况的正当性有多种目的:"对获得治疗的研究有所限制主要是为了使得病人将来得到保护和受益,避免资助效果不好的治疗及其相关的机会成本"。这些目的中重要的是预防原则的问题,该原则本质上是担心在可能发生严重不良反应的情况下做出指导决策(Gonzalvo-Cirac et al,2013)。在这些情况下,原则提示对安全更有信心时才能引入新的技术

(Edwards, 2013)。

　　有人认为"风险厌恶(risk-averseness)"不符合紧急状况。这些怀疑论者指出对研究性药物的监管限制在紧急情况下应放松，对获得药物可以(至少部分)解除管制(Edwards, 2013)。然而，批评者认为对这种获得性管制的解除会损害研究工作(Gonzalvo-Cirac et al, 2013)，当研究性治疗无效或有害时，解除管制带来的短期内治疗获得的增加可能威胁到长期获得性并对大量个体产生不必要的伤害。

使用替代的研究设计

　　另一个增加研究项目中创新治疗获得的机制是使用替代的或非传统的研究设计。不幸的是，很难找到一个合适的非传统的研究设计。被认为有前途的替代方案，如阶梯楔形群组随机临床试验，将研究性药物逐步引入小规模受试者人群(Edwards, 2013)，但该方案在真正发生大流行期间在方法学和伦理上仍可能难以使用(van der Tweel 和 van der Graaf, 2013)。例如，如果研究性药物治疗事实上并不优于标准规范治疗，则最终会受到伤害的人可能多于采用序贯试验等方法所伤害的人(van der Tweel 和 van der Graaf, 2013)。虽然更加有效的实验设计仅在短期内(如直到监管部门批准)可减少研究性药物的获得，但要根据突发事件的情况而定。

增加研究中的"治疗"

　　尽管追求同时使用几种研究性药物仍不能解决一种治疗的可获得性问题，但是往往可以增加更多的获得性。在任何既定的时间，一些研究小组可能有需要测试的药物。在大规模疾病流行时，可能有需要同时检测多种药物的机会。同样，对具有类似作用机制的药物可以在突发事件应对期间进行检测。鉴于突发事件的时间有限的特性，同时测试可能会增加获得有希望的药物类别和选择最佳药物的双重优势。

要求同情使用

用于增加研究性药物可获得性的另一个机制是"同情使用"规划，该规划是按照美国食品和药品管理局的规定而建立的。根据这个规划，在病人面临生命威胁，而且没有令人满意的治疗方法时，可通过经治医生和生产商之间的特殊安排获得药物。虽然对这种安排会增加药物可获得性表示怀疑（Edwards，2013），但 Solomon（2013）则对此表示乐观："有人认为在突发事件时提供研究性药物的同情使用法不能用于疾病大流行，但可用于并已用于疾病大流行状态，这是令人费解的"。

消除影响生产流程的因素

影响生产流程的因素可能与生产受限（缺少能力和意愿）或者生产机制不良有关。这些可能是突发事件应对期间生动的问题，例如因检疫措施或者运输基础设施破坏而导致某些区域不能获得。在生产受限的情况下，有时可通过诸如强制许可等机制来增加产出。如果基础设施限制了获得，则重建可有助于解决这个问题。

确定最小剂量

为了避免瓶颈如生产受限，一个可能的途径是找到最小有效剂量。在正常情况下，通过优化处方模式以缩短治疗期，达到充分恢复和减少不良反应。当需求使可获得性受到威胁的程度时，就要研究确定所需的最小有效剂量，以降低生产要求。

要求"救援规则"

救援规则反映了我们的本能，即"不计成本地救援处于即时危险的可识别个体"（Cookson et al，2008）。因此，该规则已是臭名昭著，因在卫生保健系统层面要考虑成本效益，而提供治疗过程中要考虑身份明确的个体生命，两者互相冲突。在紧急情况下，尽管考虑到效果未经证实的治疗的成本效益，但仍可能会要求"救援规则"。然而，对这种要求能否达成共识尚不清楚。例如，Cookson 等（2008）已建议决策者不一定将其"作为公共政策，豁免社会中任何一群身份不明者以牺牲他人为代价的机会成本规则"。

公平的考虑

限于注册受试者的可获得性

在研究新的治疗方法时，药物的获得主要限于正式参加研究的个体，很多病人发现他们并不能获得药物。如果任何人想获得药物就能注册参加研究，则对公平性的担忧不会特别令人信服；然而，试验往往限于某个地域，而且有严格的纳入和排除标准。尽管其中有些标准是为了参与者的安全，而另一些标准则是为了方便数据收集和（或）数据分析。

在某些情况下，对公平性的担忧可能特别强烈。在上述讨论的群组试验中作为增加获得的手段，在紧急情况下必须在地理上对群组作出界定。在这种情况下，对政治权力在决定谁获得研究性药品中起重要作用的疑虑很难解除。因此，"基于当地社区构成的不同，根据地域上确定的群组依次提供有希望的新疗法会加剧原先存在的社会不平等"（Edwards，2013）。

此外，即使病人有资格参加更大规模的研究，但他们可能不是在合适的地点和合适的时间。研究从来没有均匀地分布在想参与研究的患者人群中"（Edwards，2006）。

承担风险

对公平性的担忧也与个人或社区承担在紧急情况下研究相关的风险密切相关。如果被研究的新疗法仅提供给那些提供数据作为研究项目一部分的个体，则对实现公平交易有可能存在争议：冒着研究项目风险的群体应该是一定受益的人群（尤其是替代治疗规范特别粗劣时）。然而，如果个体获得研究以外的研究性药物，则他们不会公平地承担与获得相关的负担。

此外，正如 Edwards（2013）认为，"在大流行时未接受任何治疗的风险很可能被视为是不确定的，特别是当任何不平等造成的影响是持久的或者以后也不可能解决的时候"。这个问题在阶梯楔形群组试验中特别明显。暴露于突发事件的个体可能认为,不接受研究中的药物治疗与接受药物治疗所面临的风险类似,而这种风险不能被潜在的利益(如获得研究性产品)所抵消。

利益冲突

如果资源严重短缺,则在资源分配中利益冲突的可能性就很大。例如,如果流行病猖獗,提供有限的研究中的治疗药物的组织可以按优先顺序对成员进行排序,即使商定的分配机制不支持这样做。这就是本单元案例中所讨论的问题。对这种差别也可以在更高层次实施制度化。2014 年在西非发生的埃博拉病毒病暴发,引起了对分发数量有限的试验性药物的关注(Kass,2014)。

 C. 案例研究

中部非洲曾发生丝状病毒性出血热(埃博拉病毒病和马尔堡病毒病)暴发,自 2014 年以来西部非洲也发生该病暴发,病死率达 20%~90%。医源性传播、医疗系统遭受破坏和社会动荡是非洲这些疾病暴发的众所周知的特征。在人类使用的治疗方法均未获得批准。在非常罕见的场合,在工业化国家生物安全实验室的工作人员被意外接种丝状病毒。2009 年德国一名科学家发生针刺损伤,有可能感染了埃博拉病毒(Tuffs,2009;见框 8)。在 48 小时内,她接受加拿大研制的实验性重组疫苗进行暴露后治疗——这是该疫苗第一次在人类使用。据新闻报道(Mullin,2009),这个治疗是经加拿大和德国的专家磋商后决定的。2007 年这个疫苗显示对实验感染灵长类动物的暴露后保护是高度有效的(Feldman et al,2007)。这位科学家幸存了下来,并没有受到伤害,但对治疗是否有效或者这位病人是否从未被感染过就不得而知了（Günther et al.，2011）。对给可能感染致命病毒的科学家存活下来的最佳机会所做的工作是值得称赞的。毫无疑问，在非洲丝状病毒暴发应对期间暴露后治疗是很有效的和可行的，特别是对被动员的当地卫生工作人员，这些人员有时仅采取很少的防护措施就为感染的病人提供医疗保健服务。从道德立场来看，询问 2007 年以来为以下这些事做了哪些努力是正当合理的：为了制定必要的临床监测方案，评价产品的效果和确保库存以及所需的管理程序和物流程序，使相同的试验性暴露后疫苗无论在非洲还是在德国可以同样获得，并且如果这种干预被证明是有效的，将以同样的尽职程度加以履行。

框7　案例研究：针刺损伤可能感染埃博拉病毒

在汉堡的伯纳德·诺特热带医学研究所（Bernard Nocht Institute for Tropical Medicine），有一名科学家因可能感染埃博拉出血热病毒被隔离 1 周，目前已经离开汉堡大学医院的隔离病房。因为她没有感染的任何临床表现，血液中也未检出病毒或者病毒抗体，所以被转到普通病房。

由于这位科学家使用了以往未在人类使用的实验性疫苗，随后出现阳性结果。在接种疫苗后不久，在其血液中发现了疫苗病毒，但在 2 天内消失，表明病人的免疫系统已经消除了疫苗病毒。

伯纳德·诺特研究所的病毒学主任 Stephan Günther 说，"她目前身体很好。然而，埃博拉病毒的潜伏期为 4~21 天，意味着她仍可能会生病"。

这种危险的病毒是以刚果共和国的埃博拉河命名的，1976 年在就该河附近发生了首次确认的暴发。此后发生了数起暴发疫情，主要发生在中非地区。

3 月 12 日，汉堡的科学家在高度安全的实验室从事埃博拉病毒抗体产生的项目时，用含有病毒的针头穿过三层安全手套刺伤了自己。这种特殊类型病毒的感染致死率达到 90%。

国际埃博拉研究机构的快速反应有助于获得良性的结果，汉堡科学家的同事们联系了该机构的人员。在 48 小时内给这名科学家使用了实验性减毒活疫苗，该疫苗已经显示对猴子有效，但是还没有进行人体试验。

> 这种疫苗由 Heinz Feldman 及其在加拿大马尼托巴省温尼伯市的加拿大公共卫生署国立微生物学实验室的前同事所开发，波士顿大学病毒学家 Thomas Geisbert 在美国马里兰州弗雷德里克的美国陆军传染病医学研究所的猕猴中进行了试验。
>
> 在疫苗接种后 12 小时，汉堡的科学家出现了发热、头痛和疫苗反应的其他典型临床症状，此后自行消退。
>
> 来源：Tuffs（2009）

 D. 总结

如果在突发事件的应对过程中要探索新的疗法，则会迅速出现获得性的公平问题。一方面，正式的研究项目可能限制了可获得性，从而导致自愿或不自愿地被排除在研究项目之外的个体不满意。另一方面，研究项目限制可获得性可能有助于负担和利益的公平分配，并减少资源浪费或者不必要暴露的风险。在应急处置过程中，使用替代性研究设计可能有助于解决公平获得研究性药物的难题。Solomon（2013）甚至建议我们的研究设计必须具有创新性，使之既能做好研究又能面对人们面临的现实，特别是可以应对大流行的可怕现实。然而，正如 Edwards（2013）所阐明的一样，使用替代性研究设计可能涉及技术和道德的约束。例如，由于病人参加研究前获得毒理学信息往往非常缺乏，对获得真实知情同意的可能性会引起关注。其他方法包括放松管制和消除资源瓶颈。这个案例研究揭示研究性药物和潜在救命性药物的获得从全球来看并不平等。更广泛地说，这个案例也阐述了研究性药物获得的不平等问题，同时提出了谁是研究的预期受益者问题（案例研究中是"西方"科学家还是非洲卫生工作人员）。换言之，开发新的治疗方法有时主要是为了国家安全而不是坚持世界性义务与团结的观念，我们对这一批评不可以置若罔闻。

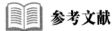

参考文献

Cookson R, McCabe C, Tsuchiya A (2008) Public healthcare resource allocation and the rule of rescue. J Med Eth 34(7):540–544.

Edwards SJL (2006) Restricted treatments, inducements, and research participation. Bioethics 20(2):77–91.

Edwards SJL (2013) Ethics of clinical science in a public health emergency: drug discovery at the bedside. Am J Bioeth 13(9):3–14.

Feldmann H, Jones SM, Daddario-DiCaprio KM, Geisbert JB, Ströher U, et al. (2007) Effective post-exposure treatment of Ebola infection.PLoS Pathog 3(1):e2.

Gonzalvo-Cirac M, Roqué MV, Fuertes F, Pacheco M, Segarra I (2013) Is the precautionary principle adaptable to emergency scenarios to speed up research, risking the individual informed consent? Am J Bioeth 13(9):17–19.

Günther S, Feldmann H, Geisbert TW, Hensley LE, Rollin PE, Nichol ST, et al. (2011) Management of accidental exposure to Ebola virus in the biosafety level 4 laboratory, Hamburg, Germany. J Infect Dis 204(Suppl 3):S785–90.

Kass N (2014) Ebola, ethics, and public health: What next? Ann Intern Med 161(10):744–5.

Mullin KJ (2009) Did Ebola vaccine protect German researcher? Digital J (online) (http://digitaljournal.com/article/270419).

Schuklenk U (2013) And there we go again: the ethics of placebo-controlled RCT in case of catastrophic illness. J Med Eth doi:10.1136/medethics-2013-101653.

Solomon S (2013) Public health emergencies: research's friend or foe? Am J Bioeth 13(9):21–3.

Tuffs A (2009) Trial vaccine may have saved Hamburg scientist from Ebola fever. BMJ 338:b1223.

Van der Tweel I, van der Graaf R (2013) Issues in the use of stepped wedge cluster and alternative designs in the case of pandemics. Am J Bioeth 13(9):23–4.

Wages N, Tait C (2014) Seamless phase I/II adaptive design for oncology trials of molecularly targeted agents. J Biopharm Stat (e-pub ahead of print).

World Health Organization (2014) Ethical considerations for use of unregistered interventions for Ebola virus disease—report of an advisory panel to WHO. Geneva (http://www.who.int/csr/resources/publications/ebola/ethical-considerations/en/).

其他读物

Adebamowo C, Bah-Sow O, Binka F, Bruzzone R, Caplan A, Delfraissy JF, Heymann D, Horby P, Kaleebu P, Tamfum JJ, Olliaro P, Piot P, Tejan-Cole A, Tomori O, Toure A, Torreele E, Whitehead J. (2014) Randomised controlled trials for Ebola: practical and ethical issues. Lancet 384(9952):1423-4.

Caplan AL, Plunkett C, Levin B (2015) Selecting the right tool for the job. Am J Bioeth 15(4):4-10.

Cox E, Borio L, Temple R (2014) Evaluating Ebola therapies--the case for RCTs. N Engl J Med Dec 18;371(25):2350-1.

Joffe S (2014) Evaluating novel therapies during the Ebola epidemic. JAMA. 312(13):1299-300.

Joffe S (2015) Ethical testing of experimental ebola treatments--reply. JAMA. 313(4):422.

Landry JT, Foreman T, Kekewich M (2015) Reconsidering the Ethical Permissibility of the Use of Unregistered Interventions against Ebola Virus Disease. Camb Q Health Ethics 24(3):366-9.

Lanini S, Zumla A, Ioannidis JP, Di Caro A, Krishna S, Gostin L, Girardi E, Pletschette M, Strada G, Baritussio A, Portella G, Apolone G, Cavuto S, Satolli R, Kremsner P, Vairo F, Ippolito G (2015) Are adaptive randomised trials or non-randomised studies the best way to address the Ebola outbreak in west Africa? Lancet Infect Dis 15(6):738-45.

Nelson RM, Roth-Cline M, Prohaska K, Cox E, Borio L, Temple R (2015) Right job, wrong tool: a commentary on designing clinical trials for Ebola virus disease. Am J Bioeth 15(4):33-6.

Rid A, Emanuel EJ (2014) Ethical considerations of experimental interventions in the Ebola outbreak. Lancet Nov 22;384(9957):1896-9.

Rid A, Emanuel EJ (2014) Compassionate use of experimental drugs in the Ebola outbreak - Authors' reply. Lancet 384(9957):1844.

Shah SK, Wendler D, Danis M (2015) Examining the ethics of clinical use of unproven interventions outside of clinical trials during the Ebola epidemic. Am J Bioeth 15(4):11-6.

（邹　艳　译　周祖木　校）

核心能力 7：
讨论紧急情况下公共卫生监测或研究期间卫生保健人员职责的能力

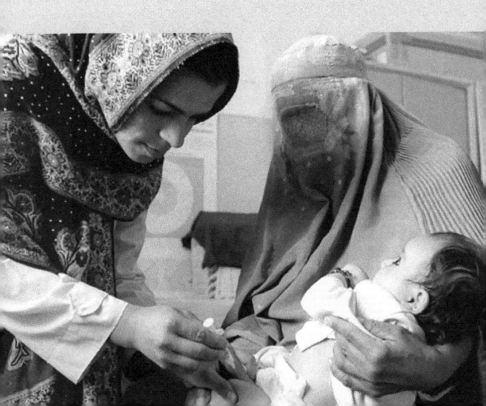

核心能力 7：讨论紧急情况下公共卫生监测或研究期间卫生保健人员职责的能力

　　紧急情况会给卫生保健人员带来几种类型的伦理冲突。一个经典例子是治疗传染病病人的职责。如果在紧急情况下卫生保健人员作为研究者，就会引起其他冲突。由于他们服务于不同的伦理框架（如医疗与研究），可能会导致冲突（见学习目标 8.1）。如果卫生保健人员同时承担研究人员的角色，患者可能认为受试者有"治疗性误解"的风险（见学习目标 7.2）。研究活动也会使卫生保健人员处于额外的利益冲突中，这种利益冲突在紧急情况下可能显示它独有的方面（见学习目标 7.3）。

 ## 学习目标

7.1　区分三种伦理框架：医疗伦理、公共卫生伦理和研究伦理，并探讨引导这些框架区别和共同点的价值观和原则的方法。

7.2　解释"治疗性误解"的含义以及在紧急情况下对卫生保健人员职责的影响。

7.3　向卫生保健人员解释参加紧急情况下研究活动的潜在利益冲突。

学习目标 7.1：区分三种伦理框架：医疗伦理、公共卫生伦理和研究伦理，并探讨引导这些框架区别和共同点的价值观和原则的方法

Leigh-Anne Gillespie, Lisa Schwartz

 课程时间（105分钟）

0~5分 （5分钟）	6~25分 （20分钟）	26~45分 （20分钟）	46~75分 （30分钟）	76~95分 （20分钟）	96~105分 （10分钟）
介绍	模板和讨论	视频和小组讨论	案例研究和讨论	角色扮演	总结和结论

 教学方法

1. 教员介绍医疗保健、公共卫生和研究的不同目的，并讨论他们各自的伦理框架。

2. 教员把班级分为几个小组，给每个小组分发材料，并要求学员识别三个伦理框架的区别和共同点。

   对教员的要求：一旦重新召集学员，询问他们是否认为材料显示了三个视角的完整画面或者是否他们已发现缺陷。

3. 教员给学员观看视频"灾害伦理：公共卫生伦理与临床伦理的冲突"（https://www.youtube.com/watch? v=JYYAGJB5t4E）并请学员作出评论。

   对教员的要求：为了促进讨论，可以询问以下问题。

   - 在公共卫生干预和研究项目中能否提升临床医学伦理的价值？
   - 在临床方面应该提升哪些价值？在公共卫生方面提升哪些价值？在研究方面提升哪些价值？同时采取一种

以上干预措施时，能协调开展吗？

- 在可以使用几个框架告知伦理行动的情况下，哪个框架具有道德权威？哪个框架在紧急情况下应用较多？或可能是"嵌套式"的？或者适用于不同问题的不同方面？
- 如果有的话，在公共卫生方面哪些自由可能会被侵犯？

4. 教员介绍案例研究并询问学员以下问题。

- 这个场景提出的伦理问题是什么？你认为哪些观点或论点最有说服力？
- 有一个学员建议数据应在现在收集，而研究伦理委员会批准在稍后阶段收集。应如何看待这个观点？
- 另一项建议是可以激励（如用现金）在疫情暴发期间被询问的人，鼓励他们与团队保持联系，直到研究伦理委员会批准。然后在研究完成后支付款项。根据这一案例可提出哪些伦理问题？
- 根据这个案例我们应该做什么？请给出你的理由。

5. 教员介绍角色扮演活动，并选择志愿者将三个场景表演出来。
6. 教员总结课程，并欢迎学员自由讨论。

模板材料：三个不同伦理框架之间的区别和共同点

责任、原则或实践	医疗伦理	公共卫生服务伦理	研究伦理
医疗责任归属于谁			
干预的目的			
知情同意的作用			
保密和隐私问题			
公正和公平的意义			

 A. 背景

虽然健康干预的模式不同，但目的相同，即确保尊重人，促进个体和社区的健康。现已发布了关于医疗（世界医学协会，2013a）、公共卫生（公共卫生领导协会，2002）和研究（世界医学协会，2013b）以及共同要素（指导研究的规范性文件的更详细讨论，见学习目标1.3）的伦理实践声明（或辩论）。不同的伦理框架反映了各自的具体目标：

- 在医疗方面，卫生保健人员应该用现有知识惠及个体病人，同时在使用资源时考虑社区利益和传染病相关的风险。
- 在公共卫生活动中，应用或者收集的知识应惠及社区，有时甚至会优先于个人的利益和自由（保护人及其权利的一般规则除外）。
- 在研究伦理方面，研究的目的是产生新的、可推广的知识，增进未受疾病或问题受累之个体的更大利益，研究所产生的知识有望应用于临床诊疗和公共卫生实践。
- 在这些不同的健康活动中所遵循的原则在一定的情况和背景下和一定的作用中会发生冲突。

 B. 主题

三个伦理框架

- 医疗伦理

医学伦理强调个人，关注病人的自主性与病人的最大利益，但是在公共利益方面包括对他人的义务和公正。因此，该框架中占主导地位的是以病人为中心的价值观和临床实践中的道德问题。医疗伦理往往着重关注疾病的治疗和处理。

- 公共卫生伦理

公共卫生与医疗伦理都与健康有关，并有助于公共利益；然而，公共卫生伦理包括保护和促进公众的健康和预防疾病（如大规模方案和政策的管理），而与疾病的诊断和治疗不同

（Thomas，2004）。公共卫生伦理框架强调人群和社区的更大利益，并追求集体行动；其活动旨在改善人群的健康状况。正如Benatar（2006）所说，这个目标可能与个人的权利和需求置于社会之上的责任有冲突。然而，因为公众是由个体组成的，公共卫生可能会给个人带来健康益处（Williams，2009）。而且，如果公共卫生干预被认为可为实现某些权利创造有利条件，则一些冲突就会消失。

对教员的要求：关于公共卫生伦理学的更多资源（音频和幻灯片，教科书，网站，练习）可见 Thomas（2004）的著作。

- 研究伦理

研究的目的是拿出证据以增进更大的利益，包括不受疾病或问题所累之个体的利益。同时，"传统的研究伦理是指人的主要价值，主要关注限制个体用于（不管他们的身体、部位、背景情况或信息）追求科学或技术的终极目标"的手段（Kenny & Giacomini，2005，p.252）。

选择正确的框架

这个课程描述的三个框架中哪个应占主导地位。一旦确定了框架，不要以为就不能再应用其他框架的伦理义务。相反，不同情况下应使用统一的框架，或者可能需要其他的干预措施来保护所有受影响的各方。例如，如果广泛地采取公共卫生干预措施，要获得个人知情同意显然是不可行或不可能的，可能要采取其他的保护措施来保护个人的利益，并确保尊重个人及其隐私，包括拒绝或退出知情同意的自由。

"道德困境"是一种对行动过程并不清楚的情况，例如，因为大部分伦理应对并不清楚；虽然清楚但不能被应用；在几个同样可接受的应对之间必须做出选择；或者在几个同样不能接受的应对之间必须做出选择。SARS 暴发就是很好的例子，能使研究伦理委员会意识到在紧急情况下所需的快速应对

（Naylor 等 ., 2003）。对于某些研究干预，他们愿意豁免知情同意的规定，如许可收集病人卫生保健的数据，因为找到一种治疗致命病毒的方法被认为比保护个人数据更有益。然而，有很多方法可以保护病人的隐私，包括在很大程度上限制谁能获得信息以及他们能获得哪些信息。因此，拒绝某种伦理框架并不一定意味着削弱保护。在某些情况下，它实际上可能意味着创建另一种更严格的保护。

多重归属的问题

当医生接受培训或准备在一定情况下发挥作用时，则该作用的目的和道德义务必须尽可能明确规定，以预防职责和归属的混淆。协调医疗、研究和公共卫生的伦理之潜在挑战在于回答"医疗的义务由谁负责？"的问题，因为很多健康决定会影响个体病人、社区和可能未来的几代人。

当对干预目标进行分层时，如果可能有一个以上预期目标，则特别容易出现职责的混淆，卫生人员在公共卫生干预期间开展的研究可能就是这种情况。诸如在灾难或者武装冲突情况下工作的专业人员的多重归属等问题已在文献中进行讨论（Schwartz et al, 2012）。卫生人员能明确其主要职责有助于对多个归属的引导或管理。

关于责任、原则和实践的三种伦理框架间的区别和共同点部分是"医疗责任由谁负责"，干预的目的，知情同意的作用，保密和隐私问题以及公平和公正的意义。

 ## C. 角色扮演

对教员的要求：本次练习涉及结核病暴发期间获得知情同意的问题。请 6 名志愿者展现下列情况。

1. 学员 A 是一名临床医生；学员 B 是一名有结核病症状的病

人。学员 A 如何获得学员 B 的治疗知情同意书?

2. 学员 C 是负责管理严重结核病暴发的公共卫生团队中的一名临床医生; 学员 D 是一名有结核病症状的病人。知情同意在治疗学员 D 中起什么作用?

3. 学员 E 是进行随机对照试验的公共卫生队伍中的一名医生, 学员 F 是一名有结核病症状的病人; 学员 F 负责获取知情同意以对学员 F 开展实验性干预而非传统性干预。知情同意在治疗学员 F 中起什么作用?

 D. 总结

根据本单元讨论的三个框架的相应目的和目标不同, 其实践也有明显不同。医生必须知道这些差异, 从而可对受试者和社区进行干预, 其干预方式与他们所指定的任务及其相关职责相一致。受试者和社区还应了解这些区别来尽量减少混淆。

虽然对共同原则的关注不同以及所给予的权重差异可能会导致伦理冲突, 但通常可以和谐地满足个人的利益和社区的利益。最好的干预是旨在促进这两种利益的干预。至少, 研究者应减少干预措施对一些利益相关者带来的威胁。

 参考文献

Benatar S (2006) Facing ethical challenges in rolling out antiretroviral treatment in resource-poor countries: comment on "They call it 'patient-selection' in Khayelitsha". Cambridge Q Healthcare Eth 15(3):322–30.

Kenny N, Giacomini M (2005) Wanted: a new ethics field for health policy analysis. Health Care Anal 13(4):247–60.

McDougall C (2010) Ethical questions during a pandemic: case studies. Montreal, Quebec: National Collaborating Centre for Healthy Public Policy, National Institute of Public Health Quebec (http://www.ncchpp.ca/docs/Ethics_CaseStudies_EN.pdf).

Naylor D, Basrur SH, Bergeron MG, Brunham RC, Butler-Jones D, Dafoe G, et al. (2003) Learning from SARS: renewal of public health in Canada. A report of the National Advisory Committee on SARS and public health. Ottawa: Health Canada (Publication No. 1210) (http://www.phac-aspc.gc.ca/publicat/sars-sras/naylor/).

Nuffield Council on Bioethics (2007) Public health: ethical issues. London (http://www.nuffieldbioethics.org/public-health).

Public Health Leadership Society (2002) Principles of the ethical practice of public health (poster). New Orleans, Louisiana (http://phls.org/CMSuploads/PHLSposter-68526.pdf).

Schwartz L, Hunt M, Sinding, C, Elit L, Redwood-Campbell L, Adelson, N, et al. (2012) Models for humanitarian health care ethics. Public Health Eth 5(1):81–90.

Thomas JC (2004) Public health ethics. Chapel Hill, North Carolina: Gillings School of Global Public Health, University of North Carolina (http://oce.sph.unc.edu/phethics/modules.htm).

Williams JR (2009) World Medical Association medical ethics manual. 2nd Edition. Ferney-Voltaire: World Medical Association.

World Medical Association (2013a) WMA international code of medical ethics. In: Handbook of World Medical Association policies. Ferney-Voltaire (http://www.wma.net/en/30publications/10policies/HB-E_print_-2013-1.pdf).

World Medical Association (2013b) Declaration of Helsinki—Ethical principles for medical research involving human subjects. In: Handbook of World Medical Association policies. Ferney-Voltaire (http://www.wma.net/en/30publications/10policies/HB-E_print_-2013-1.pdf).

 其他读物

Coggan J (2012) What makes health public? A critical evaluation of moral, legal, and political claims in public health. New York: Cambridge University Press.

Coleman C, Bouësseau M-C, Reis A (2008) The contribution of ethics to public health. Bull World Health Organ 86(8):578.

Coughlin SS (2006) Ethical issues in epidemiologic research and public health practice. Emerg Themes Epidemiol 3:16 (http://www.ete-online.com/content/3/1/16).

Levin D, Cadigan RO, Biddinger PD, Condon S, Koh HK, on behalf of the Joint Massachusetts Department of Public Health–Harvard Altered Standards of Care Working Group (2009) Altered standards of care during an influenza pandemic: identifying ethical, legal, and practical principles to guide decision making. Disaster Med Public Health Preparedness 3(Suppl 2):S132–40.

O'Neill O (2011) Broadening bioethics: clinical ethics, public health ethics and health. Annual lecture, Nuffield Council on Bioethics. London (https://www.youtube.com/watch?v=I5SJ9h6lhAk).

（邹　艳　译　周祖木　校）

学习目标 7.2：解释"治疗性误解"的含义以及在紧急情况下对卫生保健人员职责的影响

Elysee Nouvet, Lisa Schwartz, Michael Baxter

 课程时间表（75 分钟）

0~10 分 （10 分钟）	11~25 分 （15 分钟）	26~45 分 （20 分钟）	46~65 分 （20 分钟）	66~75 分 （10 分钟）
介绍	讨论	案例研究和讨论	角色扮演	总结和结论

教学方法

1. 教员介绍"治疗性误解"，并评论为什么它可能是一个伦理问题。

2. 教员介绍了风险问题和三个策略以减少误解后，要求学员回答以下问题：
   - 考虑讨论的三个策略，促进个人对临床研究和医疗之间差异的理解。这在每个环境中是否现实？
   - 语言障碍、伤害和资源匮乏会如何影响这些策略的有效性？
   - 在你工作或居住的场所，这三种策略中的一种或以上是否有用？为什么有用？为什么没有用？

3. 教员要求学员分享班级其他学员的意见。

4. 教员展示案例研究，询问学员下列问题：
   - 这个案例通过什么方式可能导致治疗性误解的出现？
   - 如果治疗性误解可以避免的话，医生可用什么策略来减少治疗性误解的可能性？

- 如果 Justin 似乎无法区分他参与的是研究还是治疗,则医生最道德的做法是拒绝他的病人参加研究吗? 为什么?
- 治疗性误解在伦理学上是否有可以接受的环境?

5. 教员主持巴西登革热的角色扮演。

对教员的要求:这个活动的目的:①增加学员了解各种社会、经济和个人因素,通过参与研究促进个人的卫生保健;②增加学员对紧急情况下治疗性误解处理的信任;③概括有治疗性误解的病人参加或者拒绝公共卫生研究而产生的可能后果。

- 要求 2 名志愿者扮演角色,一名扮演给巴西儿童接种登革热疫苗或安慰剂的医生,另一名扮演相关的巴西家长。
- 给每名志愿者提供扮演角色的信息(框 8 和框 9)。
- 对教员的要求:不管是护士还是家长,都不能看到其他角色的描述。
- 给每名志愿者 5 分钟时间准备角色。
- 对教员的要求:如果志愿者觉得合适,可以邀请其他学员参加表演。
- 在两名志愿者准备扮演角色时,要求其他学员写下志愿者作为卫生保健专业人员在接种疫苗时要告诉家长和儿童的话。
- 开始扮演角色。

对教员的要求:角色扮演应建立在家长的治疗性误解的基础上,而且可能有解决方案或可能没有解决方案。

如果你觉得学员对角色扮演失去兴趣时,可拍手停止,开始与整个组内学员讨论,并使用下列问题作为指南:

- 你会考虑这位家长能够做出让其孩子参加该研究的决定吗?
- 在应对家长的治疗性误解时,研究护士还有其他策略吗?
- 由于家长决策能力的不确定性,对拒绝将孩子纳入研究是否有伦理方面的担忧?

● 如果家长不理解这是一项试验,那么给儿童接种疫苗的风险有哪些?

例如,父母可能未提供随访信息;如果他们确信孩子受到保护,允许孩子在无蚊帐环境下睡觉,则他们可能会冒更大的风险;如果他们确信孩子受到保护,但当孩子确实罹患登革热时,则父母可能不会将症状与登革热联系在一起。

6. 教员总结课程,并欢迎学员自由讨论。

 A. 背景

"当研究对象不理解区分临床研究和普通治疗的规则,就会产生治疗性误解,从而不准确地将治疗意愿归因于研究程序"(Lidz & Appelbaum,2002)。

医疗人员和临床情境通常与治疗密切相关。所以,如个人参与涉及临床程序、临床情境和(或)临床医生的研究,可认为干预相当于医疗。一名病人参加了临床研究,可增加对病情或治疗的了解,或制定比目前方案更有效的治疗方案,可能变得过于乐观以及对他们参加治疗带来的益处存在偏见。另外,当医生与病人个体存在治疗和研究的双重关系时,在外科研究中往往就是如此,医生和病人都不能明确区分个体化治疗结束和研究开始的情况。

尽管生命伦理学领域的治疗性误解问题最初在1982年正式得到确定(Appelbaum et al,1982),研究参与者明确理解研究和医疗的区别在伦理上是必要的,这一概念实际上在第二次世界大战后医疗研究伦理规范中已得到确认。具体来说,1947年纽伦堡法典与1964年赫尔辛基宣言都强调的一个规则,即如果没有研究对象的自愿和知情同意以及研究人员鼓励和尊重自主权的相关承诺,就不能对人类进行研究(见学习目标1.3)。

治疗性误解的概念已经在生命伦理学中获得突出地位，因为它被认为可以损害科研项目的道德诚信（ethical integrity）。它破坏了研究对象的知情和自愿同意，而知情和自愿同意是受试者和社会对健康研究信任的基石。大部分健康研究需要研究对象自愿和知情同意，如果需要的话，研究人员应按照既定的透明和公正程序的伦理原则，有责任为潜在受试者诚实地提供研究目标、程序、风险和利益的易懂的解释。如果受试者不理解健康研究与常规医疗有哪些不同，则他们不太可能完全理解参与研究的潜在后果，因此对决定参与研究或拒绝参与研究不能做出知情决定。如果参与者不理解研究目的，就不能被认为在行使决策的代理权或自主权。如果个人将研究误认为治疗而自愿参加研究，则他们的误解消除后就会产生怨恨或退出研究。如果人们参加研究，而期望的治疗结果一直不能实现的话，通常可能会强烈反对研究团队和研究机构（Lidz 和 Appelbaum，2002）。

卫生保健人员在紧急情况下对减轻治疗性误解的风险必须发挥重要的作用。他们可以采取的一些策略讨论如下。

 B. 主题

为什么在紧急情况下更容易产生治疗性误解？

在突发事件期间或者之后，因为财产损失、不安全、精神紧张、创伤、过多暴露于风险和依赖外部援助才能生存，人们变得非常脆弱。所以，他们可能不能充分识别研究和紧急医疗的差异，或者他们可能会觉得太累或心神恍惚，以致不能考虑更不用说讨论参与研究的优点和缺点。卫生保健人员（特别是医生）的权威在大多数文化背景下和正常情况下是重要的；在紧急情况下，由于种种原因他们的权威可能会增加，包括敏锐地意识到他们对个人、社会健康甚至生存的重要性；对这些专业人员的强烈需求和获得性的受限；对独特压力的认知或尊重，在紧急情况下他们承担的风险和责任；个人和社会对他们紧急处理突发事件所做的贡献表示的感谢；来自外国（"西方"）的，如果是境外志愿者，可能被当地人认为特别有知识或者按此对待，按照当地文化习俗作为外国"贵宾"予以欢迎和感激。紧急情况下卫生保健人员权威性的增加，反过来又可能增加潜在受试者对治疗性误解的可能性。

紧急情况下在中低收入地区，国际研究团队或者私人资助的研究中心的权威、声誉或可见的资源可能增加治疗性误解的可能性。即使在资源丰富的国家，潜在受试者（甚至卫生保健人员）可能越来越难以区别紧急情况下的研究和治疗。2011 年日本厚生省在海啸相关的核事件后筛查核辐射污染期间，派医疗队到受影响的区域测量居民受辐射的水平并解答问题（Saito & Kunimitsu，2011）。虽然对污染提供生物医学治疗并不是医疗队的目标，但医疗队是以通过测量辐射水平来为居民提供治疗的方式。显而易见，在这种情况下这些医疗队可能已被误认为从事医疗性活动，而实际上从事研究活动。

志愿者希望从参与研究获得好处，是否被排除在外？

凡是人类皆有差异，在生命过程中我们的态度和心理状态在发生变化，而且依环境而不同。一些科研志愿者比其他人更为乐观，可以传达期望，即他们的参与将使自己直接受益。期望和乐观并不是从研究中剔除受试者的理由；然而，研究者有责任消除治疗获利的不切实际的期望。而且，如上所述，研究者的责任是确保参加研究与否的决定要尽可能知情和自愿。这意味着需要花费时间来确保志愿者能理解被认为受试者的任何医疗救助与以疗效作为优先的正常医疗救助之间的区别。研究者必须确保志愿者了解从研究中获得治疗益处的可能性。如果志愿者表示肯定，他们会比其他受试者表现更好；如果他们是基于治疗性误解才参加研究，则需要进一步澄清或剔除。即使在紧急情况下，研究者有责任确保每名参与者理解治疗影响的局限性，未经证实的效果或某种医疗救助的非治疗目标。绝对不能出现这些情况，即唯一的选择就是参加研究或者一点都不给予治疗（见学习目标4.4）。拒绝参加研究的人至少也能获得常规的治疗。

降低研究中治疗性误解的策略

1. 第三方披露更详细的信息　根据这个策略，需有一个中立的知识渊博的人，因其与研究无关并且不是治疗受试者，最适合对潜在受试者解释研究项目"特别是可能与个人治疗原则有冲突的方法"的主要方法学问题（Appelbaum et al.，1987，p.23）。正如Miller和Wendler（2006，p.39）在治疗性误解的评论中所述，如果研究对象获得这种中立的和详细的信息，就能更好地理解研究设计的重要方面，包括随机化、使用安慰剂和协议规定的治疗限制"。

2. 社区咨询　健康研究者逐渐认识到与研究社区合作是良好医学研究的重要伦理原则。当公共卫生研究涉及研究人员并不熟悉的人群和环境时，社区咨询尤其重要。与社区人员一起工作可以帮助研究人员确保他们对研究目标、程序以及潜在的利益和风险的解释并为潜在研究对象所理解，还要考虑到教育程度、文化和语言的差异。在研究开始前，应与社区代表一起对研究的知情同意表和信息内容进行测试以便清晰易懂。"事先测试"这一知情同意过程能帮助研究团队找出特定情况下受试者对治疗性误解的可能来源或原因。

在任何情况下，社区咨询都不能取代受试者的个人讨论以及必要时的个人知情同意。社区咨询对受试者和个体化治疗干预是必要的，但不是充分条件。

虽然在紧急情况下可能限于时间，但在研究前召开社区信息会议，可以降低研究对象对研究有治疗性误解的风险。这些策略能增进社区对建议的研究、研究目的以及知情同意的意义和程序的理解，从而确保潜在研究对象没有误解并自愿做出知情的决定。这些信息会议也能建立社区成员与研究团队之间的信任，使社区成员在决定参加研究前提出问题或者引起关注。

 ## C. 案例研究

艾滋病因感染 HIV 病毒所致。虽然 1981 年美国首次在临床上确诊了艾滋病，但可追溯到 1959 年中部非洲的组织标本，该标本检测显示已携带这种病毒（Zhu，1998）。HIV 易通过体液交换而传播，而且暴露的个体更易得艾滋病。20 世纪 80 年代和 90 年代早期，艾滋病主要在某些边缘化人群（如静脉吸毒者、性工作者和男男同性恋者）中发生。但现在情况已不再是这样，由于健康的社会因素和文化习俗的关系，特别是中低收入国家的妇女和儿童，占全球艾滋病负担的比重日益增加。

由于 HIV/AIDS 患者出现免疫缺陷，经常会出现多种机会性感染，或者出现对健康人不足以致病的感染，如卡氏肺囊虫肺炎（PCP）。该病由真菌引起，但这种真菌对免疫功能正常的个体并不会引起症状（Morris et la.，2004）。尽管 HIV/AIDS 是一个严重的公共卫生问题，因为病毒的复制率高，目前研制疫苗的工作未获得成功。因此，尽管可用抗反转录病毒治疗（ART）来控制症状，但很多病人最终产生耐药，并死于 AIDS 相关的并发症。

Justin 是一名 38 岁的酒吧间男招待,住在美国洛杉矶市中心。他是一名长期静脉吸毒者,总是尽量使用清洁针头,但是约 15 年前由于注射海洛因时注射器未经消毒而感染 HIV。对 Justin 出现的症状,一直使用各种抗反转录病毒药物的鸡尾酒疗法来治疗,然而体内的 HIV 病毒近年来对使用抗反转录病毒药物的鸡尾酒疗法中的一些药物逐渐产生耐药性。Justin 最近发生了严重的流感样疾病,去就诊时医生将其诊断为肺囊虫肺炎。这意味着他体内的 HIV 对使用抗反转录病毒药物的鸡尾酒疗法中的最新药物产生耐药性,而且病毒使 Justin 的免疫系统降到危险的低水平。不幸的是,Justin 现在已经使用了最后一种有效的抗反转录病毒药物组合。

鉴于迫切需要进一步的治疗选项,Justin 恳求医生寻找其他方法来治疗疾病。Justin 的医生建议他参加新抗反转录病毒药物的鸡尾酒疗法的医院Ⅲ期临床试验,Justin 的医生就是这项试验的主要研究者。

 ## D. 角色扮演

登革热是一种由蚊子传播的病毒感染,每年全球感染者有 5000 万～1 亿人(WHO,2012)。登革病毒有 4 个血清型,这些血清型病毒均可通过伊蚊传播,这种蚊子常见于热带和亚热带气候。如果实验室不做抗体检测,则登革热很难诊断,因为症状(如高热、肌肉疼痛、头痛、呕吐和咽痛)经常被误认为其他疾病,如腹泻或一些疾病(如疟疾、黄热病、麻疹和流感)。登革出血热或严重出血热是最危险的类型,可能导致高热伴呼吸窘迫、严重呕吐和出血,并可导致死亡。

大暴雨已经连续 3 周袭击巴西东部,包括近 5 年登革热曾高度流行(连续传播)的多个城市密集区。目前,由于登革热的住院率剧增,巴西政府声称发生了登革热疫情,并进入紧急状态。据报告,仅里约热内卢州就有 90000 例登革热病例,112 例死亡病例,50% 的死亡病例为 5～9 岁儿童。流行预计在未来几周会从城市中心传播到农村地区。

一家日本公司与巴西的一所大学合作开发登革热疫苗已达数年之久。在巴西流行开始时,该大学已经完成了Ⅰ期和Ⅱ期试验。早期的试验显示疫苗有效率为 90%,有 5% 的受试者发生了轻度不良反应(瘙痒、注射部位发红和疼痛、轻度恶心、头痛、嗜睡)。在一个据预测本月内将发生疫情暴发的有 15 万居民的小镇开展疫苗试验,该试验已获得联邦研究伦理委员会和市政府的批准。在双盲试验中,对父母能提供知情同意书的学龄儿童接种疫苗;对没有受种试验性疫苗的儿童接种安慰剂。第二年研究小组在监测感染率时,将为社区再资助医疗资源(10 名护士,5 名医生,增加 12 张额外床位)。

角色扮演中,在试验中接种疫苗的护士要面对非常焦虑的家长(Briceño 先生或女士)。准备这个角色扮演时,打印并剪出下列框中的每个说明(框 8 和框 9)。

框 8　护士给儿童接种登革热疫苗的信息

"护士":使用以下细节来指导"巴西登革热"角色扮演中的角色。

你是进行临床试验的大学雇员;因此,当 Briceño 先生或女士与孩子一起出现时,你并不熟悉他们。

你的首要目标是确保在诊所碰到的所有父母和孩子能理解参加此次疫苗试验的风险和益处,包括孩子没有接种试验疫苗的可能性,因为这是一个双盲的安慰剂对照试验:一半受试者将接种安慰剂,但你不知道哪些是安慰剂。

一个同样重要的目标是与社区成员建立和维持信任。建立和维持信任不仅可确保广泛参与试验,而且,至关重要的是确保参与试验是基于清晰的理解,因为信任为参加的家长和儿童创造了条件,使之在参加试验过程中能随时提出问题。

不能强迫家人或孩子参加试验。可以口头同意,但应当是自愿的。

框 9　对受种儿童的家长 Briceño 先生或女士的信息

"家长"：使用以下详细信息来引导"巴西登革热"的角色扮演中的角色。

你在贫困的父母陪伴下在某国的东北部一个糖类种植园里成长。目前，你在一家工厂工作，每周 6 天，并出售彩票。你是两个孩子的有担当的家长，希望他们能完成学业，甚至可能上大学。

你讨厌雨季。当听到雨点敲打屋顶时，你失眠了。这让你回想起你 5 岁时 Tiago 患登革热的情况。他皮肤苍白、神色沮丧。然后他的鼻子和耳朵开始出血。在医院里，Tiago 身上插满了管子，在那天晚上他去世了。今天，你与 4 岁和 8 岁的孩子一起在诊所，他们符合接种登革热疫苗的要求。你知道有些孩子可能会接种安慰剂。你下定决心要给你的两个孩子接种疫苗。你坚信疫苗能保护孩子免患登革热，从而避免死亡。

 E. 总结

　　当受试者不能理解临床研究和临床治疗之间的差异时，就会发生治疗性误解。治疗性误解会引发伦理问题，因为它阻碍了自愿知情同意，限制了治疗决定中的自主权及代理权。因为受有些因素，如精神紧张、创伤、医疗选择受限和治疗需求增加、补偿或希望等的影响，受试者在紧急情况下可能比在其他情况下更加脆弱。治疗性误解的风险由于缺乏负担得起的安全医疗而变得复杂，从而导致某些人作为一种治疗选择而参加临床研究。在紧急情况下工作的研究人员应特别小心，在知情同意过程中避免招募志愿者，因志愿者的决策能力可能受不切实际的希望或者治疗期望所影响。研究者有确保受试者了解已知和未知的治疗局限性和所有研究相关程序的非治疗目标之伦理义务。

 参考文献

Appelbaum PS, Roth LH, Lidz C (1982) The therapeutic misconception: informed consent in psychiatric research. Int J Law Psychiatry 5:319–29.

Appelbaum PS, Roth LH, Lidz CW, Benson P, Winslade W (1987) False hopes and best data: consent to research and the therapeutic misconception. Hastings Centre Rep 17(2):20–4.

Lidz CW, Appelbaum PS (2002) The therapeutic misconception: problems and solutions. Med Care 40(9Suppl):v55–63.

Miller FG (2009) Consent to clinical research. In: Miller FG, Wertheimer A, editors. The ethics of consent: theory and practice. New York: Oxford University Press.

Morris A, Lundgren JD, Masur H, Walzer PD, Hanson DL, Frederick T, Huang L, Beard CB, Kaplan JE (2004) Current epidemiology of Pneumocystis Pneumonia. Emerg Infect Dis. 10(10):1713-20.

Saito T, Kunimitsu A (2011) Public health response to the combined great east Japan earthquake, tsunami and nuclear power plant accident: perspective from the Ministry of Health, Labour and Welfare of Japan. West Pac Surveill Response J 2(4):7–9.

World Health Organization (2012) Dengue and severe dengue. Fact sheet No. 117. Geneva (http://www.who.int/mediacentre/factsheets/fs117/en/).

Zhu T, Korber BT, Nahmias AJ, Hooper E, Sharp PM, Ho DD (1998) An African HIV-1 sequence from 1959 and implications for the origin of the epidemic. Nature 391: 594–7.

 ## 其他读物

Ezeome ER, Simon C (2010) Ethical problems in conducting research in acute epidemics: the Pfizer meningitis study in Nigeria as an illustration. Dev World Bioeth 10(1):1–10.

Hawkins JS (2008) Research ethics, developing countries, and exploitation: a primer. In: Hawkins JS, Ezekiel EJ, editors. Exploitation and developing countries: the ethics of clinical research. Princeton, New Jersey: Princeton University Press; 21–53.

Kimmelman J (2007) The therapeutic misconception at 25: treatment, research, and confusion. Hastings Center Rep 37(6):36–42.

Médecins sans Frontieres (2013) Research ethics framework. Guidance document. Geneva (http://fieldresearch.msf.org/msf/bitstream/10144/305288/5/MSF%20Research%20Ethics%20Framework_Guidance%20document%20(Dec2013).pdf).

Mfutso-Bengo J, Ndebele P, Jumbe V, Mkunthi M, Masiye F, Molyneux S, et al. (2008) Why do individuals agree to enrol in clinical trials? A qualitative study of health research participation in Blantyre, Malawi. Malawi Med J 20(2):37–41.

Miller FG, Wendler D (2006) The relevance of empirical research in bioethics. Schizophr Bull 32(1):37–41.

（邹 艳 译 周祖木 校）

学习目标 7.3：向卫生保健人员解释参加紧急情况下研究活动的潜在利益冲突

Marie-Josée Potvin, Bryn Williams-Jones

 课程时间表（90 分钟）

0～15 分 （15 分钟）	16～25 分 （10 分钟）	26～55 分 （30 分钟）	56～85 分 （30 分钟）	86～90 分 （5 分钟）
介绍	展示解决问题的工具	案例研究和讨论，阶段 1	案例研究和讨论，阶段 2 和 3	总结和结论

 教学方法

　　对教员的要求：这个课程是高度互动的；你需要花些时间熟悉课程的内容和形式。

1. 教员通过展示定义和概念开始上课（幻灯片 1～4）。
2. 教员展示解决问题的工具（幻灯片 5～7），强调识别、评估和处理利益冲突的主要方法。
3. 教员总结利益冲突伦理处理的模型。
4. 教员展示案例研究的第一部分（幻灯片 8）。
　　对教员的要求：提供案例概况，并讨论其关键的背景特征。
5. 教员主持阶段 1 的分析，使用"教员的讨论指南"。
6. 教员逐步展示案例研究的 2a～2c 部分（幻灯片 8），并主持阶段 2 和阶段 3 的分析，使用"教员的讨论指南"。
　　对教员的要求：逐步展示案例相关的背景因素。介绍各种情景来表明理解社会、政治和文化的背景是必不可少的。识别背景因素，并询问能帮助学生识别潜在利益冲突的问题。

　　当课程进展到阶段 3 时，帮助学员回顾一下课程，可从案例的伦理分析中学到有关如何有区别地管理事情来避免已被识别的问题。

7. 教员总结课程，并欢迎学员自由讨论。

 A. 背景

公共卫生研究涉及很多利益相关者（如研究者、人群、政治家、决策者），在多个层面（如干预、研究、政策）往往有不同的，有时甚至是不可调和的利益冲突。这个背景为利益冲突提供了有力支持。

在对人类有重大影响且有重大不确定性的公共卫生突发事件中，期望研究者或者卫生保健人员在有其他紧急任务情况下来识别、分析和管理利益冲突是不切实际的和不合理的（Ezeome & Simon, 2010）。此外，当涉及既得商业或政治利益的有影响力的利益相关者时，有效防止利益冲突的政策可能很难制定和执行（Conflicts of Interest Coalition, 2012; London et al., 2012）。由于对与突发事件研究明确相关的"利益冲突"尚无明确的定义，而且学术界和民间团体可能会对制定和应用利益冲突政策施加压力，从事公共卫生突发事件处理的研究者必须熟悉这个概念。各级应制订教育和强有力的公共卫生研究政策，确定可接受的和不可接受的行为，并提供明确的程序和指导。这些政策应该得到足够的政治力量的支持，以确保这些政策在紧急情况期间的研究中得到应用。

 B. 主题

利益冲突的定义

"利益冲突"这一术语经常被视为或者等同于欺诈或道德

不端行为（Stell，2011）。对很多人来说，该术语必定是个贬义词（Williams-Jones，2011）。在健康研究和专业实践领域，这种看法很可能是由于高度宣传丑闻，包括管理不善的财务利益冲突，如有企业涉及尼日利亚脑膜炎研究的案例（Ezeome & Simon，2010）。由此带来的媒体报道无疑会降低对研究人员、学术机构和卫生专业人员诚信的公信力（Stephens，2000；Weinfurt et al.，2006；Smith，2011）。

不幸的是，这个贬义的观点会使得利益冲突概念在很大程度上无法使用：如果在人们心目中它等同于欺诈或不端行为，则只有"坏人"才有利益冲突。因此，按照这一想法，善意的人不可能有利益冲突。然而，事实是利益冲突在研究和专业实践中经常发生，因此对有这样的冲突本身并不需要责备。事实上体制安排有时使其成为可能，但并非不可避免（MacDonald et al，2002）。如果实际上或表面上的利益冲突处理不当，或者更糟糕的是，这些利益冲突没有被解决或被掩盖，则会严重损害同事、患者和公众对专业人员及其机构的信任。很重要的是，要使用有效和透明的策略来识别、评估和管理这些不可避免的利益冲突，例如向利益相关者（但不包括作出某些决策的个人）披露信息和中立第三方的参与。定义倾向于赞同利益冲突必定与判断或决策过程有关，并在个人或团体必须作出一个客观公正的决定的状况下最容易发生。因此，对研究者、卫生保健人员乃至社区领导者来说，利益冲突可以是内部的，也可以是外部的，它们在结构上包含在集体决策中或成为集体决策的一部分。

如果利益冲突的定义相对简单，易于理解，至少在概念上是如此，则他们很难用于区分哪些是利益冲突，哪些不是利益冲突。例如，他们经常混淆角色与忠诚的冲突。虽然这些确实可能是利益冲突，但未必一定就是利益冲突。在制药公司雇用医生作为研究人员的情况下，两个隶属机构可以把个人置于令人难受的内部冲突的风险之中,特别是在紧急情况下开展研究的情况下。哪个角色应该优先?例如:顺序优先还是约定时间优先?医生的角色是有责任来满足人群的健康需求,而研究者的角色是应该有责任来关注研究的行为端正,到底是哪个角色呢?这个冲突只是忠诚与角色冲突的一个例子,所导致的情况与利益冲突的问题相似,但是两者只是相关,并非完全相同。然而,如果一个职业角色的利益或责任(如研究者关注知识的发展)产生偏差而破坏了其他角色的责任(如临床医生关注提高病人的最大利益),这种情况就会导致有挑战性的利益冲突。

为了对公共卫生研究或者监测中利益冲突的认识和处理更加专业,研究者、卫生保健人员和其他人员必须主动进行个人反思、个人准备以及个人和集体分析。

一个识别利益冲突的策略是确定事态的条件或特点。由于往往涉及各种参与者或利益相关者,为了识别可能引发的冲突,这些冲突所产生的风险以及给谁带来风险,重要的是识别参与者是谁以及他们的利益(如个人的、非金融的、金融的、机构的)。只有这样,才有可能评估由冲突引发风险的严重程度和确定最合适的管理策略。

利益冲突的类型

经济方面

在公共卫生研究的背景下,在临床科学家和私营部门之间的关系中可能发生明显的经济利益冲突(Potvin,2012)。如果研究者考虑个人利益(如收入、升职)胜过他们的职责(如保护参与者的福利或者确保科学过程的诚信),就会引发利益冲突。同样,与公共卫生研究者合作的社区领导的经济利益可能与他们对社区或研究者的责任有冲突。

非经济方面

利益冲突并不一定是经济方面的,也不一定是第一眼看到的似乎最有权势或最有影响力的人的利益。研究相关的利益冲突可能与当地政治有关，而且更加难于发现。这些冲突也会在开展研究的社区中出现，一些社区领导可能希望从研究项目中获得利益，例如提升他们在社会上的声誉，从而试图取悦调查人员，而不是对研究工作提供支持（Cash et al，2009）。

关注脆弱人群和有影响力的相关参与者的利益冲突及其风险是非常重要的。有些人群（如病人和脆弱人群）可能完全缺乏对与其相互作用者的利益的判断力或对这些利益的抵制能力。例如，一些潜在的受试者只是提供项目的"知情同意"，而不能获得其他必要的卫生保健，而这个项目的主要研究者可能有三个不同的角色和利益：研究者、卫生保健人员和进行药物试验的公司股东（Cash et al，2009）。

即使是很有地位的人，如研究者和卫生保健人员，也可能有卷入利益冲突或与利益冲突相关的风险。最常见的风险是不仅对个人和职业缺乏信任，而且对研究成果和研究机构缺乏信任。这些信任缺失可能危及既定的工作关系（包括研究团队内外）以及国际合作，从而对病人或者研究对象的安全，甚至最终对公共卫生的安全造成负面影响。

利益冲突发生的背景

识别和管理利益冲突的场景至关重要。然而，具体的场景乍一看并不明显，在紧急情况下更不明显。尽管可以通过预计场景的类型获得一些见解，但一些因素和事态往往会发生变化，并且会迅速发生急剧的变化，使得事情进一步复杂化。因此，对于有效管理利益冲突，重要的是要为多个场景做好准备。积极思考和准备充分可以促进理解和加强快速识别和解决利益冲突的能力，要提供资源（时间、精力）来形成新见解，并且处理尚待解决的可能引起负面结果的冲突。

C. 案例研究

来源：Cash et al.（2009）

第1部分

一家西非矿业公司的员工福利小组请欧洲一所大学的研究团队帮助确定艾滋病流行对他们劳动力的经济影响。这个团队想让高层管理者相信费用比预期高得多。他们认为艾滋病导致的缺勤、训练有素的和半熟练的工作人员流动加速（导致再培训费用增加）、疾病治疗费用、受感染工人的家庭一次性补助金和丧葬费等一直被低估。

研究中心成立一个小组，由医生、经济学家、公共卫生专家和研究助理组成，前往该国进行为期3周的深入现场调查和研究。根据他们的请求，该小组获得所有因患艾滋病或艾滋病相关疾病而离开公司的员工记录。任何可识别个体雇员的数据从记录中删除。公司缺乏感染流行的数据，但是该国其他地区已进行了抽样调查，从而可以监测相似年龄组的HIV感染率。

第2a部分

员工福利小组希望，如果他们论证艾滋病流行所产生的费用，公司就能提供更多预防计划，如分发小册子，在工作场所开展讲座，为居住在公司宿舍的单身男子（其中有些人经常到附近商业性性工作者高度聚集的地区）开展娱乐活动。也要对已婚工作者的家庭提供预防和教育服务。其他的干预包括建立诊所，更积极地治疗性传播感染，或者长期提供家庭住房单元。员工福利小组相信来自受人尊敬的大学研究小组的报告将是影响公司政策和促进预防措施的有效途径。

第2b部分

　　研究小组将由公司全额出资,包括根据大学指南应支付的间接费用。该公司声明,尽管要求公司和所有员工在任何报告和出版物中保持匿名,但不会限制研究者发布研究结果的能力。

　　当数据收集工作接近完成,研究小组准备回来分析数据和准备报告时,工会的一名高级成员要求召开一次非公开会议。公司不使用研究结果来改善公共卫生项目,而是认为由于 HIV 感染者费用太高难以继续留用,甚至表面健康的 HIV 感染者也以某种借口被剔除,他对此表示关注。尽管该公司禁止对新员工进行 HIV 检测,但可以要求雇员获得私人健康保险,而私人健康保险往往需要做 HIV 检测。最终,他可能会说公司通过裁减人员和外包等措施缩减劳动力,从而减少债务。

　　小组成员要求与研究资助者会面,在不披露其来源的情况下,对报告可能用于与其意图相反的目的表示关注。公司坚持任何关于滥用报告的传闻都是不真实的。然而,研究助理对公司的解释不满意,并要求公司提供书面保证,否则她将立即退出该项目。该公司表示,它不能签署这样的声明,因为这样做会严重影响组织的诚信。

　　研究小组分析了数据,并在出版前对公司的管理提出以下结论:

- 普通人群的 HIV 感染率可能意味着公司每年的员工离职率至少为 10%。
- 公司的卫生保健费用在未来 5 年会显著增长,并占总营运成本的 15%。根据法律,如果雇员在为公司工作时患病,与该病所有的卫生保健费用必须由公司承担,不管这个疾病是否与工作有关。
- 要减少费用,公司应开始建立艾滋病从业人员家庭治疗规划。
- 预防规划很可能会降低员工的 HIV 感染率,但这些计划的成本效益尚不清楚。

第2c部分

公司经理对报告和对 HIV 阳性员工的预测成本感到忧虑。首席执行官说，如果公司被迫承担所有 HIV 阳性员工在雇佣期间的卫生保健费用，将无法在国际市场上竞争，将被迫宣告破产，或者搬迁到成本较低的没有提出这些要求的国家。不论发生何种情况，公司里的每个人都将失去工作，导致许多家庭没有任何收入。

他要求研究小组在撰写他们的结论时要考虑到这个问题。实际上，他要求研究小组建议：允许雇主资助的医疗保险计划给 HIV 感染者的福利上限远远低于所需的治疗成本。感染 HIV 的员工要支付他们自己的治疗费用、放弃治疗或者依靠公开提供的服务。家庭和大家庭可能会承受费用的支出，但政府和非政府组织的卫生保健设施对 HIV/AIDS 早已不堪重负。首席执行官认为：对于利润最大化的企业来说，将费用转移给政府、家庭和其他公司是合理的应对措施。鉴于该研究小组的国际声誉，他表示对建议规定福利上限的报告有信心，该报告会说服政府监管机构并改变他们的政策。

教员的讨论指南

第1部分

要求学员识别情景中的主要参与者和可能出现的潜在利益冲突。

对教员的要求：参与者可能包括案例中还没有明确确定的人，如政治家和公司股东。期待这些人的参与可以尽量减少潜在的利益冲突。使用下表来引导对主要相关参与者及其利益的讨论。要求学员列出每个参与者的主要（包括实际的或潜在的）

利益。

要鼓励学员开始积极思考,确定案例中可能面临的利益冲突的可能情形。这会使学员更加意识到从一开始就存在可能的重大利益,从而帮助他们明确自己作为研究人员或卫生保健人员的角色和职责并体现自身的利益。使用下表来引导关于参与者利益的讨论。

确定主要相关行动者	每个行动者的实际或潜在(将来)利益
欧洲大学的研究小组	产生有效的公共卫生研究数据,参与知识发展 人群健康;公共利益 大学,研究小组和研究人员的认可或声望 大学与研究小组筹资
西非矿业公司的员工福利小组	工人的利益(健康、经济方面) 社区福利 解决与雇主过去的冲突
西非矿业公司	企业的财务状况 政治利益 应对利益相关者的压力
训练有素的工人和半熟练工人	个人利益(理想的工作、财务、住房条件)
工人工会	工人的利益 工会的利益
社区组织	社区的利益 工人的利益
非政府组织	运行的可持续性,声誉,影响 社区,全球利益
利益相关者	财务利益(利润)
政治行动者(地方、国家和国际)	经济发展 政治利益(权力、影响力)

要求学员确定可能的利益冲突,简要讨论其相关的风险,并使用下表引导讨论。

1. 矿业公司可能有经济和（或）政治利益，而我们的结果可被视为他们取得成果的一种手段。

- 研究者的潜在利益冲突：如果结果不符合矿业公司的议程［研究小组的有效研究和诚信与资金（合同）］，怎么办？
- 可能的后果：
  — 人际关系的高度紧张
  — 不能发布有效的研究成果，从而在总体上不能帮助改善工人状况和社区健康
- 风险：高，因为与研究者的主要利益直接相关。

2. 我们可以怀疑最终会涉及工会，并导致工人和公司之间一直存在的持久性冲突（如薪金、合同）。

- 潜在的利益冲突：如果结果与工人的利益相违背，可能有来自工会的压力。
- 可能的后果：
  — 夸大研究结果以帮助被视为受害者的工人，获得更好的工作条件
  — 分析过于谨慎
  — 在矿业公司有强烈的政治紧张性
- 风险：高，因为与研究者的主要利益有关，可能会被视为干预另一个国家的政治事务。

3. 我们可能不知道当地的政治活动者在矿业公司生存期间是否也有政治或经济利益；这可能是一个额外的压力，可能会干扰研究过程。

- 潜在的利益冲突：
  — 为了使过程朝有利于他们的方向发展，可能会给公司的相关人员增加压力
  — 减缓压力（如邀请吃饭、礼品或其他奖励）
- 可能的后果：研究小组可能涉嫌结果腐败（无论怎么分析），可能得不到工人和普通人群的信任，从而出现僵局。
- 风险：高，因为与研究者的主要利益直接相关，可能危害人群对他们的信任并危害其他未来的研究项目。

4. 我们不知道当地政治家是否也有政治或经济利益，并且在执行这个项目时除简单的"搜索知识"外还可质疑我们自己的利益。

- 潜在的利益冲突：产生的阳性结果能被出版的压力，维持良好研究环境和学术推广成功的压力。
- 可能的后果：这种情况使得你对可疑的实践更为宽容，因为你不希望项目受到损害；这对你的简历将是一个很好的补充，从而增加了你的机会。
- 风险：高和低，因为直接与研究者的主要利益相关，但你可以控制它。

第2部分

在每次增加背景信息（2a～2c部分）后，询问学员以下问题：

- 新的背景信息要素怎样影响你对第1部分的分析？
- 有无出现利益冲突［实际的和（或）潜在的利益冲突］？
- 能否简要讨论与这些新出现的利益冲突及其风险？

综上所述，要询问学员根据迄今的讨论在处理利益冲突时他们认为什么是重要的，紧急情况下的研究特征是什么。使用以下观点来充实总结性讨论。

针对案例研究的消息

- 在这种情况下通过积极采取措施来减少必须处理轻微利益冲突的机会，这些利益冲突也许是不可避免的，但可能是可控的。
- 我们可以问一些更好的问题（如关于利益、政治和制度背景），并提供整个小组从一开始就同意的解决方案（如个人限制和执业限制，私人利益优先，研究优先还是公共利益优先）。

一般信息

- 做好准备，减轻压力，从而决策更有效率。
- 更好地理解所有利益相关者的责任范围和基本伦理规则。
- 必要时，专家（如政策、政治学、人类学方面的专家）要更好地了解研究项目的整个背景。
- 与研究伦理委员会一起对利益冲突进行先验和后验讨论，并向其他群体介绍经验。
- 在开展研究项目期间应鼓励就利益冲突进行对话。
- 尽可能对参与这个项目的多个人员开展宣传和教育。考虑到每个人都是问题和解决方案的一部分。
- 如果有可能，尽量向团队、研究者和决策者介绍你的经验

（如以研究出版物形式），并通过补充你自己与其他人的利益冲突的情况来充实教育材料。

 D. 总结

为了更加专业地识别和管理在公共卫生研究或者监测情况下的利益冲突，研究者、卫生保健人员和其他相关者须增加个体的反思、个人和集体的准备及持续的分析。本单元的目标是提高实践中鉴别和管理利益冲突的能力，这似乎是理想化的，因为研究者和卫生保健人员面对的现实是面临各种严峻的挑战。然而，该单元有一个可以实现的目标，为讨论棘手的事情（往往是忌讳的事情）提供一种方法和机会，这些事情不仅对研究的诚信，而且对个人（不公正、压力）和整个社区（如资源分配、决策）都能产生重大的负面影响。由于紧急情况是高度不可预测的，从经验中学习就显得更加重要。这个单元描述了实用和务实的方法来收集、组织和交流有关利益冲突的信息，预防或管理那些可以提前预测的利益冲突以及处理在公共卫生实践中出现的不可预知的或不可避免的冲突。

 参考文献

Cash R, Wikler D, Saxena A, Capron A, editors (2009) Chapter VIII. What to do when loyalties are divided? How should research misbehaviour be defined and policed? In: Casebook on ethical issues in international health research. Geneva: World Health Organization.

Conflicts of Interest Coalition (2012) Statement of concern (http://coicoalition.blogspot.com).

Ezeome ER, Simon C (2010) Ethical problems in conducting research in acute epidemics: the Pfizer meningitis study in Nigeria as an illustration. Dev World Bioeth 10(1):1–10.

London L, Matzopoulos R, Corrigall J, Myers JE, Maker A, Parry CDH (2012) Conflict of interest: a tenacious ethical dilemma in public health policy, not only in clinical practice/research. S Afr J Bioeth Law 5(2):102–8.

MacDonald C, McDonald M, Norman W (2002) Charitable conflicts of interest. J Bus Eth 39(1):67–74.

Potvin M (2012) The strange case of Dr. B and Mr. Hide: ethical sensitivity as a means to reflect upon one's actions in managing conflict of interest. J Bioeth Inq 9(2):225–7.

Smith D (2011) Pfizer pays out to Nigerian families of meningitis drug trial victims. The Guardian, 12 August 2011 (http://www.theguardian.com/world/2011/aug/11/pfizer-nigeria-meningitis-drug-compensation).

Stell LK (2011) Conflict of interest in diabetic research. J Diabetes 2(1):5–6.

Stephens J (2000) Where profits and lives hang in balance. The Washington Post, 17 December 2000 (http://www.washingtonpost.com/wp-dyn/content/article/2007/07/02/AR2007070201255.html).

Weinfurt KP, Dinan MA, Allsbrook JS, Friedman JY, Hall MA, Schulman KA, et al. (2006) Policies of academic medical centers for disclosing conflicts of interest to potential research participants. Acad Med 81(2):113–8.

Williams-Jones B (2011) Beyond a pejorative understanding of conflict of interest. Am J Bioeth 11(1):1–2.

 其他读物

Davis M (1999) Ethics and the university. London: Routledge.

Davis M, Stark A, editors (2001) Conflict of interest in the professions. New York: Oxford University Press.

Lo B, Field MJ, editors (2009) Conflict of interest in medical research, education, and practice. Washington DC: Institute of Medicine, National Academies Press (http://www.nap.edu/catalog.php?record_id=12598).

Murray TH, Johnston J, editors (2010) Trust and integrity in biomedical research. Baltimore, Maryland: The Johns Hopkins University Press.

Resnik D (2011) Scientific research and the public trust. Sci Eng Eth 17(3):399–409.

Responsible Conduct of Research (2011) Training module. New York: Columbia University (http://ori.hhs.gov/education/products/columbia_wbt/rcr_conflicts/introduction/index.html).

（邹　艳 译　周祖木 校）

术语

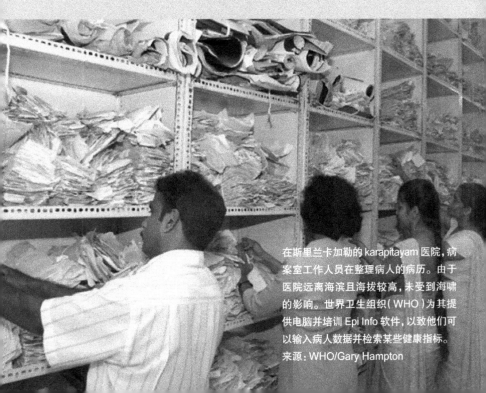

在斯里兰卡加勒的 karapitayam 医院，病案室工作人员在整理病人的病历。由于医院远离海滨且海拔较高，未受到海啸的影响。世界卫生组织（WHO）为其提供电脑并培训 Epi Info 软件，以致他们可以输入病人数据并检索某些健康指标。
来源：WHO/Gary Hampton

　　这个术语表提供健康伦理学中常见概念、原则和价值观的定义。对于许多术语，每个术语可以有多个定义，因此这个术语表不是最终唯一的定义，但可以帮助理解常用术语，特别是本书中使用的术语。

概念、原则或价值观	定义
理由的解释	导致限制卫生保健决定的理由或原因可以公开获得所需的框架。此外，那些以互惠互利的条款寻求与他人合作的有"公平想法"的人，必须对应用于资源受限地区卫生保健工作的理由达成一致意见(1)
自主权	经常被用来指在不受外力操纵的情况下个体根据自己的动机作出选择。然而，另一些具有康德哲学传统的人认为自主性与接受义务和履行义务有密切关系，比如要按道德行事，而不是做自己想做的事(2, 3)
受益	原则要求政府、卫生保健人员和研究者为人群、病人和受试者做好事，提供利益，积极贡献福利(4)
生命伦理学	探讨和调查由"创造和维持生物健康"所产生的伦理问题的领域。生命伦理学包括医学、生命科学和生物医学研究中的所有伦理学问题，比医学伦理学的范围更广(5)
保密	有维护信息秘密的义务，除非有关人员适当授权，或在特殊情况下当局授权才能公开信息(6)
尊严	用来表示人的价值概念的术语，经常被用来与人的价值观联系起来。尊严的概念可用于表示一种阈值，即对待任何人都不应该低于该阈值的一种尊重和关怀"(7)

续表

概念、原则或价值观	定义
分配公正 （参见公平）	是一套提供"影响社会经济利益与负担分配的政治进程和结构之道德指导"的原则。人们普遍认为，如果有可能的话，也很难分配健康。然而，有些因素可能被认为与健康的公正分配（包括收入、财富、效用）、涉及的可能人数（个人或团体）以及应该如何进行分配的差异（平等、最大化等）等因素有关。平等主义是分配公正原则的例子之一(8)
平等主义	是一种平等的观念。然而，对于究竟什么应该是平等的，平等主义者的意见并不一致。例如人们是否享有平等的机会，资源是否平等共享，以及机会和资源到达哪个程度才会产生相同的结果(9)
公平 （见分配公正）	公平关注平等的结果，这可能需要一些利益的不平等分配才能产生平等的结果。健康公平要求解决健康差异，这种差异"不仅是无益的和可以避免的，而且被认为是不公平和不公正的"(10)
伦理学	是研究正确行为与错误行为问题，什么是好的与不好的生活问题以及可以说明这些问题的依据的一门学科(11)
人权	在一些普通法律声明中庄严载入的基本自由和权利。人权的一些最重要的特点：他们被国际声明承认；国家和国家行为者有义务尊重他们；他们不能被放弃或被带走（虽然在特定情况下，享有的特定人权可能受到限制）；它们相互依存、相互联系；他们普遍存在(12)
知情同意	指某种行动（如在充分了解相关信息的基础上，一个有能力的人在没有强制的情况下接受治疗或参与研究）的一种协议(13)

续表

概念、原则或价值观	定义
正义	一个非常有争议的概念，大致可以被认为是给予人们所应得的东西（14） 参见：公平与分配公正
自由	一个高度争议和复杂的概念，通常被看作是不受他人干扰、影响或控制的事情。然而，自由的其他解释关注真实性，自我实现性，甚至与他人的合适关系（15）
非伤害原则	要求卫生保健人员和研究人员不造成不必要的伤害（无论是故意或过失）的原则（4）
原则	一个广泛的，基础的规范，可以提供更具体的规则或标准的理由。例如，人们经常声称，知情同意（标准）是必要的，因为需要尊重自主权（原则）（16）
隐私	隐私旨在保护某人不被他人审查。尊重隐私意味着人们不应该期望分享他人个人信息，除非他们选择分享。任何侵犯隐私的行为需要伦理学理由，但是在某些情况下（如为了保护公共利益），其他因素可能比隐私更为重要（17）
程序公平	是对带来公正结果所需的价值观与过程的探讨。例如，在资源稀缺和需要分配的地区，程序上公正的结果可为所做的决定提供清晰合理的理由（18）
比例	在决定是否实施时，对某一特定干预、政策或研究的正面特征和益处与其负面特征和影响进行的权衡（19）
公共利益	符合下列两个标准的商品或服务：它几乎是非排他性的（如任何人都不能被排除消费，不论个人提供的贡献大小）和非竞争性的（如一些人的消费不会减少其他人产生的消费之益处）。例如，消灭天花是一项公共利益，因为它符合这些标准（20）

续表

概念、原则或价值观	定义
公共健康伦理	探讨和调查与保护和促进人群健康以及实现这些目标所需的集体行动的伦理问题和伦理困境的领域(21)
互惠	重点关注"为人们已经作出的贡献提供一些回报"的原则。在某些情况下,这可能是为行动(如参与研究)与补偿所造成的任何损害之间的严格匹配。在其他情况下,互惠可能是不直接的,是一般为其他人或社会的利益作出更普遍的分摊(22)
社会公正	是重点关注社会不平等的根本原因和存在问题以及需要明确地解决问题的一个概念。在某些情况下,这可能需要重新分配资源,以弥补现有的不平等,并进一步采取措施以防止不平等的继续存在(23)
团结	团体、社区或民族联合在一起的社会关系。在讨论福利国家制度或通过保险统筹共同承担风险的理由时,在思考国家如何保护人群中脆弱群体的利益时,往往需要团结一致(23)
功利主义	是以通常采取功利原则为中心的一套理论,要求任何行动都应该为大多数人带来最大利益(24)
价值观	"用来解释事物怎么样和为什么的概念。无论在哪里我们区分事物的善与恶、更好或更坏,都与价值观有关"。价值观是伦理判断的核心。通常,在讨论应该做什么时,首先要弄清的是什么价值观是最相关的,应该如何衡量这些价值观的重要性(25)

参考文献

1. Daniels N, Sabin JE. Setting limits fairly: can we learn to share medical resources? New York: Oxford University Press; 2002.

2. Christman J. Autonomy in moral and political philosophy. In: Zalta EN, editor. The Stanford encyclopedia of philosophy (spring 2011 edition). Stanford (CA): Stanford University; 2011 (http://plato.stanford.edu/archives/spr2011/entries/autonomy-moral/,).

3. O'Neill O. Autonomy and trust in bioethics. Cambridge: Cambridge University Press; 2002.

4. Beauchamp TL, Childress JF. Principles of biomedical ethics, sixth edition. New York: Oxford University Press; 2008.

5. Dawson A. The future of bioethics: three dogmas and a cup of hemlock. Bioethics. 2010;24(5):218–25.

6. Ethical considerations in developing a public health response to pandemic influenza. Geneva: World Health Organization; 2007 (http://apps.who.int/iris/bitstream/10665/70006/1/WHO_CDS_EPR_GIP_2007.2_eng.pdf?ua=1,).

7. Casebook on human dignity and human rights. Paris: United Nations Educational, Scientific and Cultural Organization; 2011 (Bioethics Core Curriculum, Casebook Series, No. 1).

8. Lamont J, Favor C. Distributive justice. In: Zalta EN, editor. The Stanford encyclopedia of philosophy (spring 2013 edition). Stanford (CA): Stanford University; 2013 (http://plato.stanford.edu/archives/spr2013/entries/justice-distributive/).

9. Arneson R. Egalitarianism. In: Zalta EN, editor. The Stanford encyclopedia of philosophy (summer 2013 edition). Stanford (CA): University of Stanford; 2013 (http://plato.stanford.edu/archives/sum2013/entries/egalitarianism/).

10. Whitehead M. The concepts and principles of equity and health. Copenhagen: WHO Regional Office for Europe; 1990 (EUR/ICP/RPD 414 7734r; http://whqlibdoc.who.int/euro/-1993/EUR_ICP_RPD_414.pdf).

11. Deigh J. An introduction to ethics. Cambridge: Cambridge University Press; 2010.

12. The United Nations system and human rights: guidelines and information for the Resident Coordinator System approved on behalf of the Administrative Committee on Coordination (ACC) by the Consultative Committee on Programme and Operational Questions (CCPOQ) at its 16th Session, Geneva, March 2000.

13. Eyal N. Informed consent. In: Zalta EN, editor. The Stanford encyclopedia of philosophy (fall 2012 edition). Stanford (CA): Stanford University; 2012 (http://plato.stanford.edu/archives/fall2012/entries/informed-consent/)

14. Sreenivasan G. Justice, inequality and health. In: Zalta EN, editor. The Stanford encyclopedia of philosophy (spring 2011 edition). Stanford (CA): Stanford University; 2011 (http://plato.stanford.edu/entries/justice-inequality-health/, accessed 4 March 2015).

15. Gaus G, Courtland SD. Liberalism. In: Zalta EN, editor. The Stanford encyclopedia of philosophy (spring 2011 edition). Stanford (CA): Stanford University; 2011 (http://plato.stanford.edu/archives/spr2011/entries/liberalism/).

16. Goldman AH. Rules, standards, and principles. In: LaFollette H, editor. The international encyclopedia of ethics. Malden (MA): Blackwell; 2013:4676–84

17. McKeown RE, Weed DL. Ethics in epidemiology and public health. II Applied terms. J Epidemiol Community Health. 2002;56(10):739–41.

18. Daniels N, Sabin JE. Setting limits fairly: can we learn to share medical resources? New York: Oxford University Press; 2002.

19. Childress JF, Faden RR, Gaare RD, Gostin LO, Kahn J, Bonnie RJ et al. Public health ethics: mapping the terrain. J Law Med Ethics. 2002;30(2):170–8.

20. Deneulin S, Townsend N. Public goods, global public goods and the common good. Int J Soc Econ. 2007;34(1–2):19–36.

21. Dawson A, Verweij M. Public health ethics: a manifesto. Public Health Ethics. 2008;1(1):1–2.

22. Equity and fair process in scaling up antiretroviral treatment: potentials and the challenges in the United Republic of Tanzania: case study. Geneva: World Health Organization; 2006 (http://whqlibdoc.who.int/publications/2006/9241593644_eng.pdf).

23. Guidance on ethics of tuberculosis prevention, care and control. Geneva: World Health Organization; 2010 (http://whqlibdoc.who.int/publications/2010/9789241500531_eng.pdf).

24. Sinnott-Armstrong W. Consequentialism. In: Zalta EN, editor. The Stanford encyclopedia of philosophy (spring 2014 edition). Stanford (CA): Stanford University; 2014 ().

25. Weed DL, McKeown RE. Ethics in epidemiology and public health. I. Technical terms. J Epidemiol Community Health. 2001;55(12):855–7.

（李芳芳　张　皓 译　周祖木 校）

附录 1.
单元列表和课程时间表

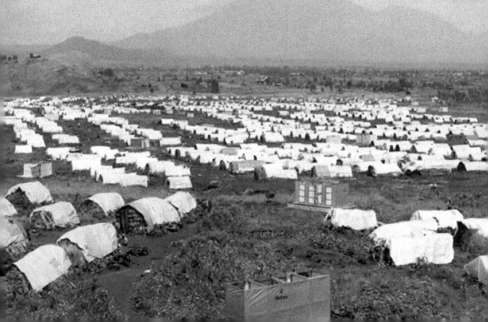

戈马的难民营
来源：WHO/Christopher Black

单元列表

概述：疾病流行、突发事件和灾害情况下的伦理学　90分钟

监测和研究

核心能力1：分析突发公共卫生事件时公共卫生实践（包括监测）和研究及其伦理学问题之间的界限之能力

学习目标1.1　公共卫生监测与公共卫生研究之间的区分	60分钟
学习目标1.2　确定在突发事件应对期间可作为"研究"并通常需要研究伦理学评议的活动范围	90分钟
学习目标1.3　说明和了解在突发事件时研究和监测相关的最近规范方法中所规定的一些伦理学原则和要求	90分钟
学习目标1.4　确定突发事件情况下目前所用规范方法的不足，并评价其他方法	120分钟

核心能力2：在突发事件期间实施公共卫生干预、监测和研究时确定适当的伦理审查程序的能力

学习目标2.1　描述可以管理研究活动（包括公共卫生研究）的伦理审查的"标准"程序	90分钟
学习目标2.2　确定公共卫生监测活动应接受正式伦理审查的情况	75分钟
学习目标2.3　描述适用于突发事件情况下研究的伦理审查标准程序的可能变化	75分钟

核心能力3：在应急响应期间监测时确定公共利益与个体自主权冲突的能力

学习目标3.1　确定公共卫生活动和监测导致的对个人和社区的危害和利益	105分钟

学习目标 3.2　确定公共卫生监测何时需要个人或社区明确的知情同意并评价其相关因素	60 分钟
学习目标 3.3　评价突发事件期间保护隐私和保密所需的措施	90 分钟
学习目标 3.4　描述在公共卫生监测期间保护和收集数据以及生物学材料所需的特殊措施	60 分钟
学习目标 3.5　描述在公共卫生监测期间公共利益可能否决个人自主权的某些情况	60 分钟

核心能力 4：在应急响应期间研究和临床试验中确定公共利益与个体自主权冲突的能力

学习目标 4.1　确定在突发事件期间进行研究给个体和社区带来的潜在危害和益处	60 分钟
学习目标 4.2　讨论伦理理论并确定适用于突发事件期间研究的框架	60 分钟
学习目标 4.3　解释在重症监护机构开展研究可以豁免知情同意的目前规范，并评估何时这些规范可以用于突发事件期间的研究	75 分钟
学习目标 4.4　解释改善紧急情况下研究的知情同意所需的流程，尤其要考虑传统社区和资源匮乏地区	90 分钟

核心能力 5：解释公共卫生监测或紧急情况下研究与出版伦理之间关系的能力

学习目标 5.1　解释公共卫生监测或常规临床治疗期间收集的资料可以作为科学知识发表的条件	75 分钟
学习目标 5.2　解释什么是"发表偏倚"以及它如何影响对突发事件的应对	90 分钟
学习目标 5.3　解释研究人员、公共卫生人员和出版商对科学数据所有权的伦理义务	120 分钟

病人治疗

核心能力6：确定应急响应期间检伤、资源分配和治疗规范的伦理相关标准的能力

学习目标6.1 讨论在突发事件期间检伤和分配的伦理框架和标准	90分钟
学习目标6.2 了解在突发事件期间如何改变治疗规范的标准	90分钟
学习目标6.3 确定在公共卫生监测情况下如何与社区分享利益的问题	105分钟
学习目标6.4 确定在突发事件响应期间开展研究时获得未经证实的治疗公平性问题	60分钟

核心能力7：讨论紧急情况下公共卫生监测或研究期间卫生保健人员职责的能力

学习目标7.1 区分三种伦理框架：医疗伦理、公共卫生伦理和研究伦理，并探讨引导这些框架区别和共同点的价值观和原则的方法	105分钟
学习目标7.2 解释"治疗性误解"的含义以及在紧急情况下对卫生保健人员职责的影响	75分钟
学习目标7.3 向卫生保健人员解释参加紧急情况下研究活动的潜在利益冲突	90分钟

（谢淑云 译　周祖木 校）

课程时间表

以实践为导向的 2 天课程

第 1 天

9：00—9：15 开场白
9：15—10：15 第一节

学习目标 1.1　公共卫生监测与公共卫生研究之间的区分	60 分钟

10：15—10：30 课间休息
10：30—12：15 第二节

学习目标 7.1　区分三种伦理框架：医疗伦理、公共卫生伦理和研究伦理，并探讨引导这些框架区别和共同点的价值观和原则的方法	105 分钟

12：15—13：00 午餐
13：00—14：30 第三节

学习目标 6.1　讨论在突发事件期间检伤和分配的伦理框架和标准	90 分钟

14：30—14：40 课间休息
14：40—16：10 第四节

学习目标 6.2　了解在突发事件期间如何改变治疗规范的标准	90 分钟

16：10—16：30 课间休息
16：30—18：15 第五节

学习目标 3.1　确定公共卫生活动和监测导致的对个人和社区的危害和利益	105 分钟

第 2 天

9:00—9:15 回顾性发言

9:15—10:30 第六节

学习目标 2.2　确定公共卫生监测活动应接受正式伦理审查的情况	75 分钟

10:30—10:45 课间休息

10:45—11:45 第七节

学习目标 3.2　确定公共卫生监测何时需要个人或社区明确的知情同意并评价其相关因素	60 分钟

11:45—12:30 午餐

12:30—14:00 第八节

学习目标 3.3　评价突发事件期间保护隐私和保密所需的措施	90 分钟

14:00—14:15 课间休息

14:15—16:00 第九节

学习目标 6.3　确定在公共卫生监测情况下如何与社区分享利益的问题	105 分钟

16:00—16:15 课间休息

16:15—17:15 第十节

学习目标 3.4　描述在公共卫生监测期间保护和收集数据以及生物学材料所需的特殊措施	60 分钟

17：15—18：30 第十一节

学习目标 5.1　解释公共卫生监测或常规临床治疗期间收集的资料可以作为科学知识发表的条件	75 分钟

（李　玲　译　周祖木　校）

以研究为导向的 2 天课程

第 1 天

9：00—9：15 开场白

9：15—10：15 第一节

学习目标 1.1　公共卫生监测与公共卫生研究之间的区分	60 分钟

10：15—10：30 课间休息

10：30—12：15 第二节

学习目标 7.1　区分三种伦理框架：医疗伦理、公共卫生伦理和研究伦理，并探讨引导这些框架区别和共同点的价值观和原则的方法	105 分钟

12：15—13：00 午餐

13：00—14：30 第三节

学习目标 1.2　确定在突发事件应对期间可作为"研究"并通常需要研究伦理学评议的活动范围	90 分钟

14：30—14：45 课间休息

14：45—15：45 第四节

学习目标 4.1　确定在突发事件期间进行研究给个体和社区带来的潜在危害和益处	60 分钟

15：45—16：00 课间休息

16：00—17：30 第五节

学习目标 2.1　描述可以管理研究活动（包括公共卫生研究）的伦理审查的"标准"程序	90 分钟

第 2 天

9：00—9：15 回顾性发言

9：15—10：45 第六节

学习目标 7.3　向卫生保健人员解释参加紧急情况下研究活动的潜在利益冲突	90 分钟

10：45—11：00 课间休息

11：00—12：15 第七节

学习目标 7.2　解释"治疗性误解"的含义以及在紧急情况下对卫生保健人员职责的影响	75 分钟

12：15—13：00 午餐

13：00—14：30 第八节

学习目标 4.4　解释改善紧急情况下研究的知情同意所需的流程，尤其要考虑传统社区和资源匮乏地区	90 分钟

14：30—15：00 课间休息

15：00—16：00 第九节

学习目标 6.4　确定在突发事件响应期间开展研究时对获得未经证实治疗的公平性问题	60 分钟

16：00—16：15 课间休息

16：15—18：15 第十节

学习目标 5.3　解释研究人员、公共卫生人员和出版商对科学数据所有权的伦理义务	120 分钟

（潘琼娇　译　　周祖木　校）

附录 2.
案例研究

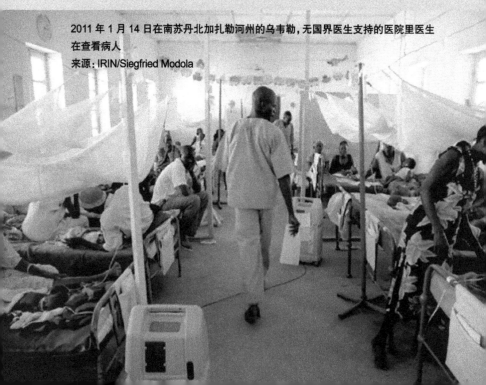

2011 年 1 月 14 日在南苏丹北加扎勒河州的乌韦勒，无国界医生支持的医院里医生在查看病人
来源：IRIN/Siegfried Modola

核心能力 1

 案例研究 1：出血热暴发

适用于：概述：紧急情况下的伦理学
来源：Renaud Boulanger & Selena Knight

第一组：在病毒出血热暴发期间静注液体的分配

社区中发生了致命型的病毒出血热。该疾病的症状和体征包括高热、出血。确诊病例的特征包括血压下降（低张性）、休克、呕吐和腹泻。

社区的实验室诊断能力非常有限，但卫生保健中心收治的有些患者诊断是明确的，如大量出血、高热和休克等严重症状。其他患者的诊断不太明确，因为他们主要是根据接触史和多种全身症状作出疑似病例的诊断。鉴于疾病发生持续暴发的严重程度，卫生保健中心的工作不堪重负。

因缺乏资源，对患者的支持性治疗受到严重限制。虽然静脉补液疗法对治疗病毒性出血热是有效的，在免疫系统抵抗病毒的同时可以确保补充足量的液体。但卫生保健中心没有足够的静注液体来满足不断增长的需求，包括其他疾病患者的需求。除支持性疗法和静脉补液疗法外，还了解到卫生部已成功获得少量实验药物用于治疗。由于该实验治疗的数量很有限，如果你决定进行治疗，卫生保健中心仅有 2% 的患者可获得治疗。

作为在流行病学和伦理学方面经过培训的护士，你现被要求准备一场有关制定暴发期间治疗指南的会议。你必须考虑如何优先获得静注液体和决定是否提供未经批准的治疗。如果是的话，你必须决定如何分配这些有限的库存。你关注的问题之一是确保资源的分配要显示高水平的伦理考虑。

需要讨论的问题：

1. 你愿意与谁一起做出决策，应如何做出决定？

2. 你会提供实验治疗吗？

   a. 如果是的话，接受治疗的患者也符合静注液体的纳入标准吗？

3. 你如何确定接受治疗的患者中哪些也应接受静脉补液？

4. 你会考虑患者的人口学特征（如年龄、卫生保健人员）来分配治疗吗？

   a. 如果是的话，所用的人口学特征对获得治疗和获得静注液体（如果你许可获得）有所不同吗？

5. 你会根据"需要"来分配资源吗？如果是的话，

   a. 你会考虑患者病情的严重程度吗？

   b. 你会考虑患者生存的可能性大小吗？

   c. 你会考虑需求的变化吗？如果是的话，应如何做？

   d. 如果有静注液体，你会考虑在实施分配政策前患者是否已在接受治疗这一因素？

6. 卫生保健中心未给予患者静脉补液和（或）实验性治疗，要承担什么责任？

7. 你会让未获得治疗（如实验药物）的患者对决定上诉吗？

8. 如果是的话，要确定用什么程序来审查上诉？

9. 应该与患者、家庭和广大社区沟通分配政策吗？

第二组：在出血热暴发期间进行临床试验

社区中发生了致命型的病毒出血热。该疾病的症状和体征包括高热、出血。确诊病例的特征包括血压下降（低张性）、休克、呕吐和腹泻。社区的实验室诊断能力非常有限。然而，当地卫生保健中心收治的患者中有些诊断是明确的：这些患者症状严重，如大量出血、高热和休克。其他患者的诊断不太明确，因为他们主要是根据接触史和多种全身症状作出疑似病例的诊断。鉴于疾病暴发的严重程度,卫生保健中心的工作不堪重负。

几家私立公司和公共机构迅速开展合作,并提出了已研究几年的抗病毒药物的临床试验方案。实验室研究显示,该药物对侵袭社区的病毒有良好疗效。虽然该药物已在动物显示安全性和效果,但尚未在人体进行研究。方案旨在立即检测该药物对人体的效果。

有财团联系卫生保健中心,要求将其作为实验药物的临床试验中心。他们要求你作为潜在合作研究者对实验方案中将要讨论的问题提出意见。你的理解是虽然目前可获得的药物数量非常有限,但生产能力可能会迅速上升。

需要讨论的问题:

1. 在讨论前你还需要药物或研究的哪些信息?
2. 你会考虑哪种研究设计?你会考虑使用什么方法?
3. 谁会从这个研究中受益,他们会获得什么利益?该研究会伤害谁以及如何伤害?
4. 你如何考虑招募患者加入实验?
5. 在做知情同意时应将其他什么信息告知研究对象?
6. 哪些情景因素可能会影响患者提供知情同意的能力?说明这些因素时可能需考虑哪些规定和做哪些修改?
7. 应如何考虑情景因素才能确保研究得到有效地进行?
8. 实验对未参加的患者有什么影响,是由于选择所致或他们不符合纳入标准?如何将有害影响最小化?
9. 获许的研究对在卫生保健中心工作的卫生保健人员的作用和职责会产生什么影响?是否应将影响告知患者和社区?如果是的话,应如何告知?
10. 对卫生保健人员和研究者的双重责任导致的挑战应如何处理?
11. 研究结果如何发布?
12. 在实验结束时财团对实验参加对象和社区的责任是什么?
13. 你如何与社区沟通研究情况?

(周祖木 译　陈　浩 校)

案例研究 2：中部非洲埃博拉出血热暴发

适用于：学习目标 1.1　公共卫生监测与公共卫生研究之间的区分

来源：Michael J. Selgelid

情景 1

中部非洲某个国家埃博拉出血热暴发，你作为临床医生被派到一所综合性医院对隔离病房中的一些病例进行治疗。有些病例的临床表现明显（出血、末期）；而另一些病例则不太明显，主要根据接触史来怀疑病例。

需要讨论的问题：

1. 流行病学家要求你对每个病例采集一份血标本作为诊断之用。你应如何处理（以及研究 - 实践区别与你的决定关系如何）？

2. 同一个流行病学家提出最新诊断试验的合适校准需要每天对所有病例采集血标本直至出院。你应如何处理（以及研究 - 实践区别与你的决定关系如何）？

3. 同一个流行病学家提出最新诊断试验的合适校准需要每天对所有病例采集唾液拭子标本直至出院。你应如何处理（以及研究 - 实践区别与你的决定关系如何）？

4. 一名著名的科学家（同时也是暴发响应队伍的成员）声称，生产潜在有用的免疫治疗制剂需要从所有恢复期患者采集骨髓抽提物。你应如何处理（以及研究 - 实践区别与你的决定关系如何）？

情景 2

一名研究者试图使你相信情景 1 所述的暴发是检测重组抗凝蛋白 C 的唯一机会，这种制剂可作为拯救生命的干预措施。由于还没有成立国家研究伦理委员会，所以获得知情同意面临一个重大问题：许多病例晕头转向和（或）仅能讲当地语言，你带着沉重的保护设备与其交流觉得非常困难。

需要讨论的问题：

1. 你应如何处理（以及研究 - 实践的区别与你的决定关系如何）？

情景3

某个国家埃博拉出血热暴发，你作为临床医生被派到一所综合性医院对隔离病房中的一些病例进行治疗。为了更好地处理病例和降低病死率，认为有关发病机制的信息是非常需要的，但现场无实验室，因此需要进行许多受限制的尸体解剖；然而，有关救援队伍动机的谣传正在社区传播。寻求亲属的同意可能导致误解，从而使国际救援队伍处于危境。

需要讨论的问题：

1. 你应如何处理（以及研究 - 实践区别与你的决定关系如何）？

（周祖木 译　陈　浩　校）

案例研究 3：尼日利亚的脑膜炎

适用于：学习目标 1.4：确定突发事件情况下目前所用规范方法的不足，并评价其他方法和学习目标 4.1 确定在突发事件期间进行研究给个体和社区带来的潜在危害和益处。

尼日利亚的特洛芬（Trovan）试验

Stephens J（2000）. Where profits and lives hang in balance，Washington Post，17 December 2000（http：// www.washingtonpost.com/wp-dyn/content/article/2008/10/01/AR2008100100973_pf.html）.

也可参见 http：//www.pfizer.com/files/news/trovan_fact_sheet_final.pdf.

（周祖木 译　陈　浩　校）

核心能力 2

 案例研究 4：SARS 暴发

适用于：学习目标 2.1 描述可以管理研究活动（包括公共卫生研究）的伦理审查的"标准"程序。

来源：Hodge and Gostin，2004

"2003 年 3 月严重急性呼吸综合征（SARS）在全球暴发期间，美国疾病预防控制中心（CDC）经过一系列努力，系统地识别潜在的 SARS 病例及其密切接触者中发生的这些病例。作为这些活动的一部分，CDC 专注于通过航空旅行者之间的偶然接触而传播的 SARS 潜在病例。CDC 要求州和地方公共卫生机构协助追踪调查潜在的密切接触者。特别是在这个关键时期，CDC 认为如果有人已知或怀疑 SARS 的感染者最近已飞入美国或已在美国境内，则需确定哪个飞机航班，联系航空公司以取得旅客名单，然后要求州或地方的公共卫生机构帮助找到与这个感染者共乘这个航班并有可能已暴露于 SARS 的人。有时，获取旅客名单并定位被指名的个体可能会导致 3~4 周从 CDC 怀疑可能暴露到开始调查的管理延误期。尽管如此，CDC 要求州或地方机构监督医生对与确诊或可能 SARS 病例乘坐同一航班而未被感染的健康乘客采集血样并获得流行病学史。当管理延误期延长时，对无症状个体进行血液检查的时间段会超过 SARS 的可能潜伏期，而检测仅显示他们可能已经被感染。因此，检测不会直接使没有发病的非病例的无症状个体受益。

需要讨论的问题：

1. 确定合适的案例往往是研究项目的第一步。这里研究的问题可能是什么？

2. 如果这是一个研究性课题，作为研究伦理委员会成员，你会提出什么问题？

3. 在这种情况下，美国疾病预防控制中心（CDC）确定这项研究性课题为监测和干预，而不是研究；因此，不需要研究伦理委员会的批准。其他人可能会反驳这个结论。用这个案例来说明要确定介于研究和监测之间的研究性课题是否需要伦理审查是很困难的。

4. 教员将学员分为 3 个组，给予每组 8 分钟，对下列三个问题中的一个表达自己的立场：

a. 为什么对于研究的伦理监督要费那么多心思？是否可以不增加研究的不必要费用？

b. 研究伦理委员会的服务比较费时，这值得吗？为什么？

c. 研究伦理委员会的批准应该全体通过吗？对个别方案投反对票可以接受吗？

（张　皓　谢淑云 译　潘会明 校）

案例研究 5：营养不良

适用于：学习目标 2.2：确定公共卫生监测活动应接受正式伦理审查的情况

来源：Hodge & Gostin，2004

蛋白质 - 热量营养不良增加了发病率和死亡率，并可延缓伤口愈合，削弱免疫应答。这些影响可以增加住院率和延长持续时间、增加再住院率和疾病相关并发症。用于检测蛋白质 - 热量营养不良最常见的实验室检测项目是血清白蛋白水平。然而，白蛋白的有用性受到半衰期长的限制，其变化不能被迅速检出，同时炎症和慢性疾病（如肾脏、肝脏疾病）对白蛋白水平也有影响。其他更敏感的实验室检查项目包括血清前白蛋白、视黄醇结合蛋白和 C 反应蛋白。使用这些检测方法可以更快地评估病人的病情。

科学家提出了一个计划，旨在确定医院筛检方案并通过检测这些蛋白质对病人进行监测的附加值。所有有一定营养风险的非孕产妇、非姑息疗法和非肠道外营养的住院患者才有资格被要求接受干预措施。拒绝参加试验的患者要解释他们的决定，对他们的反应做匿名记录，用来制定增加今后类似病人参与活动的方法。纳入的患者将接受目前医院的营养保健标准。如果参加试验的患者需要肠道外营养或过渡到姑息治疗，他们愿意接受，则不会从这个项目剔除。

对所有病人要首先用四种检测指标（白蛋白、前白蛋白、视黄醇结合蛋白和 C 反应蛋白）中的一种检测蛋白水平，给予床旁营养评估和治疗计划。在住院期间安排每周三次的后续检测。将患者分为两组。对照组将获得标准治疗和附加实验室检测所推荐的标记物，但结果不与患者及其照顾者共享。在干预组，检测结果与病人及其照顾者共享。将两组的临床结果（包括住院时间、呼吸机使用天数、感染率）进行比较，以确定知道实验室结果是否会影响临床结果。收集的数据将包括患者的蛋白检测结果、费用、人口学信息、高危因素和作用。

需要讨论的问题：

1. 为什么没有正式审查就不能进行这样的研究？请在知情同意和保密方面考虑答案。

2. 由于 CDC 确定活动是研究的一部分（见提示），因此需要审查。CDC 是否因正确的理由作出正确的决定？

3. 在这种情况下，CDC 的领导人员确定这个项目为研究，其理由是"研究所产生的信息旨在有助于可推广的知识、涉及人类受试者以及个人身份可识别的健康数据的收集"。这可能是有争议的。

    a. 该项目旨在评估此类检查对医院筛选方案的价值所在，而不是研究本身。是否有流行病学或公共卫生方面的其他替代做法既可以达到同样的目标又无需满足 CDC 必将此活动归类为研究的要求呢？

    b. 如果有的话，正式的伦理审查仍然有用吗？为什么？作为研究伦理委员会的成员，你会问什么问题？

4. 教员将学员分为 3 个小组，每组 8 分钟，回答三个问题中的一个：

    a. 哪种监测应该接受正式的伦理审查？

    b. 哪种监测不需要这样的审查？

    c. 为什么不要求研究伦理委员会来审查除研究性研究外的所有监测研究？

（张　皓　谢淑云 译　潘会明 校）

案例研究6：新疫苗的批准

适用于：学习目标 2.3：描述适用于突发事件情况下研究的伦理审查标准程序的可能变化

来源：Edwards（2013）

案例讨论1：

为了便于对新的致命性病原体的高危感染人群接种新疫苗，建议一周内由小型专题委员会审查申请书来评价人体中新疫苗的效果，并将审查意见提交给主席，由主席审核并将委员会的决定告知研究者。

在实验动物的研究完成前，委员会要批准新疫苗用于有即时风险的人群。该疫苗将一次性在一个社区使用，以便与由等待药物的人员组成的对照组人群进行比较。随着疫苗生产越来越多，被纳入研究的社区也越多。

为方便疫苗接种，增加接种率，可在零售网点分发新疫苗，而无需征得被招募社区的同意。伴随新疫苗的宣传单会提供相关信息，社区成员可根据这些信息决定是否使用。此外，还可通过短信开展公共健康活动，以提高对新疫苗的认识。

随着有更多的疫苗效果的信息可以获得，研究人员建议应定期向伦理委员会通报信息宣传单的修改情况。对数据应进行连续评估和定期分析，如果出现伤害结果，可以迅速停止研究。

案例讨论2：

生物恐怖主义的风险一直为人们所关注。如早期发现对公众释放的病原体，往往可以挽救许多生命，因此当局非常希望能尽快发现生物恐怖袭击。他们设置了一个系统，公共卫生部门通过该系统可收集处方药的销售数据，从急救部门收集日志信息，从大型社区雇主收集旷工数据。通过收集和分析这些数据，当局可以确定毒素制剂引起的症状以及释放的位置，并对袭击规模作出可靠的推测。然后，他们可以部署适当的控制队伍和分配资源以应对攻击。

递交公共卫生办公室的数据具有可识别的个人身份信息，即每个药店购买、急诊室住院和缺课旷工报告都与个人有关，有时还包括地址、信用卡号码和雇主等数据。当局认为，如果要征得其同意，保护其隐私以及保护弱势群体，则无法采取行动，并失去挽救许多人生命的机会。

将学员分为 3 个组，要求回答这两个案例研究之一的以下问题：

1. 你把这个项目归为研究还是监测？
2. 项目是否需要专门的伦理审查？
3. 如果是的话，你认为标准程序的任何更改是否合适？
4. 伦理委员会是否会与预期的常规研究一样坚持要完整的须知单和同意书？
5. 是否需要快速审查的情况？

（张 皓 谢淑云 译 潘会明 校）

核心能力 3

 案例研究 7：种族问题

适用于：学习目标 3.1：确定公共卫生活动和监测导致的对个人和社区的危害和利益

资料来源：Cash et al, 2009

非洲南部某个国家最大的综合性医院性传播感染门诊的记录提示，来自自认为是"有色人种"人群的病人是来自自认为是"黑人"人群病人的两倍。这个医院门诊部所见到的每个种族和民族中的其他几乎所有疾病病例数的构成比与总人口中相关种族和民族的病例构成比相同。即使在控制社会经济状况后，性传播感染的分布差异仍然非常明显。

在该国独立之前，政府官员根据外貌、血统、语言和行为将人们分为四个种族：黑人、白人、有色人种和亚洲人种。自国家独立以后，个人属于哪个种族，或属于一个新的"其他"种族都是自定的。如果当局怀疑他或她为了获得特殊的好处而自定为哪个种族，就会调查其自定种族的行为。

Chingana 医生作为这个性传播感染门诊部的主任，相信自认为"有色人种"的人群病人数明显多于自认为"黑人"的人群病人数，反映出不同种族对这些疾病的生物学易感性不同。然而，他对相关机制不是很确定。为了给假说提供支持性证据，Chingana 医生设计了一项将性传播感染症状与一些高危因素相关联的调查，这些高危因素包括种族和民族。他将调查草案提交给他所在机构的研究伦理委员会以求批准。

该委员会的一位社区代表 Johnson 女士自认为是有色人种，她反对将人种列入调查内容。她认为有色人种人群已经被习惯性地认为性生活混乱,不喜欢使用卫生设施,从而蒙受耻辱。她认为如果有色人种的性传播感染疾病发病率更高,那么既往对该人种的顽固偏见会进一步加深。此外,她还怀疑有色人种罹患性传播感染疾病的风险高这一想法,并要求做进一步的解释。在有色人种的人身上细菌作用会不一样吗?他们在解剖上有不同吗?她希望将问卷中的种族和民族问题删掉。

Chingana 医生认为这个问题对于他的研究至关重要。此外,调查结果会导致进一步的研究,最后会形成控制这些疾病的项目,从而可降低有色人种的高感染率。

需讨论的问题:

1. Chingana 医生推荐的公共卫生监测活动的潜在危害和利益是什么?

2. Chingana 医生可能会争辩说他只是简单地收集资料,对他的发现如何被用来造成偏见或成见不负责任。你对这个观点是赞成还是不赞成?你能给出理由支持你的观点吗?

3. 让我们假设 Chingana 医生建议进行这项调查而不需获得知情同意。在与病人的背景访视期间他会询问一些问题。他声称这是必需的,可以确保所有病人都非常诚实地回答问题。你会同意这种方法吗?为什么同意或为什么不同意?

(陈　浩　谢淑云 译　周祖木 校)

案例研究 8：耐多药结核病

适用于：学习目标 3.2 确定公共卫生监测何时需要个人或社区明确的知情同意并评价其相关因素

来源：Carl Coleman

椰香天堂共和国是一个低收入的岛国，结核病发病率高。在过去几年间，MDR-TB 发病率急剧上升。MDR-TB 传染性很强，且往往会致死。社区的人们往往会躲避被认为感染了 MDR-TB 的人，感染 MDR-TB 者的家庭成员也会蒙受耻辱。尽管可以对 MDR-TB 进行治疗，但是岛上的大部分人无法得到治疗，大部分感染的患者最终死于该病。

担心 MDR-TB 播散的公共卫生官员建议国家结核病中心对病人进行检测来确定感染耐药菌株的病例数。他们认为通过确定国内实际的 MDR-TB 感染率，可以更有利的地位与国际捐献者谈判来协助获得治疗和改善当地的治疗设施。

官员们建议通过获取随机选定的结核病病人样本（在 2 个月内到国家主要医疗机构就诊的每 10 例病人中选择 1 例）进行检测。指导医务人员对这些病人采集血液，然后将血液标本送往国家参考实验室进行实验室检测，并确定病人是否对标准抗结核药物耐药。标本上只注明采集日期作为识别标记，没有记录病人姓名。检测结果以汇总表形式上报。因为标本不是通过名字来识别，所以不可能向病人反馈个人的检测结果。

需要讨论的问题：

1. 描述的活动是监测，还是研究，或两者兼有？
2. 在调查中被采集血液的病人有哪些风险？
3. 应该要求病人提供调查的知情同意书吗？如果需要，那么作为知情同意过程的一部分，应该披露什么信息？
4. 病人有权拒绝参加调查吗？（区别"决定参加"和"决定退

出"的方法以及探讨何时满足退出条件可能是有用的）

5. 在调查开始前要进行社区咨询吗？如果要，为什么？应该
   咨询谁？应该咨询他们什么问题？获得的信息应该如何
   使用？

（陈　浩　谢淑云　译　周祖木　校）

案例研究 9：跨文化交流

适用于：学习目标 3.3：评价突发事件期间保护隐私和保密所需的措施

来源：Ghaiath Hussein

在某个国家的边远地区发生了突发事件。居住在这个地区的土著部落与邻近部落在水源使用上有争端，因为他们的牛群都严重依赖这一水源。作为其缓解措施的一部分，一个国际非政府组织决定开展一项调查来评估这次突发事件对不同村庄的影响，以更好地有针对性地分配资源。为了开展这项调查，该机构招募了一些教育水平较高的当地社区人员，培训他们如何调查受访者和填写调查问卷表。

最近接受过培训的调查组开始到受累区域随机选择的村子里收集资料。当一个调查组在一个受累村子收集资料时，村领导阻止了他们，原因是调查组中有一人不是来自同一部落。该领导指责这个人不公正，收集的资料会帮助其部落从非政府机构获得额外救助。村领导要求调查组出示填好的调查表，以便核对被调查人的身份，确保他们是村子里最需要救助的家庭。村领导还要求调查组允许他的助手参与所有调查。如果调查组不听从他的要求，他威胁要停止调查组在村子里收集资料。

需要讨论的问题：

1. 你认为小组应该遵从村长的要求吗？根据伦理原则说明你的选择理由。

2. 请描述如果小组听从领导人的要求，保护隐私和保密会怎样被破坏。

3. 建议在调查之前、期间和之后，非政府组织和调查小组对受试者的隐私和所采集数据的保密应该采取的两项或三项实际措施。

（陈　浩　谢淑云 译　周祖木 校）

案例研究 10：流感病毒

适用于：学习目标 3.4：描述在公共卫生监测期间保护和收集数据以及生物学材料所需的特殊措施

来源：Carl Coleman

在过去几周内，椰香天堂共和国的边远村庄报告了一种新的高致死性流感病毒所引起的散发病例。作为应对，该国政府联系了你所在的组织（一个国际医疗救助机构），要求协助收集村民的生物学标本。这些标本将被用于分析病毒株的特征、评估该病的流行率、传播途径以及开始研发疫苗所必需的工作。

政府提出对有病例报告的村子进行挨家挨户调查，要求家庭成员提供血液标本，并回答一些关于他们目前健康状况和行为的简短问题（例如，他们从哪里获得食物和水，他们在哪里工作或上学，他们最近是否参加过大规模公共集会）。这些问题的答案将与标本一起保存，并注明收集的日期、时间和大概地点，但是不记录姓名。

标本在中央政府实验室检测，检测结果将与问卷表中获得的信息相关联。不给提供标本者反馈任何信息。病毒检测呈阳性的标本要运送给欧洲的商业疫苗制造商。

需要讨论的问题：

1. 在家庭居民被要求提供血液或参加调查之前，应该告诉他们什么？
2. 有可能确认病毒检测阳性个体的身份吗？如果有可能，这会带来什么风险？
3. 描述应该采取哪些安全措施才能保护生物学材料来源的秘密？
4. 标本检测结果应告知标本提供者吗？
5. 欧洲疫苗制造商使用标本需要什么条件吗？
6. 这个项目需要经过伦理审查和（或）社区咨询吗？如果需要，那么这些流程需要哪些人参与？

（陈　浩　谢淑云 译　周祖木 校）

案例研究 11：耐多药结核病

适用于：学习目标 3.5 描述在公共卫生监测期间公共利益可能否决个人自主权的某些情况

来源：Michael J. Selgelid

约翰琼斯（John Jones）最近被诊断为 MDR-TB。医生给他开了二线药物进行治疗（在门诊就诊）并建议他采取标准感染控制措施，对他肺部的分离菌株做了进一步检测，显示他感染的菌株可能（甚至很有可能）是一种罕见的、新出现的广泛耐药的结核分枝杆菌，具有特殊的毒性和传染性。因此，公共卫生机构决定应该隔离约翰琼斯并做进一步的检查、观察和治疗。然而，当他们试图联系病人时，却无法联系上。根据他们既往与病人接触的经验来看，他们有理由相信病人是害怕有可能被隔离（他重复说："我不想被关起来……请不要把我关起来！"），因而可能躲藏起来。1 周后仍未能找到他，有人建议将他的名字和照片发给主要媒体机构（如报纸和电视新闻机构）并发布公共警告，还说明如果在任何地方看到他，要报告相关机构。

需要讨论的问题：

1. 应该将约翰琼斯的名字和照片公之于众吗？

2. 还有别的方法来处理这种情况吗？

3. 有些人可能认为约翰琼斯的行为不道德，因此侵犯他的隐私或自主权问题不大。如果他真的躲藏起来，就不道德吗？他行为的道德与这种情况下他的隐私或自主权是否允许被侵犯的问题相关？

4. 假设在决定公布他的照片之前，进一步检测显示感染同种菌株的其他人通常每月平均感染一位人员，那么公布他照片的理由是否充足？如果感染同种菌株的其他人通常每 2

个月，或者每 6 个月，或每 12 个月，只感染一位人员，那又
会怎么样？其他人的平均传染率要达到多少才可以允许公
布他的照片？

5. 如果最后找到约翰琼斯，（如果有隔离的话）伦理上允许强
制隔离多久？

（陈　浩　谢淑云 译　周祖木 校）

核心能力4

 案例研究 12：多伦多的 SARS

适用于：学习目标 4.1 确定在突发事件期间进行研究给个体和社区带来的潜在危害和益处

来源：Naylor D et al.（2003），chapter 2

情景

"2003 年 2 月，中国广东一位治疗过非典型肺炎病人的 65 岁医生到香港参加他侄子的婚礼。当他登记入住 Metropole 酒店时，感到身体不适。这位医生感染了来自不同国家的至少 12 位客人和拜访者，包括一位 78 岁的加拿大妇女，K S-C 女士"。

K 女士在 10 天香港之行结束后，于 2003 年 2 月 23 日回到多伦多［……］。到达多伦多后 2 天，K 女士出现高热。2 月 28 日，她到家庭医生处就诊时，主诉肌肉痛和干咳。K 女士的病情持续恶化。2003 年 3 月 5 日，死于家中。家庭成员不愿意尸体解剖，验尸官也觉得没有必要。在死亡证明上，验尸官将死因归为心脏病发作。"

K 夫人去世后不久，其儿子也出现相似症状，并在不久后去世。病毒很快传给急诊室候诊的人们及医院的就诊者，当然还有医院员工。后来医院发病员工占了所有感染 SARS 病人的 40%。

SARS 对多伦多的整个市政系统产生了巨大冲击。人们因为被要求自我隔离和自我监测而误工；卫生人员对于他们所暴露的风险感到担忧；由于一位学生被发现感染了 SARS 病毒，整个学校停课；医院因感染控制措施未落实而暂停运行。

"数名受访者都诉说大量服务被取消，并提示卫生服务活动取消所带来的间接危害从未被全面评估过。其他的危害，包括对家人探视其他疾病（非 SARS）住院病人的限制所带来的困难，更加难以测量。

在多伦多暴发期间对监测和研究可能最有争议。人们对难以收集资料和难以索取 SARS 病例资料感到担忧。由于部分医生不了解省级隐私立法适用于个人健康信息的情况，导致资料不能顺畅地传递。当局是否会为了公共卫生监测目的而无视这些法律尚且不确定，更何况研究。

危机的性质和程度意味着最有资格的医生由于忙于治疗病人而没有时间从事研究。也许可以解决流行病学、临床和生物学问题的协议仍然需要资金支持和研究伦理委员会的批准。"治疗病人和提出科学建议的责任、缺乏资料、暗斗式获取资料、研究经费有限以及需要获得多所机构的伦理批准，这些都拖了加拿大研究者的后腿。"

然而，在暴发期间加拿大研究者的确发表了一些文章。"2003 年 7 月 26 日，《柳叶刀》杂志上发表了一篇由多国作者共同撰写的重要文章，为新的 SARS 相关冠状病毒已经符合被认定为这种新疾病病原体的标准这一观点提供了支持性资料。文章中的病人资料来自 6 个国家和地区：中国香港、新加坡、越南、德国、法国和英国。在 22 个作者中没有一个加拿大的作者，也没有加拿大的病人被纳入研究样本中。"

需要讨论的问题：

1. 这个案例遵守（或破坏）了哪项原则？哪些需要优先考虑？哪些需要妥协？
2. 在这个突发事件期间研究者期望获得哪些益处？哪些个体可能受益最多？
3. 这项研究会涉及哪些风险？谁承担风险最多？
4. 怎样让风险负担变得最低（或处理得更好）？

（陈　浩　谢淑云 译　周祖木 校）

核心能力 5

 案例研究 13：奥司他韦

适用于：学习目标 5.2：解释什么是"发表偏倚"以及它如何影响对突发事件的应对和学习目标 5.3：解释研究人员、公共卫生人员和出版商对科学数据所有权的伦理义务

来源：Jefferson et al,（2009），P.6

情景

2003 年发表了一篇有关奥司他韦（商品名：达菲）治疗对流感相关的下呼吸道并发症和住院的影响的论文，该项研究结果由 霍夫曼 - 罗氏有限公司（F. Hoffmann-La Roche Ltd）赞助。这篇文章报道用奥司他韦治疗流感能降低高危成人和其他成人的下呼吸道并发症、减少抗生素使用、减少住院天数和住院率（Kaiser et al., 2003）。

这项研究涉及由霍夫曼 - 罗氏有限公司赞助的 10 个独立的Ⅲ期随机对照试验的分析，其中只有 2 个已发表在同行评议期刊上。随后一份 Cochrane 综述（Jefferson et al., 2009）宣称，如果不包括原先论文中提及的 8 篇未发表的研究数据，就没有充分的证据来确定奥司他韦能否有效减少下呼吸道并发症、抗生素使用和住院天数。然而，公共卫生决策者根据论著的证据以及许多其他相关出版物，来说明推荐奥司他韦作为抗击流感（包括流感大流行的流感病毒株）治疗药物的理由（Godlee & Clarke，2009），从而导致大量储备奥司他韦以供流感大流行期间使用。

Cochrane 综述的作者指出，存在储备偏倚是可能的，尤其是如同我们知道的未发表和未见到的 8 个试验结果一样。其偏

倚方向可能倾向于夸张治疗效果 (Jefferson et al., 2009, p. 6)。

学习目标 5.2 需要讨论的问题：

1. 该案例研究有提示发表偏倚吗？为什么有或为什么没有？该案例中可能存在哪种发表偏倚？
2. 在该案例中可以做些什么来防止或减轻潜在的发表偏倚？
3. 该案例如何影响突发事件的应对？

进一步讨论的问题：

1. 是什么从根本上推动出版？在突发事件期间其动机有什么不同？
2. 根据显示的出版偏倚，公共卫生干预的可疑效益证据（例如，在应对如 SARS 等传染病开展的隔离措施）是如何影响采用公共卫生干预措施的合理性的？
3. 发表偏倚是否会出现在有关应急准备和响应伦理的论文中？对困难的伦理问题有明确结论的论文会更容易或更快出版吗？
4. 如果出版偏倚降低了基于数据作出决策之证据的可信性，应如何作出决策？
5. 同行评议者或杂志编辑（或一些其他单位）应该有机会审查研究数据吗？

学习目标 5.3 需要讨论的问题：

1. 在考虑某种公共卫生措施是否应该用于应对突发事件时，应使用什么数据？是否应该尝试包括由研究人员、研究赞助商或研究机构未发表的或严格控制的数据？
2. 如果研究伦理委员会受命进行的工作是权衡所建议的人类受试者参与研究的利益和风险，则如果数据所有权和数据保密对公共利益制造了障碍，是否可以说他们已经履行了这一义务？
3. 如果大型研究机构和公众无法访问该数据，公共卫生研究也可以说有科学价值和社会价值吗（不发表的或以其他方式传播的研究是浪费资源吗？因而是不道德的吗?)?

4. 研究人员、公共卫生人员和出版商是否对不同类型的数据〔例如原始数据与有效数据（cleaned data），定性观察数据和定量实验数据〕共同承担不同的责任？如果是的话，这些责任有何不同？鉴于每个利益相关者的不同需求和限制，要考虑不同利益相关者必须遵循的途径来分享数据。

5. 在突发事件期间产生的研究数据传播给其他研究人员和公众是否比在非突发事件期间产生的研究数据传播具有更高的优先级？

6. 出版要求和共享数据之间有直接冲突吗？

7. 谁应该负责制定数据共享协议？

进一步讨论的问题：

1. 该案例中冲突是什么？支持和反对可获得有争议数据的中心论据是什么？

2. 在流感大流行准备和应对方面，不能完全获得奥司他韦效果的所有数据有哪些影响？

3. 在这个案例中下列群体在何种程度上可以访问所有研究数据？哪些人群的访问应受到限制？为什么是或为什么不是？（研究人员、科研机构、研究赞助商、出版者、医师、公众等）

4. 在你看来，下列每个人群对数据所有权和数据共享分别负有什么责任（研究人员、科研机构、研究赞助商、出版者、医师、公众等）？

5. 如果监管机构、公共卫生机构和其他政府机构对突发事件应对措施（如奥司他韦）的安全性和有效性都要负责（无论负什么责任），那么他们应在多大程度上对基于所有数据作出的安全性和有效性的决定负责？如果并非所有数据都可以访问，则这些机构在制定决策时应承担哪些职责？

（张　皓　谢淑云 译　周祖木 校）

核心能力 6

 案例研究 14：检伤

适用于：学习目标 6.2：了解在突发事件期间如何改变治疗规范的标准

来源：Philippe Calain & Renaud F. Boulanger

情景

流感大流行已经持续 6 周，卫生保健系统已经超负荷运转，每家医院的病床都已住满，每一个呼吸机都在使用，所有的卫生保健人员都在加班。因此需增加病床数量，以满足流感病人激增的需求。所有已安排的手术推迟 2 周。推迟的手术包括胰腺癌、卵巢癌和恶性脑肿瘤病人的诊断性手术和姑息性手术。很多这样的病人预期生存时间小于 6 个月，但是由于没有立即手术，他们可能会在 2 周内死亡。作为大流行的结果，医疗资源匮乏，对通常需要这些手术的急救治疗则不能提供给所需的全部病人。全国的医院都各自作出决定，修改急救治疗规范，为很多额外病人提供有限的干预和方法。

医院 A 决定根据通常的先到者先服务标准提供急救治疗。医院 B 决定仅为预期存活时间 6 个月以上的病人提供重要的急救治疗。

外科医生 Smith 很反对医院 B 的决定。这个新的规则需要 Smith 医生取消本周晚些时候肠梗阻手术的安排。如果不做这个手术，一位有三个子女的患有卵巢癌的 36 岁母亲作为他的病人，将会在 2 周内死亡。Smith 医生正在考虑是否违反医院的规定而开展手术，但这可能会冒着威胁他职业生涯的风险。因为与医院的最近政策有分歧，Smith 医生在使用技术和专业知识来帮助病人的职业使命与遵守单位规定的责任之间面临困难抉择。

本篇文章说明可能没有唯一正确的行动方案以及不同利益相关者对要做出的决定可有不同的看法。

需要讨论的问题：

教员要求每组讨论案例，并确定 Smith 医生应该做什么（如执行操作是否违反了医院的规定），并说明原因。

（邹　艳　谢淑云　译　周祖木　校）

案例研究 15：印度尼西亚的流感和 H1N1

适用于：研究目标 6.3　确定在公共卫生监测情况下如何与社区分享利益的问题

来源：Dónal O'Mathúna

印度尼西亚报告了 2005-2007 年世界范围内发病数最多的人类甲型流感（H5N1）病例。在 116 例病例中，94 例（81%）死亡。印度尼西亚 33 个省中有 31 个报告家禽中发生病毒性暴发（Sedyaningsih et al, 2008），80% 的家禽关在小后院里，其余家禽在工业化养殖场饲养。根据世界贸易组织协议，如果全国性禽群中出现高致病性感染，则家禽不能出口。

2007 年，印度尼西亚宣布将不再把禽流感样本送到 WHO 合作中心（Fidler, 2010）。许多国家认为，贫困国家为开发大流行流感疫苗贡献了病毒样本，而没有获得任何利益，因为生产的疫苗难以获得或无法负担。他们宣称高收入国家从这些协议中获益，并利用捐赠的病毒发展生物武器（Holbrooke & Garrett, 2008）。

虽然有论点认为，病毒属于人类的共同财产，并应与人类的其他人分享其利益，当时的印度尼西亚卫生部部长 Siti Fadilah Supari 博士使用"病毒主权"的概念来支持他的观点（Holbrooke & Garrett, 2008）。生物多样性公约支持本土植物和植物性药材的国家所有权和专利，Supari 博士声称病毒就属于这一类，并指出国际卫生条例（2005）只需要共享信息和事实，而不是生物样本。另一些人宣称，病毒不同于其他生物资源，因为他们会超越国界自然蔓延。而且，全球大流行带来危害的潜在风险超越任何"病毒主权"的概念。

有人提出印度尼西亚对人类的其他人应承担义务，印度尼西亚官员反驳说，全球社会应该对印度尼西亚人民承担义务，因为任何大流行可能会严重影响其他各国。

需要讨论的问题：

1. 如何解释 Supar 医生认为印度尼西亚应保留禽流感样本的观点在伦理上是合理的？

2. 如何用伦理学的语言来说明一个国家完全有责任参加全球病毒监测（包括分享病毒样本）这一观点的理由？

3. 关于疫苗生产商有义务与研发产品的人分享产品的利益这一观点，如何用伦理学的语言来说明其理由？

（邹　艳　谢淑云 译　周祖木 校）

案例研究 16：埃博拉病人的暴露后保护

学习目标 6.4　确定在突发事件响应期间开展研究时获得未经证实疗效的治疗公平性问题

来源：Tuffs（2009）

在汉堡的伯纳德·诺特热带医学研究所（Bernard Nocht Institute for Tropical Medicine），有一名科学家因可能感染埃博拉出血热病毒被隔离 1 周，目前已经离开汉堡大学医院的隔离病房。因为她没有感染的任何临床表现，血液中也未检出病毒或者病毒抗体，所以被转到普通病房。

由于这位科学家使用了以往未在人类使用的实验性疫苗，随后出现阳性结果。在接种疫苗后不久，在其血液中发现了疫苗病毒，但在 2 天内消失，表明病人的免疫系统已经消除了疫苗病毒。

伯纳德·诺特研究所的病毒学主任 Stephan Günther 说，"她目前身体很好。然而，埃博拉病毒的潜伏期为 4～21 天，意味着她仍可能会生病"。

这种危险的病毒是以刚果共和国的埃博拉河命名的，1976 年该河附近发生了首次确认的暴发。此后发生了数起暴发疫情，主要发生在中非地区。

3 月 12 日，汉堡的科学家在高度安全的实验室从事埃博拉病毒抗体产生的项目时，用含有病毒的针头穿过三层安全手套刺伤了自己。这种特殊类型病毒的感染致死率达到 90%。

国际埃博拉研究机构的快速反应有助于获得良性的结果，汉堡科学家的同事们联系了该机构的人员。在 48 小时内给这名科学家使用了实验性减毒活疫苗，该疫苗已经显示对猴子有效，但是还没有进行人体试验。

这种疫苗由 Heinz Feldman 及其在加拿大马尼托巴省温尼

伯市的加拿大公共卫生署国立微生物学实验室的前同事所开发,波士顿大学病毒学家 Thomas Geisbert 在美国马里兰州弗雷德里克的美国陆军传染病医学研究所的猕猴中进行了试验。

在疫苗接种后 12 小时,汉堡的科学家出现了发热、头痛和疫苗反应的其他典型临床症状,此后自行消退。

需要讨论的问题:

1. 汉堡的科学家提供研究性治疗是基于哪些伦理依据?是否出于同情心?

2. 是否可以提出"人道主义"理由来支持运送加拿大的暴露后疫苗?如果可以,互惠是道德标准吗("这位科学家做出了牺牲,她冒着生命危险选择研究高致命性病原体。作为回报,如果发生意外暴露,社会应作出努力以挽救其生命")?

3. 埃博拉病毒病在非洲暴发期间,当地卫生保健人员暴露于针刺伤,他们是否可以有相同的机会获得可能挽救生命的治疗?是否采用相同的道德标准(如"他们是值得互惠或不值得互惠")?

4. 如果在暴发期间可以获得研究性药物,是否应限定在明确的临床试验范围内使用?或者是否应该如同汉堡科学家的例子一样基于同情心,提供研究性药物?

5. 如果试验是唯一可接受的解决方案,应使用何种设计?例如,是历史性比较的一系列连续试验还是安慰剂对照试验?

6. 最终,谁是丝状病毒感染治疗研究的主要受益者或预期受益者?

(邹　艳　谢淑云 译　周祖木 校)

案例研究 17：艾滋病试验

适用于：学习目标 7.2：解释"治疗性误解"的含义以及在紧急情况下对卫生保健人员职责的影响

来源：Elysee Nuvet，Lisa Schwartz & Michael Baxter

艾滋病因感染 HIV 病毒所致。虽然 1981 年美国首次在临床上确诊了艾滋病，但可追溯到 1959 年中部非洲的组织标本，该标本检测显示已携带这种病毒（Zhu，1998）。HIV 易通过体液交换而传播，而且暴露的个体更易得艾滋病。20 世纪 80 年代和 90 年代早期，艾滋病主要在某些边缘化人群（如静脉吸毒者、性工作者和男男同性恋者）中发生。但现在情况已不再是这样，由于健康的社会因素和文化习俗的关系，特别是中低收入国家的妇女和儿童，占全球艾滋病负担的比重日益增加。

由于 HIV/AIDS 患者出现免疫缺陷，经常会出现多种机会性感染，或者出现对健康人不足以致病的感染，如卡氏肺囊虫肺炎（PCP）。该病由真菌引起，但这种真菌对免疫功能正常的个体并不会引起症状（Morris et la.，2004）。尽管 HIV/AIDS 是一个严重的公共卫生问题，因为病毒的复制率高，目前研制疫苗的工作未获得成功。因此，尽管可用抗反逆录病毒治疗（ART）来控制症状，但很多病人最终产生耐药，并死于 AIDS 相关的并发症。

Justin 是一名 38 岁的酒吧间男招待，住在美国洛杉矶市中心。他是一名长期静脉吸毒者，总是尽量使用清洁针头，但是约 15 年前由于注射海洛因时注射器未经消毒而感染 HIV。对 Justin 出现的症状，一直使用各种抗反逆录病毒药物的鸡尾酒疗法来治疗，然而体内的 HIV 病毒近年来对使用抗反转录病毒药物的鸡尾酒疗法中的一些药物逐渐产生耐药性。Justin 最近发生了严重的流感样疾病，去就诊时医生将其诊断为肺囊虫肺炎。这意味着他体内的 HIV 对使用抗反转录病毒药物的鸡尾酒疗法中的最新药物产生耐药性，而且病毒使 Justin 的免疫系统降到危险的低水平。不幸的是，Justin 现在已经使用了一种最新的有效的抗反转录病毒药物组合。

鉴于迫切需要进一步的治疗选项，Justin 恳求医生寻找其他方法来治疗疾病。Justin 的医生建议他参加新抗反转录病毒药物的鸡尾酒疗法的医院Ⅲ期临床试验，Justin 的医生就是这项试验的主要研究者。

需要讨论的问题：

1. 这个案例通过什么方式可能导致治疗性误解的出现？
2. 如果治疗性误解可以避免的话？医生可用什么策略来减少治疗性误解的可能性？
3. 如果 Justin 似乎无法区分他参与的是研究还是治疗，则医生最道德的做法是拒绝他的病人参加研究吗？为什么？
4. 治疗性误解在伦理学上是否有可以接受的环境？

（邹　艳　谢淑云 译　周祖木 校）

案例研究 18：艾滋病流行

适用于：学习目标 7.3：向卫生保健人员解释参加紧急情况下研究活动的潜在利益冲突

来源：Cash et al.（2009）

第 1 部分

一家西非矿业公司的员工福利小组请欧洲一所大学的研究团队帮助确定艾滋病流行对他们劳动力的经济影响。这个团队想让高层管理者相信费用比预期高得多。他们认为艾滋病导致的缺勤、训练有素的和半熟练的工作人员流动加速（导致再培训费用增加）、疾病治疗费用、受感染工人的家庭一次性补助金和丧葬费等一直被低估。

研究中心成立一个小组，由医生、经济学家、公共卫生专家和研究助理组成，前往该国进行为期 3 周的深入现场调查和研究。根据他们的请求，该小组获得所有因患艾滋病或艾滋病相关疾病而离开公司的员工记录。任何可识别个体雇员的数据从记录中删除。公司缺乏感染流行的数据，但是该国其他地区已进行了抽样调查，从而可以监测相似年龄组的 HIV 感染率。

第 2a 部分

员工福利小组希望，如果他们论证艾滋病流行所产生的费用，公司就能提供更多预防计划，如分发小册子，在工作场所开展讲座，为居住在公司宿舍的单身男子（其中有些人经常到附近商业性性工作者高度聚集的地区）开展娱乐活动。也要对已婚工作者的家庭提供预防和教育服务。其他的干预包括建立诊所，更积极地治疗性传播感染，或者长期提供家庭住房单元。员工福利小组相信来自受人尊敬的大学研究小组的报告将是影响公司政策和促进预防措施的有效途径。

第2b部分

研究小组将由公司全额出资,包括根据大学指南应支付的间接费用。该公司声明,尽管要求公司和所有员工在任何报告和出版物中保持匿名,但不会限制研究者发布研究结果的能力。

当数据收集工作接近完成,研究小组准备回来分析数据和准备报告时,工会的一名高级成员要求召开一次非公开会议。对于公司不使用研究结果来改善公共卫生项目,而是由于任何HIV感染者费用太高难以继续留用,甚至表面健康的HIV感染者也以某种借口被剔除,他表示关注。尽管该公司禁止对新员工进行HIV检测,但可以要求雇员获得私人健康保险,而私人健康保险往往需要做HIV检测。最终,他可能会说公司通过裁减人员和外包等措施缩减劳动力,从而减少债务。

小组成员要求与研究资助者会面,在不披露其来源信息的情况下,对报告可能用于与其意图相反的目的表示关注。公司坚持任何关于滥用报告的传闻都是不真实的。然而,研究助理对公司的解释不满意,并要求公司提供书面保证,否则她将立即退出该项目。该公司表示,它不能签署这样的声明,因为这样做会严重影响组织的诚信。

研究小组分析了数据,并在出版前对公司的管理提出以下结论:

- 普通人群的HIV感染率可能意味着公司每年的员工离职率至少为10%。
- 公司的卫生保健费用在未来5年会显著增长,并占总营运成本的15%。根据法律,如果雇员在为公司工作时患病,则该病的所有卫生保健费用必须由公司承担,不管这个疾病是否与工作有关。

- 要减少费用,公司应开始建立艾滋病从业人员家庭治疗规划。
- 预防规划很可能会降低员工的 HIV 感染率,但这些规划的成本效益尚不清楚。

第2c 部分

公司经理对报告和对 HIV 阳性员工的预测成本感到忧虑。首席执行官说,如果公司被迫承担所有 HIV 阳性员工在雇佣期间的卫生保健费用,将无法在国际市场上竞争,将被迫宣告破产,或者搬迁到成本较低的没有提出这些要求的国家。不论发生何种情况,公司里的每个人都将失去工作,导致许多家庭没有任何收入。

他要求研究小组在撰写他们的结论时要考虑到这个问题。实际上,他要求研究小组建议:允许雇主资助的医疗保险计划给 HIV 感染者的福利上限远远低于所需的治疗成本。感染 HIV 的员工要支付他们自己的治疗费用、放弃治疗或者依靠公开提供的服务。家庭和大家庭可能会承受费用的支出,但政府和非政府组织的卫生保健设施对 HIV/AIDS 早已不堪重负。首席执行官认为:对于利润最大化的企业来说,将费用转移给政府、家庭和其他公司是合理的应对措施。鉴于该研究小组的国际声誉,他表示对建议规定福利上限的报告有信心,该报告会说服政府监管机构并改变他们的政策。

需要讨论的问题:

1. 在每次增加背景信息(2a~2c 部分)后,讨论以下问题:
   a. 新的背景信息要素怎样影响你对第 1 部分的分析?
   b. 有出现利益冲突[实际的和(或)潜在的利益冲突]吗?
   c. 简要讨论与这些新出现的利益冲突及其风险?
2. 对于如何以不同方式处理事情来避免已确认的问题,可从该案例的伦理分析中汲取哪些教训?

(邹　艳　谢淑云 译　周祖木 校)